HORST STOBBE · HÄMATOLOGISCHER ATLAS

HÄMATOLOGISCHER ATLAS

Morphologie und Funktion der Zellen von Blut und Knochenmark sowie Darstellung hämatologisch wichtiger Krankheitsbilder

von

Horst Stobbe

Dr. med., Oberarzt der I. Med. Univ.-Klinik, Charité, Berlin

Mit 233 Farb- und 160 Phasenkontrastmikrophotos

AKADEMIE-VERLAG · BERLIN

1959

Erschienen im Akademie-Verlag GmbH, Berlin W 8, Mohrenstraße 39
202 · 100/724/59

Autotypien: Sinsel & Co., KG, Leipzig
Satz und Druck: Druckerei Volksstimme Magdeburg, IV-14-48
Einband: Druckhaus „Maxim Gorki", Altenburg
Bestell- und Verlagsnummer: 5198
Printed in Germany
ES 17 F 1

VORWORT

Das Wissen um Morphologie und Funktion der Blut- und Knochenmarkzellen sowie ihrer Reaktions- und Neoplasiemöglichkeiten ist nicht nur für spezielle hämatologische Fragestellungen, sondern auch allgemein für die ärztliche Diagnostik unumgänglich.

Dabei bietet sich die hämatologische Untersuchungsmethodik durch ihre Einfachheit am Krankenbett und beim Tierexperiment, also in Praxis und Forschung, geradezu an. Oft sind allerdings die Aussagemöglichkeiten überhaupt oder aber ihre Grenzen bei den verschiedenen hämatologisch-zytologischen Verfahren nicht bekannt.

Das Studium der morphologischen Hämatologie wird durch das Vorliegen von Abbildungsmaterial stets sehr erleichtert. Jedoch werden kleine Übersichtstafeln meist vom Lernenden als nicht ausreichend empfunden. Große kostspielige Bildbände gelangen bekanntlich leider selten in die Hände interessierter Ärzte, Studenten oder medizinisch-technischer Assistentinnen. In dem vorliegenden Atlas wird versucht, in dieser Hinsicht einen Mittelweg zu beschreiten.

Sowohl bereits seit Jahrzehnten bekannte, wie auch neu eingeführte Färbemethoden für Blutpräparate vermögen nicht nur die Strukturverhältnisse, sondern teilweise auch die chemische Zusammensetzung und das Fermentgeschehen der Zellen zu klären. Besonderer Wert wurde in diesem Atlas auf die panoptischen Färbungen gelegt. Diese tagtäglich bewährten, alten Methoden werden besonders durch die modernen Verfahren der Nativblutbeobachtungen wesentlich ergänzt, so daß dadurch weitere Fortschritte in der Hämatologie zu erwarten sind.

Der Atlas soll Ausdruck dieser Verbindung alter und neuer Methoden sein. Er bietet erstmals eine Gegenüberstellung von fixierten, gefärbten Blutzellen auf Farbmikrophotographien (Color-Umkehrfilm, VEB Agfa-Wolfen) mit vitalen, im Phasenkontrastverfahren erfaßten Zellen auf Schwarz-Weiß-Aufnahmen. Einige Phasenkontrastserienphotographien verdeutlichen Bewegungsvorgänge einzelner Zellen.

Insgesamt wurden 233 Farb- und 160 Schwarz-Weiß-Einzelaufnahmen zu 236 Abbildungen zusammengestellt. Die Anordnung der Bilder auf den jeweils rechten Buchseiten bot die Möglichkeit, neben den zugehörigen Legenden auch kurze Ausführungen über Morphologie und Funktion der bildlich wiedergegebenen Zellen auf der entsprechenden Gegenseite hinzuzufügen.

Für diejenigen, welche zwar mit dem Ausstrichverfahren vertraut sind, das Einarbeiten mit dem Phasenkontrastverfahren aber bisher scheuten, wird dieser Bildband sowohl in morphologischer wie in methodischer Hinsicht eine Hilfe darstellen. Durch ihn lassen sich anfängliche Schwierigkeiten mit dem Nativpräparat rasch überwinden.
Sowohl von Phasenkontrastpräparaten wie von fixierten, gefärbten Ausstrichen wurden ausschließlich Mikrophotographien benutzt. Auf Zeichnungen wurde bewußt verzichtet. Die Klischeekorrekturen wurden auf ein Mindestmaß beschränkt, um der „Naturtreue" der Mikrophotographie als bester Form der Dokumentation wirklich Geltung zu verschaffen.
Aus didaktischen Gründen wurde der endgültige Vergrößerungsmaßstab der Abbildungen durchgehend 1:2000 gehalten. Wenige Ausnahmen sind besonders bezeichnet.
Die Anfügung einer Methodik der morphologischen Blut- und Knochenmarkuntersuchung sowie der wichtigsten Zähl- und Meßmethoden von Blutzellen soll anderweitiges zeitraubendes Suchen nach bestimmten Färbetechniken oder Zählverfahren ersparen. Hier konnten auch Hinweise auf neuere Methoden gegeben werden. So übernahm Herr Dr. phil. H. J. Raderecht, Oberassistent am Phys.-Chem. Institut der Humboldt-Universität, Berlin (Direktor: Prof. Dr. S. Rapoport), in dankenswerter Weise die Bearbeitung eines Abschnittes über neue Hämoglobin-Bestimmungsmethoden, die sich in Kliniken, Polikliniken und med.-diagn. Instituten endlich durchsetzen sollten.
Zu großem Dank für die Überlassung von Präparaten seltener Krankheiten bin ich folgenden Herren verpflichtet: Prof. F. H. Schulz, Med. Univ.-Klinik, Leipzig; Prosektor Dr. H. Eck, Path.-Bakt. Inst. am Bezirkskrankenhaus St. Georg, Leipzig; Oberarzt Dr. W. Haas, Bezirkskrankenhaus St. Georg, Leipzig; Dr. H. Rind, Univ.-Kinderklinik der Charité, Berlin. Für die Überlassung von sechs Phasenkontrastmikrophotos möchte ich Herrn Dr. E. Jeschal, jetzt Oberarzt am Ev. Krankenhaus, Oldenburg (O.), besonders danken. Eine wertvolle Hilfe waren mir die technischen Assistentinnen Frau M. Andrejewski (Farbfilmentwicklung) und Frau U. Drescher (Vergrößerungsarbeiten) sowie die med.-techn. Assistentinnen des Hämatologischen Laboratoriums der I. Med. Klinik der Charité (Leitende Laborassistentin: Frau E. Tichter), die mich vielfältig unterstützten.
Dem Akademie-Verlag, Berlin, gebührt meine Anerkennung für die besondere Mühe um Herstellung und Ausgestaltung des Buches.

H. Stobbe

INHALTSVERZEICHNIS

1. Teil

Morphologie und Funktion der Einzelzellen von Blut und Knochenmark sowie Darstellung hämatologisch wichtiger Krankheiten

2. Teil

Methodik der morphologischen Blut- und Knochenmarkuntersuchung

Anhang

1. TEIL

Morphologie und Funktion der Einzelzellen von Blut und Knochenmark sowie Darstellung hämatologisch wichtiger Krankheiten

A. Herkunft der Blutzellen

Die pränatale Blutbildung

Die embryonale Blutbildung wird nach ihrer jeweiligen vorwiegenden Lokalisation in 3 Abschnitte gegliedert: die mesoblastische, die hepato-lienale und die medulläre Blutbildungsperiode.

Alle geformten Elemente des Blutes werden vom embryonalen Bindegewebe, dem Mesenchym, über primitive Blutzellen abgeleitet. Die embryonale Mesenchymzelle ist demnach als eigentliche Urform der Blutbildungszelle aufzufassen. Vom ersten bis spätestens zum dritten Embryonalmonat werden derartige Bildungsherde im Bereich des Dottersackes gefunden. In dieser *mesoblastischen Blutbildungsperiode* lösen sich in den sogenannten Blutinseln die ersten Blutzellen ab, während sich andere Zellen gleichzeitig zu den frühesten Blutgefäßen umbilden. Die Mehrzahl der primitiven Blutzellen hat in diesem Stadium bereits die Fähigkeit, Hämoglobin aufzunehmen, wodurch sie zu primitiven Erythroblasten werden. Diese großen, kernhaltigen Zellen dienen dem sich rasch entwickelnden Embryo nur so lange als Sauerstoffüberträger, bis sich eine reifere Erythrozytengeneration ausgebildet hat. Während diese frühembryonale Erythropoese durch Megaloblastose und Kernpersistenz gekennzeichnet ist, reift der definitive Erythroblast durch die Entkernung zum Erythrozyten aus. Die Blutbildung im Dottersack tritt im vierten Monat weitgehend zurück und lokalisiert sich nun hauptsächlich in der Leber. Außerdem ist zwischen dem dritten und sechsten Monat auch die Milz in die Erythropoese mit einbezogen *(hepato-lienale Blutbildungsperiode)*. Das Knochenmark als endgültiger Sitz der Blutbildung beginnt sich je nach Knochentyp zwischen dem vierten und fünften Monat zu formen: stark vaskularisierte Mesenchymknospen wachsen in die sich entwickelnden Knochen ein und breiten sich in ihnen aus. Die hier lokalisierten mesenchymalen Zellen differenzieren sich zu den speziellen Blutzellen, so daß das Knochenmark bald ein wichtiger Blutbildungsort wird, der zunächst im wesentlichen Granulozyten produziert *(medulläre Blutbildungsperiode)*. Die Erythropoese entwickelt sich im Markorgan in dem Maße stärker, wie in Leber und Milz die Rückbildung einsetzt. Schließlich sind bei Geburt nur noch einige wenige erythropoetische Herde in der Leber auffindbar.

Einzelne Granulozyten und wandernde Histiozyten lassen sich schon während der mesoblastischen Blutbildungsperiode in den Blutinseln nachweisen. Während in den ersten zwei Monaten die Granulopoese nicht besonders auffällig ist, tritt sie in der hepato-lienalen Periode bereits mehr in Erscheinung. Später geht die Produktion myeloischer Zellen in gleicher Weise in der Milz zurück, wie sich das lymphatische Gewebe in diesem Organ ausbreitet. Dieses Verhalten und andere Hinweise (z. B. während der Alarmreaktion, *Selye*) deuten auf einen Antagonismus zwischen lymphatischem und myeloischem Gewebe hin. Aus Milz, Lymphknoten, Thymus und dem weiteren lymphatischen Gewebe des Organismus werden Lymphozyten vom zweiten

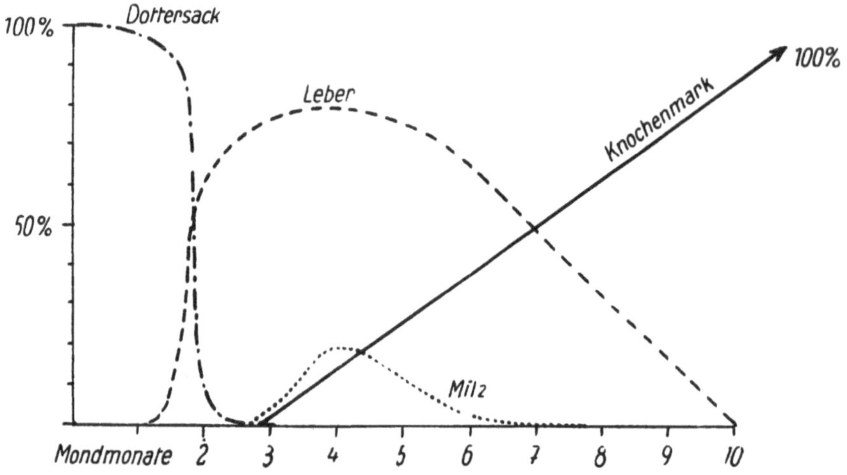

Monat des Fetallebens ab in das Blut ausgeschwemmt. Die Monozyten erscheinen erst zwischen dem vierten und fünften Monat im embryonalen Blut. Mehrkernige Riesenzellen sind bereits in den Blutinseln des Dottersacks vorhanden. Später treten sie nicht selten in Leber, Milz und während der medullären Blutbildungsperiode im Knochenmark auf *(Custer)*.

Die postnatale Blutbildung

Das Knochenmark steht als blutbildendes Organ beim Menschen nach der Geburt weit im Vordergrund. Granulo-, Erythro- und Thrombopoese sind hier lokalisiert und stellen das Parenchym innerhalb eines Gerüstes dar, das als Markretikulum von der Summe der Stromazellen gebildet wird. Im ersten Lebensjahr enthalten platte und Röhrenknochen nur blutbildendes Mark. Vom zweiten Lebensjahr an bilden sich Fettzellen durch Fetteinlagerung in die Stromazellen des Markes aus. Damit kommt die allmähliche Umwandlung ausgedehnter Markabschnitte in Fettmark in Gang. Beim Erwachsenen wird der Markraum in den Röhrenknochen überwiegend und in einem Teil der platten Knochen bis zu $^1/_3$ von Fettzellen eingenommen. Schätzungsweise die Hälfte des Markorgans beim Erwachsenen besteht aus Fettmark, das bei einer Hyperplasie der blutbildenden Abschnitte vom Organismus wieder eingeschmolzen werden kann.

Im Hinblick auf die Herkunft der verschiedenen Blutzellen während der postnatalen Lebensperiode sind zahlreiche Theorien aufgestellt worden. Fast jede dieser An-

sichten nimmt letztlich einen gemeinsamen Ursprung aller Blutzellen im retikulohistiozytären System (RHS) an, das durch seine prospektiven Potenzen etwa dem embryonalen Mesenchym entspricht. So erkennen die „Unitarier" eine multipotente primitive Zelle an, aus der sich auch postnatal alle Blutzellarten je nach den besonderen Erfordernissen ableiten (Monophyletismus). Die polyphyletistische Theorie stellt Stammzellen der verschiedenen Blutzellsysteme in den Vordergrund, die bereits bei der Geburt differenziert sind und für die Entwicklung des jeweiligen Blutzellsystems weiterhin verantwortlich sind (Polyphyletismus).
Ehrlich hatte zuerst für die Myelo- und Lymphopoese unterschiedliche Stammzellen angenommen, die im weiteren nur myeloische bzw. nur lymphatische Zellen bilden könnten (Dualismus). Später wurde auch für den Monozyten von *Schilling* eine unabhängige, völlig selbständige Entwicklung von einer Stammzelle postuliert (Trialismus). Die immer mehr erweiterten Kenntnisse der Zytologie führten dazu, daß Stammzellen der verschiedenen Blutzellsysteme morphologisch weitgehend charakterisiert wurden, so daß der Polyphyletismus an Boden gewann *(Undritz)*.

Die extramedulläre Blutbildung

Der Ausdruck bedeutet „Blutbildung außerhalb des Knochenmarkes". In den meisten Fällen ließe sich dieser Vorgang als ein Kompensationsmechanismus bei ungenügender, nicht ausreichender Knochenmarkfunktion deuten. Die Auffassungen über die Entstehungsweise der myeloischen Metaplasie sind jedoch unterschiedlich, denn diese tritt einmal trotz ausreichender Marktätigkeit auf, während sie andererseits bei Panmyelophthisen ausbleiben kann. Eine bestimmte Abgrenzung der stimulierenden Reize, die in den zu Embryonalzeiten einst blutbildenden Organen erneut eine Hämatopoese anregen, ist bisher kaum möglich. Vielfach ist auf die Tatsache hingewiesen worden, daß die extramedulläre myeloische Metaplasie zuerst im lymphatischen Gewebe entsteht, so daß damit der Funktionszustand dieses Gewebes für den Vorgang der Metaplasie bedeutungsvoll sein könnte. Während der Knochenmarkraum beim Kind überwiegend von blutbildendem Gewebe ausgefüllt ist, besteht im Erwachsenenalter beim Auftreten von Zellhyperplasien zunächst eine gewisse Expansionsmöglichkeit innerhalb der Knochen durch Einschmelzung des Fettmarkes, ehe eine myeloische Metaplasie außerhalb des Markraumes einsetzt.

Wechselnd sind die Meinungen auch zu der Frage, ob die Metaplasie durch Kolonisation aus dem Blut eingeschwemmter Zellen sich entwickelt oder ob pluripotente Zellen des retikulohistiozytären Systems eine autochthone Blutbildung an jeder neuen Stelle einzuleiten in der Lage sind *(Kunz)*.
Der Vorgang der Metaplasie muß klar von einer Metastasierung abgegrenzt werden. Eine sichere Trennung dieser beiden theoretisch gut definierbaren Begriffe ist praktisch wegen der geringen zytomorphologischen Unterschiede bei hyperplastischen und neoplastischen Prozessen, z. B. bei Leukosen, kaum möglich.

ABBILDUNGEN 1 bis 236

B. Die Erythrozyten

I. Die Normozyten

Entwicklungsstadien der Normozyten (Abb. 1 bis 18)

Die Normozyten stellen die Hauptmasse der zellulären Bestandteile des Blutes dar. In einem mm^3 werden 4,5 bis 5 Millionen Zellen gezählt. Ihre Aufgabe ist der Sauerstofftransport, dessen Unterbrechung in wenigen Sekunden zur Einstellung der Großhirntätigkeit und in wenigen Minuten zum Tode führt. Ihre charakteristische, doppelseitig eingedellte Form mit einer im Verhältnis zum Inhalt sehr großen Oberfläche und ihre Kernlosigkeit lassen die mit Hämoglobin (Hb) vollbeladenen Erythrozyten für die Aufgabe des Sauerstofftransportes besonders geeignet erscheinen. Bei einer Hämoglobinmenge von 16 g in 100 ml Blut, das 500000 Millionen $= 5^{11}$ Erythrozyten enthält, beträgt der absolute Hb-Gehalt eines Normozyten ($= Hb_E$) $32 \cdot 10^{-12}$ g $= 32\gamma\gamma$. Durch mehrere Methoden konnte übereinstimmend die durchschnittliche Lebensdauer der Normozyten auf 120 Tage festgelegt werden. Das bedeutet, daß täglich $^1/_{120}$ der Gesamterythrozyten-Population vom Organismus ersetzt werden muß, damit die Zirkulation der Gesamterythrozytenzahl des Organismus ($25 \cdot 10^{12}$) aufrechterhalten bleibt. Der tägliche Nachschub beläuft sich damit auf $2{,}1 \cdot 10^{11}$ Erythrozyten, so daß täglich 6,5 g Hb in die Zellen eingebaut werden. Da jedes Gramm Hb 3,34 mg Eisen enthält, läßt sich die täglich notwendige Eisenmenge der Erythropoese errechnen *(Whitby)*.

Dieser Nachschub – nach *Eppinger* die „Blutmauserung" – wird durch das etwa 3,5 kg schwere Markorgan garantiert, das die erforderlichen Baustoffe aus dem Eiweißpool und den Eisenvorräten des Körpers nimmt. Der Abbau der überalterten bzw. geschädigten Erythrozyten wird durch die Zellen des RHS durchgeführt. In ihre Bausteine aufgetrennt, gehen die Zellen der Erythropoese dem Stoffwechsel nicht verloren. Bildung, Zirkulation und Abbau der Zellen werden in dieser Gesamtheit als *Erythron* bezeichnet *(Wintrobe)*.

Abbildung 1a–c

Sternalmark, *Pappenheim*-Färbung

Proerythroblasten (Pronormoblasten). Sie entsprechen der K_2-Generation der Erythropoese. Das intensiv blaue Zytoplasma wird durch in Kernnähe gelegene Aufhellungen unterbrochen, die den herausgelösten Mitochondrien entsprechen. Eine Granulation ist im gefärbten Präparat nicht nachweisbar. Der runde Zellkern zeigt eine gleichmäßige, lockere Chromatinstruktur. Er enthält 1 bis 4 unterschiedlich geformte Nukleolen. Der Zelldurchmesser variiert von 14 bis 20 μ, der Kern um 13 μ. Auf Abbildung 1 b und c außerdem polychromatische Erythroblasten der $K_{1/8}$-Generation.

Abbildung 2a–d

Sternalmark, Nativpräparat (Phasenkontrastoptik)

Proerythroblasten (Pronormoblasten). In dem homogenen Zytoplasma zahlreiche phasenpositive körnchen-, stab- und fadenförmige Mitochondrien. Auf Abbildung 2a (links oben) und 2d (rechts unten) Zytoplasmaausstülpungen, die teilweise Mitochondrien enthalten. Die homogenen, dunklen, runden, teilweise bandförmigen Kernkörperchen wechseln gelegentlich unter der Beobachtung ihre Form.

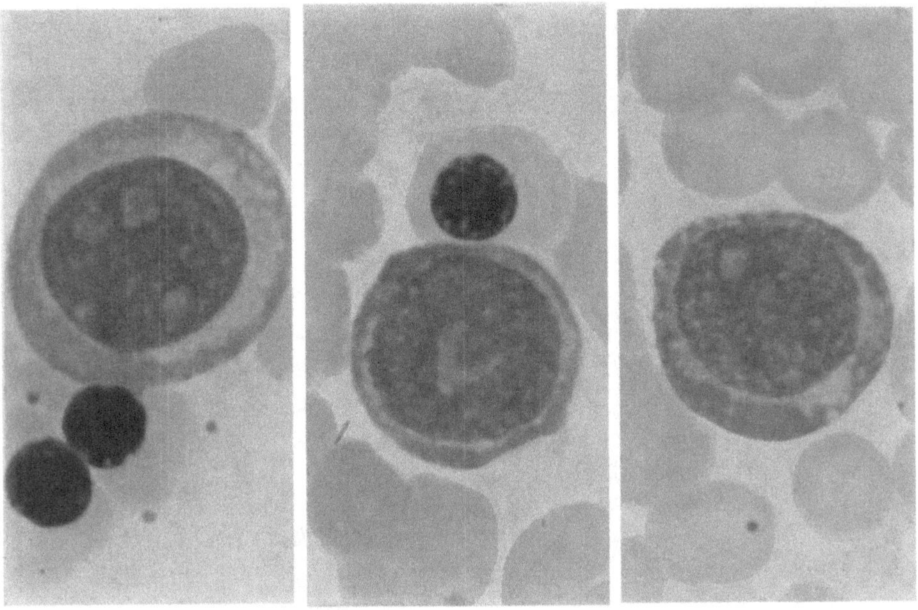

Abb. 1a–c

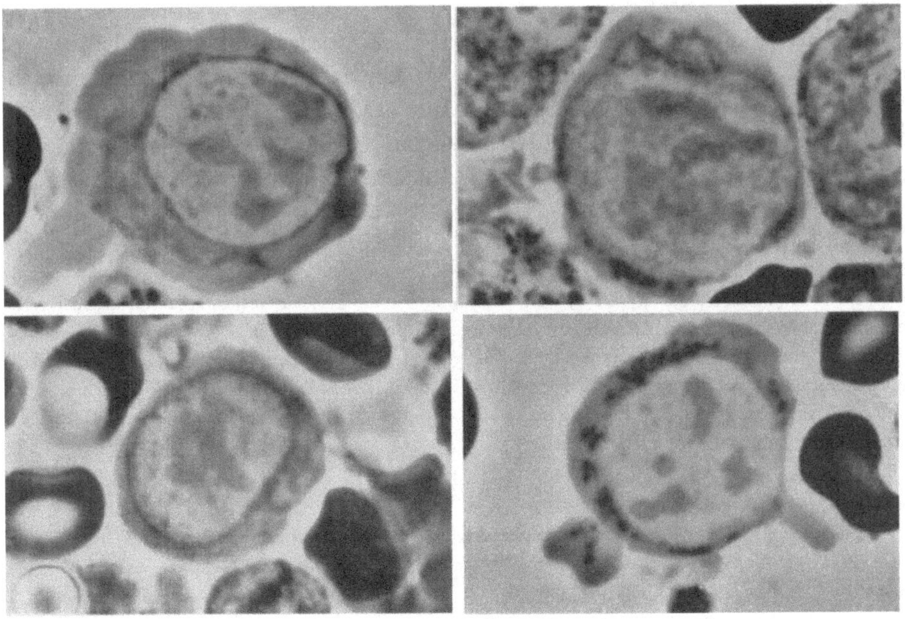

Abb. 2a–d

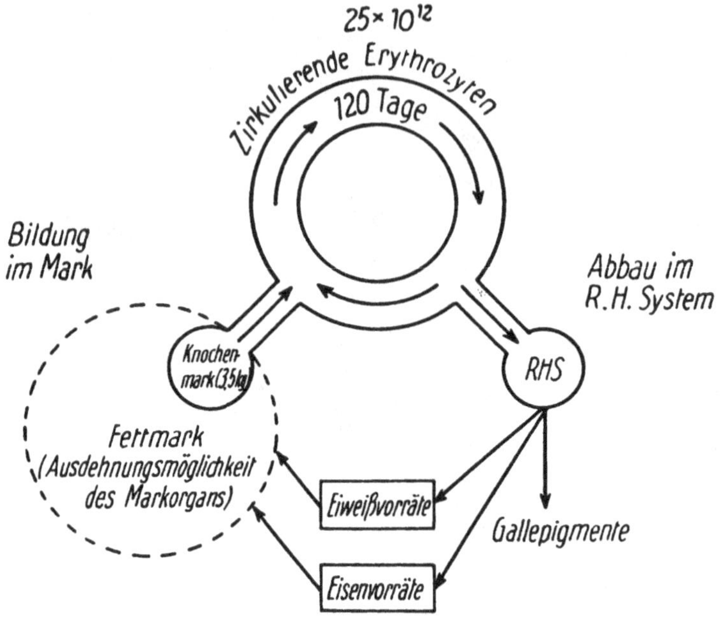

Das Erythron *(nach Wintrobe)*

Bis zur Ausschwemmung der entkernten Erythrozyten, der Pronormozyten oder Retikulozyten, aus dem Markorgan durchlaufen die Zellen der Erythropoese mehrere Entwicklungsstufen.

Die Stammzelle der Erythropoese, der *Proerythroblast*, sichert unter normalen Bedingungen durch eine generative Teilung nicht nur seinen eigenen Bestand, sondern auch einen fortlaufenden Erythroblastennachschub. Der Proerythroblastengeneration schließen sich vier weitere Erythroblastengenerationen an, die durch Reifeteilungen auseinander hervorgehen *(Weicker)*. Die Volumina der Erythroblastenkerne dieser fünf

Abbildung 3

Sternalmark, *Pappenheim*-Färbung

Erythroblasten (Makroblasten). Unter den basophilen Zellen dieser Abbildung lassen sich 3 Kernklassen durch Messung der Kerndurchmesser festlegen. Sie entsprechen der K_1-, $K^1/_2$- und $K^1/_4$-Generation der Erythropoese. In den Kernen dieser Zellen mit zunehmender Reife, dichtere Chromatinschollen, welche die Kernkörperchen überdecken. In dem basophilen Zytoplasma – besonders in Kernnähe – Aufhellungen durch herausgelöste Mitochondrien („heller Hof"). Am oberen Bildrand: eine gequetschte, nicht differenzierbare Zelle.

Abbildung 4

Sternalmark, *Pappenheim*-Färbung

Eisenmangel-Anämie. **Erythroblasten verschiedener Reifestufen** (und zwar der K_1-, $K^1/_2$-, und $K^1/_8$-Generation) mit basophilem Zytoplasma. Im rechten Bildteil unten 2 Erythroblasten (der K_1-Generation), darüber reifere Erythroblasten (der $K^1/_2$-Generation). Im linken Bildteil liegen 2 Erythroblasten-Mitosen (Monaster) mit zahlreichen Aufhellungen im Zytoplasma. Am oberen Bildrand: Promyelozyt II.

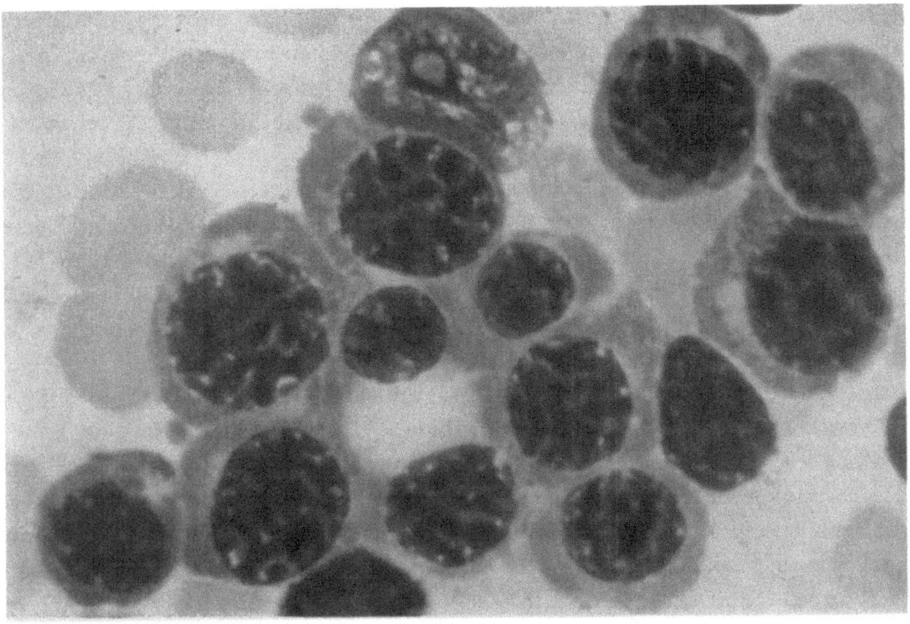

Abb. 3

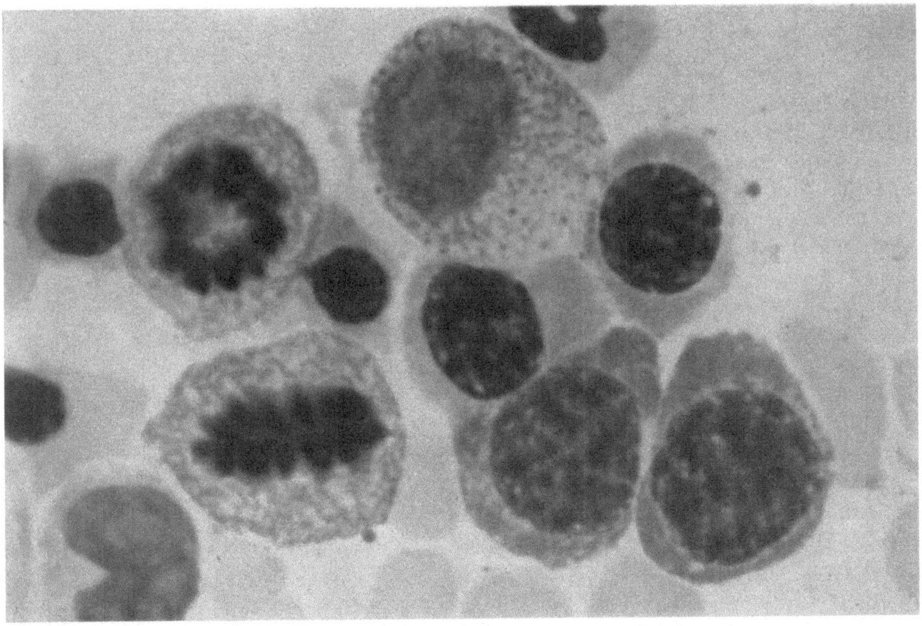

Abb. 4

Generationen stehen nicht nur im Verhältnis $2:1:{}^1/_2:{}^1/_4:{}^1/_8$ zueinander, sondern die Zahl der diesen Kernvolumina zugeordneten Erythroblasten verhält sich zu diesen Volumina umgekehrt proportional *(Leibetseder)*. Die verschiedenen Erythroblastengenerationen lassen sich durch folgende Kerndurchmesserbestimmungen weitgehend festlegen. $K_2 = 13{,}0\,\mu$; $K_1 = 10{,}3\,\mu$; $K^1/_2 = 8{,}2\,\mu$; $K_{1/4} = 6{,}5\,\mu$; $K_{1/8} = 5{,}2\,\mu$. Eine Festlegung der verschiedenen Generationen allein nach Zelldurchmessern ist nicht möglich, da die Zytoplasmareifung mit einer *kontinuierlich* zunehmenden Hämoglobineinlagerung einhergeht, welche die bei den unreiferen Erythroblastenstadien noch konstante Kern-Plasma-Relation zugunsten des Plasmas im Laufe der weiteren Reifung verschiebt. Eine Einteilung der Zellen der Erythropoese nach basophilen, polychromatischen und oxyphilen Erythroblasten erfaßt daher im wesentlichen den Fortschritt der Hb-Einlagerung, d. h. den Reifegrad des Zytoplasmas. Das Auftreten einer ungleichmäßigen Ausreifung von Kern und Plasma wird als Kern-Plasma-Dissoziation bezeichnet.

Zytomorphologisch verhält sich der *Proerythroblast* ähnlich wie der Myeloblast, von dem er nicht immer leicht abgrenzbar ist. Bei panoptischer Färbung ist das basophile Zytoplasma nicht völlig homogen. Mehr oder weniger ausgedehnte hellere Zytoplasmabezirke sind besonders unmittelbar um den Kern gelegen, der dadurch oft wie von einem schmalen hellen Hof umgeben erscheint. Ein gleichmäßiges, wenig dichtes Chromatingerüst kennzeichnet den großen, runden Kern, in dem sich mehrere helle Nukleolen wechselnd deutlich abheben. Diese Kernkörperchen sind oft unregelmäßig, teilweise v-förmig. Die Kenntnis dieser Eigenarten erleichtert die Abgrenzung gegen den Myeloblasten.

Abbildung 5

Sternalmark, Nativpräparat (Phasenkontrastoptik)

Erythroblasten verschiedener Reifestufen

Im linken Bildteil: Erythroblast der K_1-Generation. Im Zytoplasma zahlreiche fädige Mitochondrien; mäßig heller Kern. Mehrere postnukleäre Chromatinschollen.

Im mittleren Bildabschnitt von oben nach unten: Erythroblasten-Mitose (Anaphase) mit plumpen, kurzen Mitochondrien und dicken, kurzen Chromosomen; darunter: Erythroblast der $K_{1/2}$-Generation; darunter: Erythroblast der $K_{1/4}$-Generation.

Im rechten unteren Bildteil: Erythroblasten-Mitose; darüber: 2 Erythroblasten der $K_{1/8}$-Generation. Das Zytoplasma ist durch zunehmende Hämoglobineinlagerung verhältnismäßig dunkel. Der helle Hof um den Kern dieser Zellen ist optisch durch das Phasenkontrastverfahren bedingt.

Abbildung 6a, b

Sternalmark, Nativpräparat (Phasenkontrastoptik)

Erythroblasten verschiedener Reifestufen

a) 3 Erythroblasten der $K_{1/2}$-Generation. Im Zellkern phasenpositive, unregelmäßige, oft zusammenhängende Strukturen. Im Zytoplasma eine mäßige Zahl von Mitochondrien. Am linken Bildrand Retikulozyt (Bündelform).

b) Am oberen Bildrand: Reiferer Erythroblast (der $K_{1/4}$-Generation). Bei den anderen 3 Erythroblasten sind die Kernmembranen nicht mehr scharf. Die beiden unteren Zellen befinden sich im Beginn einer Mitose (Prophase). Deutliche Zytoplasmaausstülpungen.

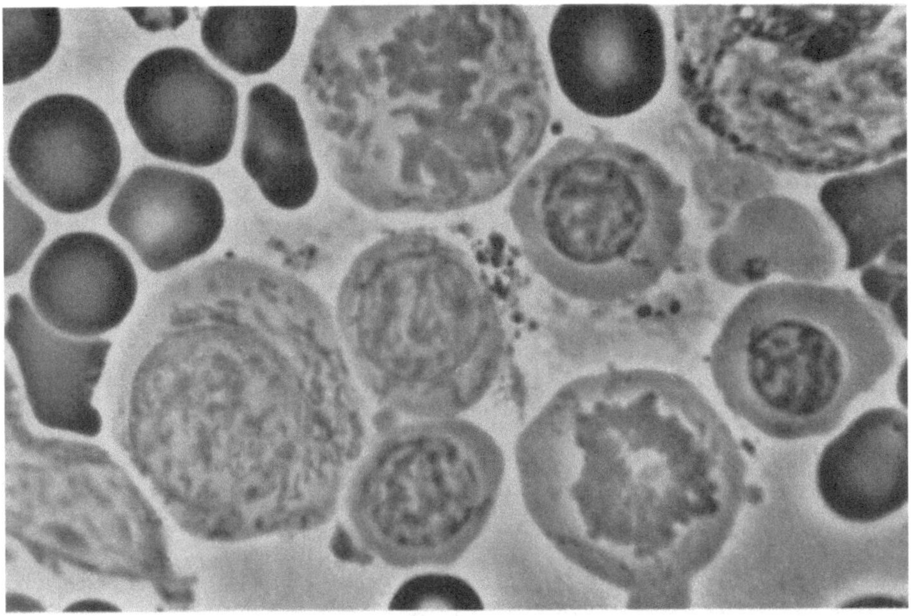

Abb. 5

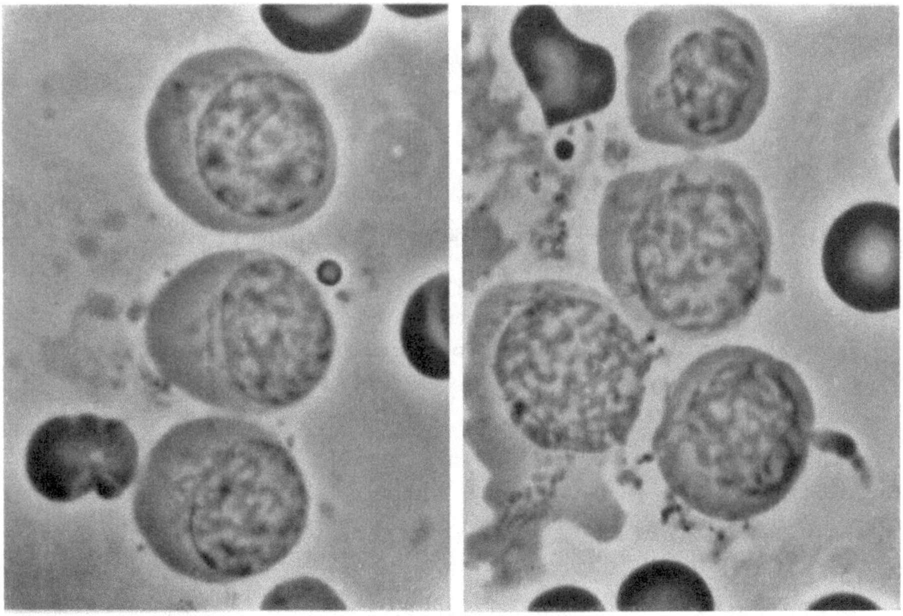

Abb. 6a, b

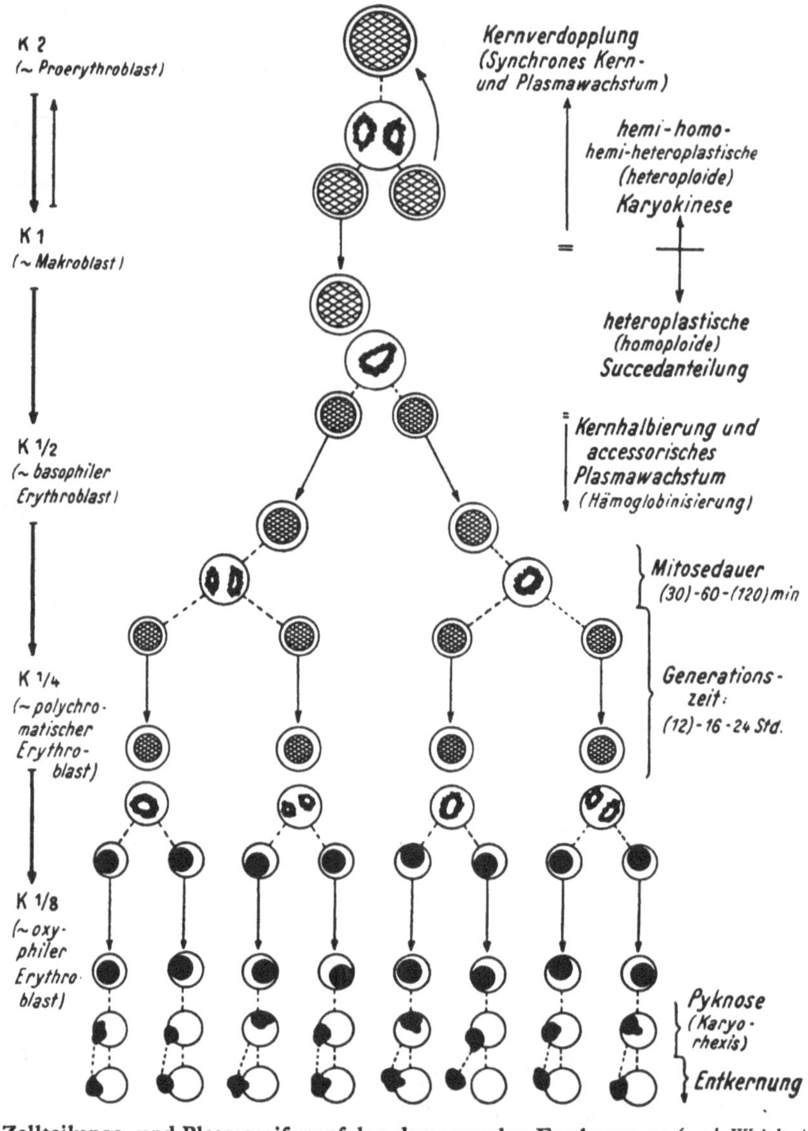

Zellteilungs- und Plasmareifungsfolge der normalen Erythropoese *(nach Weicker)*
Gestrichelte Linien: Teilungsvorgänge. Ausgezogene Linien: Reifungsvorgänge

Abbildung 7
Sternalmark, *Pappenheim*-Färbung (überfärbt!)
Erythroblasten verschiedener Reifestufen ($K_{1/2}$-, $K_{1/4}$- und $K_{1/8}$-Generation).

Abbildung 8
Sternalmark, *Pappenheim*-Färbung
Erworbene hämolytische Anämie. **Erythroblasten verschiedener Reifestufen** (K_1-, $K_{1/2}$-, $K_{1/4}$- und $K_{1/8}$-Generation).

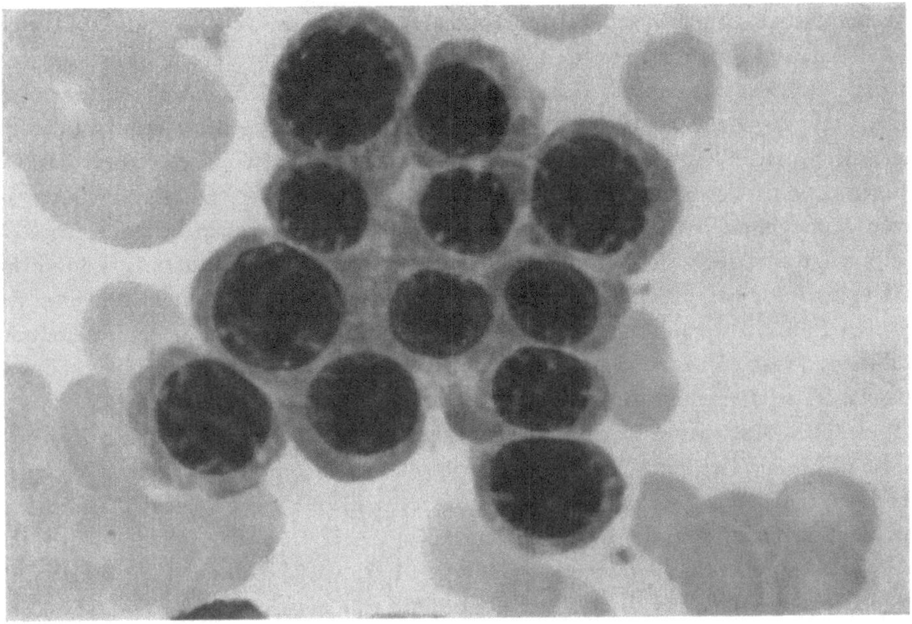

Abb. 7

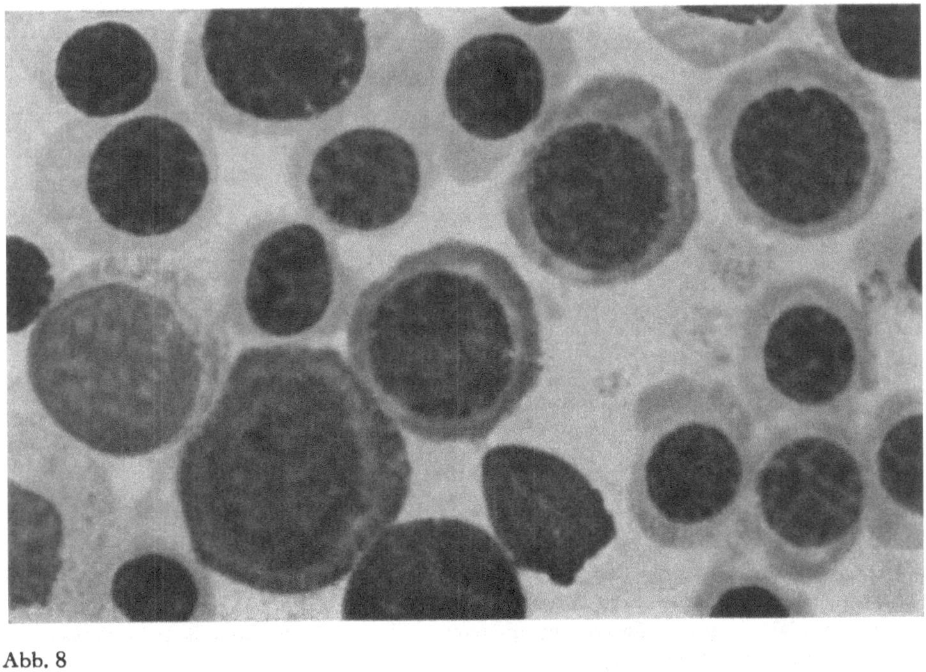

Abb. 8

Phasenoptisch lassen sich im Nativpräparat zahlreiche körnchen-, stab- und viele fadenförmige Mitochondrien im Zytoplasma erkennen. Ihre Verteilung ist unregelmäßig. Gelegentlich ist die Gesamtheit der Mitochondrien, das Chondriom, an einer Seite der Zelle konzentriert. Dann ist eine Abflachung des Kernes in diesem Bereich festzustellen. Der Kern erscheint phasenoptisch sehr hell. Seine geringe phasenpositive Zeichnung wird durch Gerüstsubstanzen bedingt. Die phasenpositiven homogenen Nukleolen stehen in gutem Kontrast zu dem hellen Kern. Die Zelle zeigt eine lebhafte Zytoplasmabewegung. Eine Ortsveränderung konnte im Nativpräparat bisher nicht gesichert werden. Frühzeitig setzen an diesen unreifen Zellen Potozytosevorgänge ein. Die Beobachtung derartiger Zytoplasmavorstülpungen mag zu der Ansicht geführt haben, daß sich aus unreiferen Zellen durch Abschnürung direkt Erythrozyten bilden könnten *(Franke, Plum)*.

Im normalen Knochenmark gehören $^1/_4$ bis $^1/_3$ aller kernhaltigen Zellen zur Erythropoese. Während der Anteil der Proerythroblasten recht gering ist (1 bis 2%), wird der Hauptanteil von den weiteren Reifungsformen, den Erythroblasten bestritten. Für die Erythroblasten der K_1-, $K_{1/2}$- und $K_{1/4}$-Generation ist auch der Ausdruck *Makroblasten* geläufig, die reifsten kernhaltigen Formen (Zellen der $K_{1/8}$-Generation) werden als *Normoblasten* bezeichnet. Dabei ist mit zunehmender Reife der Zelle die sprungweise erfolgende Verkleinerung der Kernvolumina mit zunehmender Verdichtung der Chromatinstruktur bis zur angedeuteten Radspeichenzeichnung des kleinen Normoblastenkernes festzustellen. Vor der Kernausstoßung beim Normoblasten ist der runde kleine Kern meist homogen pyknotisch – man spricht auch von einem unstrukturierten Kern –, der sich stark anfärbt.

Mitosen der Erythropoese (Abb. 4 bis 6 und 10)

Die starken Nachschubanforderungen an das Markorgan besonders im Hinblick auf die Erythropoese sind unter normalen Bedingungen durch die hemi-homoplastische Teilung der Stammzellen, der Proerythroblasten, und durch die nachfolgenden Reifeteilungen der Erythroblasten gewährleistet. Nach *Weicker* wird jeweils innerhalb eines Tages eine Erythroblastengeneration durchlaufen. Der Mitoseindex der Proerythroblasten liegt im normalen Mark bei $^1/_5$ aller Zellen; auch von den Erythroblasten befinden sich etwa $^1/_5$ stets in Teilung.

Abbildung 9 a, b

Sternalmark, *Pappenheim*-Färbung

Erythroblasten verschiedener Reifestufen

a) Erythroblast der $K_{1/2}$- und 2 Erythroblasten der $K_{1/8}$-Generation (Normoblasten).

b) 3 Erythroblasten der $K_{1/2}$-Generation am linken und oberen Bildrand; in der Mitte 2 reifere Erythroblasten (der $K_{1/4}$-Generation).

Abbildung 10 a, b

Sternalmark, Nativpräparat (Phasenkontrastoptik)

a) Mehrere Erythroblasten um eine unter der Beobachtung sehr veränderliche Sinusoidzelle, die vielleicht Hämosiderin an die Erythroblasten abgibt.

b) 2 **Erythroblasten** der $K_{1/4}$-Generation; Am unteren Bildrand: Normoblast ($K_{1/8}$-Generation) und Erythroblasten-Mitose (Metaphase).

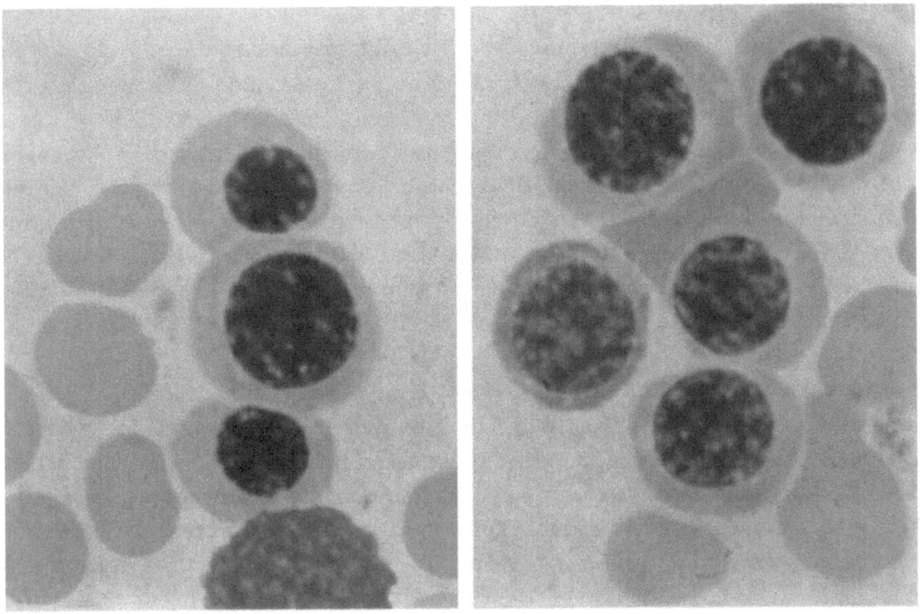

Abb. 9a, b

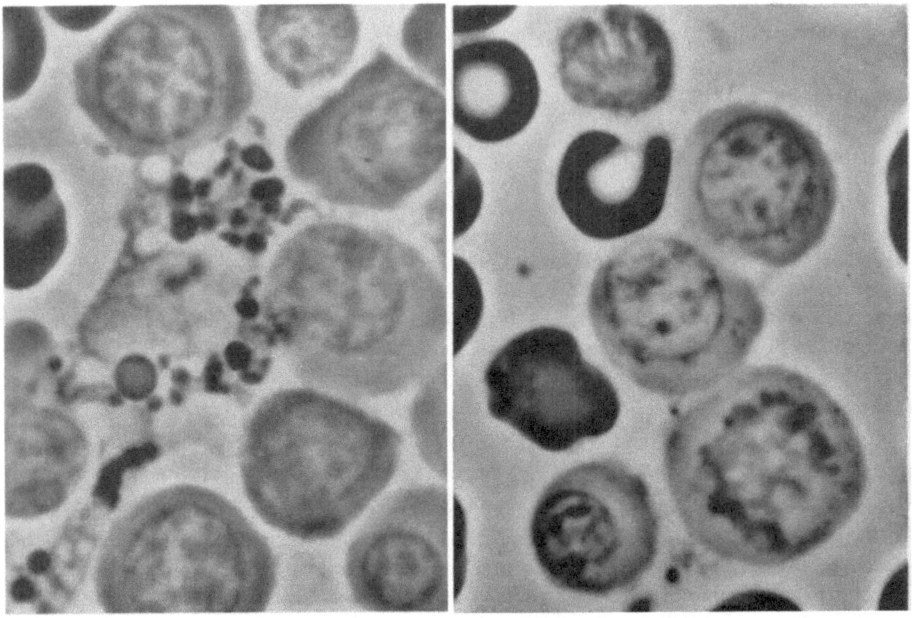

Abb. 10a, b

Die Entkernung der Erythroblasten (Abb. 11 und 48)

Zwei Möglichkeiten der Entkernung der Erythroblasten sind zu erörtern: Die intrazelluläre Kernauflösung und die Entkernung durch Ausstoßung des Kernes aus der Zelle.

Karyorrhexis und Karyoklasie treten wohl nur unter pathologischen Bedingungen auf. Besonders durch zytostatische Behandlung kommt es zur Störung der Mitoseabläufe mit nachfolgendem Kernzerfall. Intraplasmatische Karyolyse des strukturlosen, kreisrunden Kernes eines oxyphilen Erythroblasten als Folge autolytischer fermentativer Prozesse ist nicht selten phasenoptisch besonders bei M. *Biermer* und Leukosen im Knochenmark zu beobachten (siehe Abbildung 48, oberer Bildrand).

Die ältere Theorie von *Rindfleisch*, *Maximow* u. a. über die Entkernung des Erythroblasten durch Kernausstoßung konnte in jüngster Zeit durch *Bessis* und *Albrecht* durch in-vitro-Beobachtungen mit dem Phasenkontrastmikroskop bei unterschiedlichem Ausgangsmaterial erhärtet werden. Die Vorgänge beim Entkernungsprozeß unterteilte *Rind* in drei wesentliche Abschnitte: Vorphase, eigentliche Kernausstoßung und Schlußphase. In der Vorphase steigert sich die Zellmotilität in Form häufiger einschnürender Plasmakontraktionen. Mehrfach wird der Kern in einen Zytoplasmafortsatz hineingeschoben. In der eigentlichen Phase der Kernausstoßung drückt sich zuerst eine Kernnase aus der Zellwand, dann wird in mehreren Kontraktionen der Kern endgültig ausgestoßen. Zytoplasmaanteile bleiben selten am ausgestoßenen Kern haften. Als Schlußphase der Entkernung werden die abklingenden Kontraktionen der nunmehr kernlosen Zelle bezeichnet, die definitionsgemäß ein Retikulozyt (Proerythrozyt) ist. Der Kern geht zugrunde.

Abbildung 11a–f

Sternalmark, Nativpräparat (Phasenkontrastoptik)

Phasen einer Kernausstoßung bei Megaloblast. Aufnahmeserie mit einem Zeitabstand von 2 Minuten zwischen den Einzelaufnahmen. Der dichte, leicht oval verformte Kern ist bereits größtenteils aus dem Zytoplasma der Zelle hinausgedrängt. Schließlich erfolgt die vollkommene Ablösung des Kerns. Die Mitochondrien sammeln sich meistens in der Gegend der Kernablösung und verbleiben im Zytoplasma.

Abbildung 12a–f

Sternalmark, Nativpräparat (Phasenkontrastoptik)

Formwechsel eines unreifen Retikulozyten. Aufnahmeserie mit einem Zeitabstand von 1 Minute zwischen den Einzelaufnahmen. Unregelmäßige, wellenartige Plasmakontraktionen mit ein- oder auch doppelseitigen tiefen Einschnürungen. Im Zentrum der Zelle spärliche, phasenpositive Granulation. Die tropfenförmige Zytoplasmaausstülpung am oberen Rande des Retikulozyten ist wahrscheinlich bereits Folge einer Zellschädigung. Die Aufnahmen erfolgten 40 Minuten nach Knochenmarkpunktion; Benutzung eines geheizten Objekttisches.

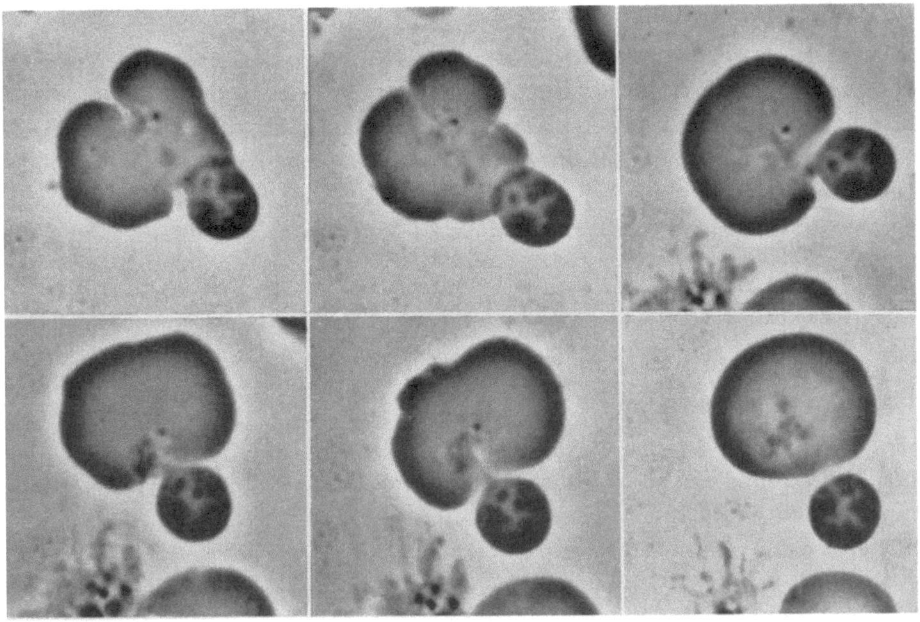

Abb. 11a–f

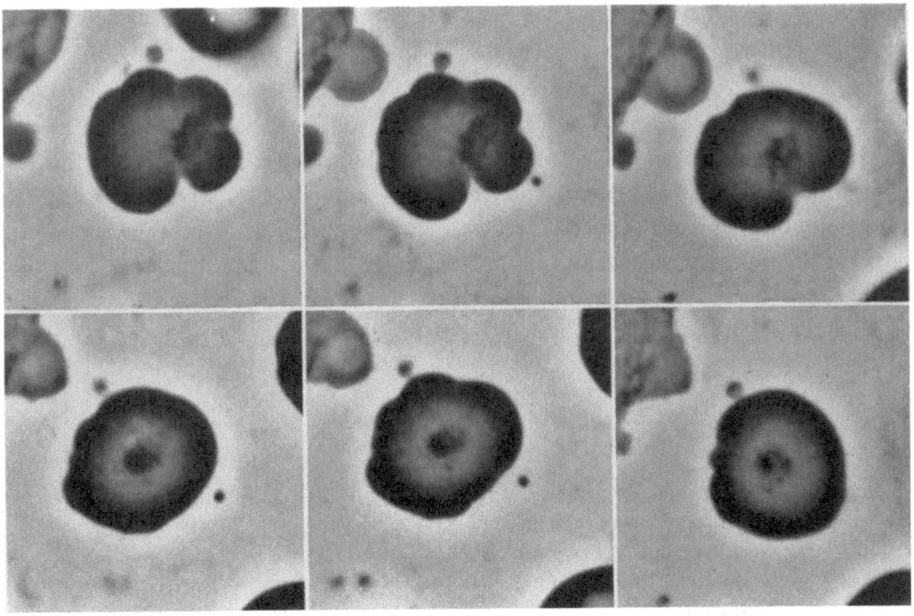

Abb. 12a–f

Die Retikulozyten (Abb. 12 bis 14)

Ursprünglich wurden von *Ehrlich* diejenigen Erythrozyten als Retikulozyten bezeichnet und als jugendliche, noch nicht völlig ausgereifte Zellen aufgefaßt, die im vitalgefärbten und luftgetrockneten Präparat eine basophile, netzartige, teilweise körnige Struktur aufweisen. Eben dieser Nachweis der Substantia reticulo-granulofilamentosa charakterisiert den Retikulozyten. Nach der unterschiedlichen Dichte der Strukturen wurden von *Heilmeyer und Westhäuser* vier Reifungsstadien aufgestellt:

0 = kernhaltiger Retikulozyt = Erythroblast
1 = Knäuelform } unreife Retikulozyten
2 = Netzform
3 = unvollständige Netzform } reife Retikulozyten
4 = Körnchenform

Diese Unterteilung der Retikulozyten in reife und unreife Formen am vitalgefärbten Präparat läßt sich durch Phasenkontrastuntersuchungen im Hinblick auf zytomorphologische und funktionell-kinetische Gesichtspunkte ergänzen.

Die unreifen Retikulozyten entstehen durch die Entkernung der Erythroblasten, denen sie in ihrer Größe etwa entsprechen. Sie enthalten die im Plasma verbliebenen Mitochondrien als phasenpositive Granula und als fädig-netzartige Strukturen. Die lebhafte Kontraktilität führt zu ständigem Formwechsel mit tiefen, meist mehrfachen Einkerbungen der Zelle. Im Verlauf der Reifung nehmen die Motilität und die Zahl der phasenpositiven Zellorganellen ab. Bei Hämolysierung oder Anfärbung findet sich Substantia reticulo-filamentosa in einer Menge, die dem unreifen Retikulozyten *Heilmeyers* entspricht.

Im Gegensatz dazu enthalten die reifen Retikulozyten keine oder nur noch vereinzelte phasenpositive Granula. Die Kontraktilität und der damit verbundene Formwechsel sind gering bzw. sehr langsam. Diese Zellen sind im Phasenkontrastmikroskop an ihrer nur leicht entrundeten Form erkennbar. Durchmesser und Dicke sind gegenüber den unreifen Retikulozyten eindeutig kleiner. Nach Hämolysierung oder Anfärbung wird nur wenig Substantia reticulo-filamentosa sichtbar, wie dies für die reifen Retikulozyten nach Supravitalfärbung kennzeichnend ist. Der ausgereifte Erythrozyt enthält keine phasenpositiven Granula.

Abbildung 13a, b
Peripheres Blut, Brillantkresylblau-Färbung
Retikulozyten; Angeborene hämolytische Anämie mit Retikulozytose von 20 %.

Abbildung 14
Peripheres Blut, Färbung nach *Hirschfeld*
Retikulozyten; Angeborene hämolytische Anämie mit Retikulozytose von 12 %.

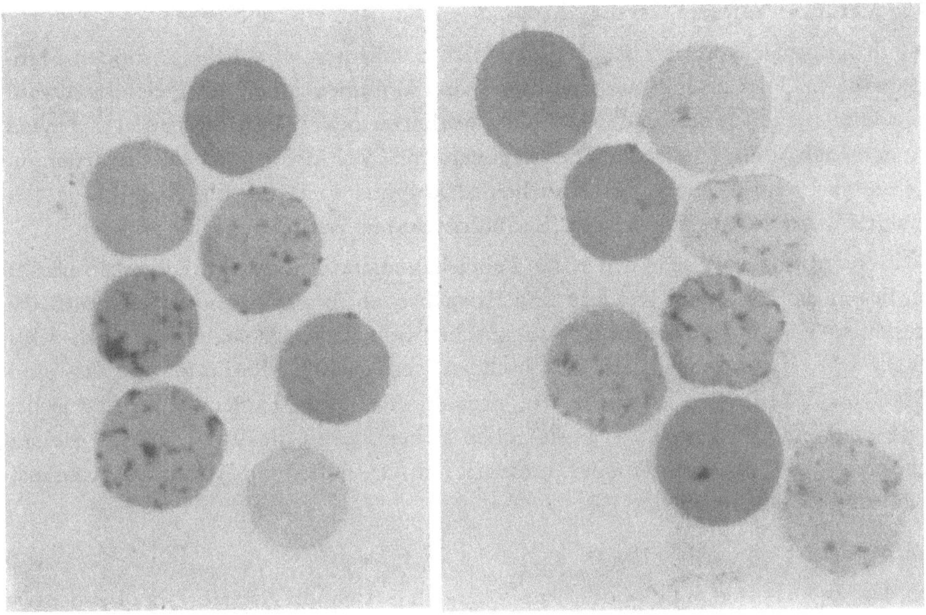

Abb. 13a, b

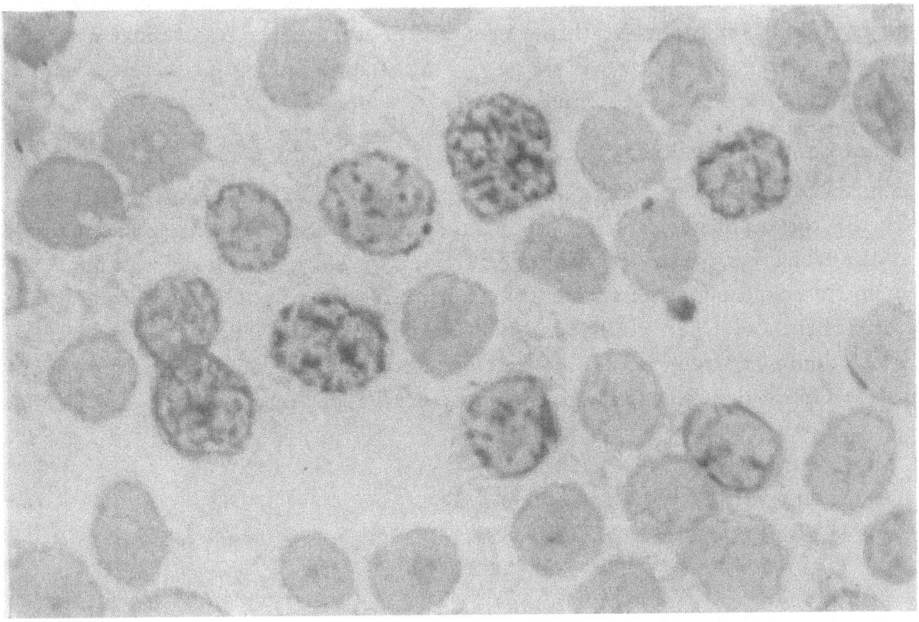

Abb. 14

Regenerationszeichen der Erythropoese (Abb. 12 bis 14 und 16)

Durch humorale und nervöse Regulationsmechanismen wird beim gesunden Menschen die Zahl der roten Blutkörperchen in der Volumeneinheit weitgehend konstant gehalten. Für einen andauernden Abbau gealterter oder geschädigter Erythrozyten ist demnach eine kontinuierliche Regeneration Voraussetzung. Die Beurteilung dieser Nachschubleistung des Knochenmarkorgans ist durch die Auszählung der vitalgranulierten Proerythrozyten (Retikulozyten) im peripheren Blut möglich.

Während normalerweise in den ersten Lebenstagen die Zahl der Retikulozyten erhöht ist, liegen die Werte bei Kindern und Erwachsenen (bei Verwendung der Brillantkresylblau-Färbung) in einem physiologischen Schwankungsbereich zwischen 5 bis 15 auf 1000 Erythrozyten. Im Durchschnitt werden 10‰ Retikulozyten, das sind 50000 bei 5 Millionen Erythrozyten, gezählt. Absoluten Zahlenwerten ist hierbei stets der Vorzug zu geben. Nur sie geben sicher an, ob die Werte im Sinne einer erhöhten ($>$ 50000/mm^3) oder erniedrigten ($<$ 50000/mm^3) Retikulozytenausschüttung zu beurteilen sind.

Halbmondkörper (Abb. 15)

Bei den sogenannten Halbmondkörpern handelt es sich um Artefakte, die beim Ausstreichen oder Färben entstehen, denn im Nativpräparat werden sie nicht gesehen. Als erster zeigte *Schilling*, daß diese Zellen fast ausschließlich bei hämolytischen Anämien auftreten. Wahrscheinlich liegt eine Schädigung der Erythrozytenmembran vor, durch die es zur leichteren Lädierbarkeit mit Austritt des Hämoglobins kommt. Dieses bleibt in Form eines Halbmondes um das nun hämoglobinfreie Stroma nachweisbar. Hämoglobinfreie Erythrozytenstromata werden als Achromozyten, oder falls sie nach Brillantkresylblau-Färbung eine Substantia reticulo-filamentosa zeigen, als Achromoretikulozyten beschrieben *(Eilers)*.

Polychromatische Erythrozyten (Abb. 16)

Vereinzelt finden sich in panoptisch gefärbten peripheren Blutausstrichen Erythrozyten, die rote *und* bläuliche Farbkomponenten besitzen. Diese Polychromasie ist einerseits durch eine Persistenz der basophilen Zytoplasmasubstanz der kernhaltigen Vorstadien erklärbar; andererseits besteht eine noch unvollständige Hämoglobinbeladung dieser Zellen. Bei Überfärbung mit Brillantkresylblau im Phasenkontrastpräparat läßt sich demonstrieren, daß es sich stets um Retikulozyten handelt. Hierfür spricht auch die Größe der Zellen. Kontrollen an einer Patientengruppe mit polychroma-

Abbildung 15
Peripheres Blut, *Pappenheim*-Färbung
Angeborene hämolytische Anämie. 4 Halbmondkörper.

Abbildung 16
Peripheres Blut, *Pappenheim*-Färbung
Zustand nach massiver Magenblutung. **2 polychromatische Erythrozyten** (Makrozyten).

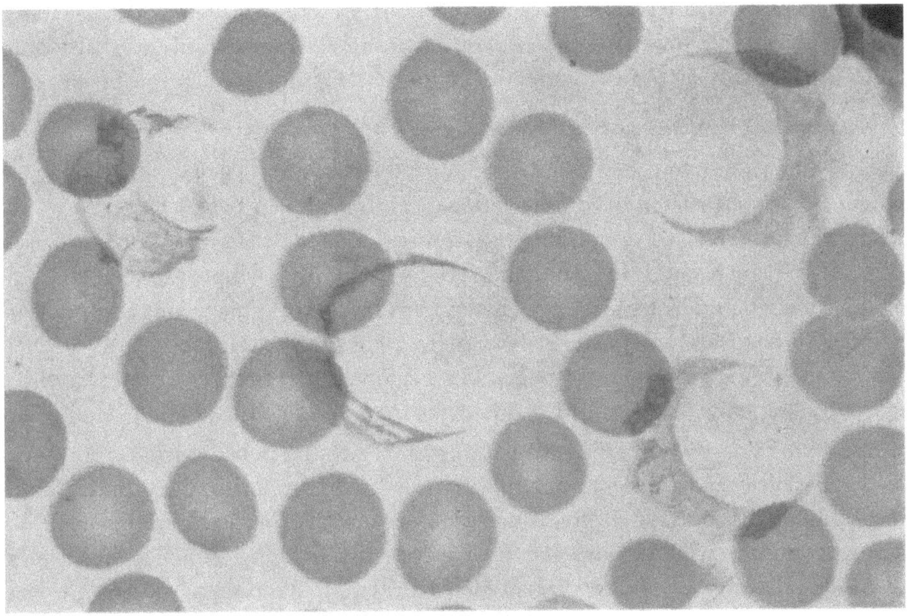

Abb. 15

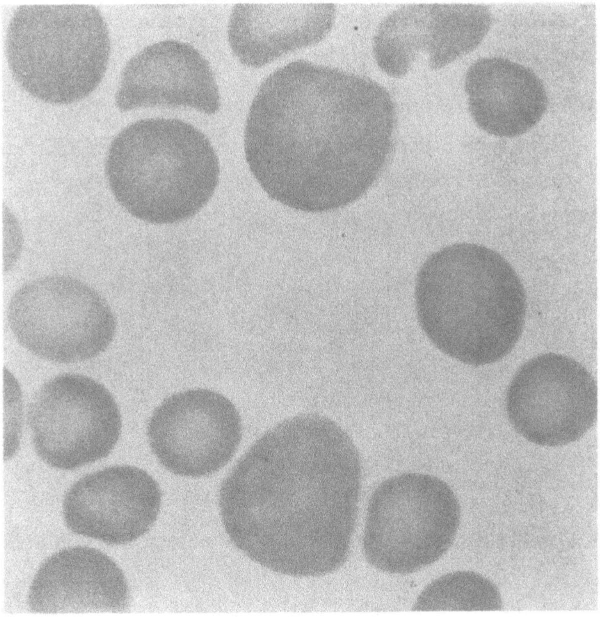

Abb. 16

tischen Erythrozyten ergaben stets auch eine erhöhte Retikulozytenzahl. Das Auftreten einer Polychromasie gibt also schon bei Betrachtung des panoptisch gefärbten Blutbildes Hinweise für eine gesteigerte Regenerationsleistung der Erythropoese.

Die basophile Punktierung der Erythrozyten (Abb. 17)

Von der Vitalgranulation der Erythrozyten ist die basophile Punktierung streng zu trennen. Bei diesen Zellen liegen kleinste basophile Schollen bzw. „Punkte" in den Erythrozyten vor. Diese Punktierung oder Tüpfelung der Zellen findet sich gelegentlich bei Blut- und Infektionskrankheiten und gilt als Frühsymptom bei Bleiintoxikation. Wahrscheinlich handelt es sich um intrazelluläre Ablagerungen von Porphyrinen. In der Praxis hat sich, insbesondere bei Reihenuntersuchungen von Bleigefährdeten in entsprechenden Betrieben, der Nachweis basophil punktierter Erythrozyten durch die Dicke-Tropfen-Methode nach *Schilling* bewährt.

Die Aufnahme von Blei im Organismus führt stets zu einer Schädigung der Erythropoese, die sich sowohl toxisch-hämolytisch als auch auf Zellreifung und Hämoglobinbildung auswirkt. Als Folge einer Blockierung des Eiseneinbaues in den Porphyrinring durch das Blei wird die vermehrte Ausscheidung von Porphyrinen in Stuhl und Harn angesehen. Stets lassen sich bei Bleiintoxikationen Mitosestörungen im Knochenmark nachweisen. Bei gesteigerter regeneratorischer Markfunktion mit Reifungshemmung wird die Vermehrung von Proerythroblasten und unreiferen Erythroblasten im Mark sowie die Makrozytose der Erythrozyten im peripheren Blut verständlich. Bei jeder längeren Bleiintoxikation kommt es zu einer Anämie. Die Anzahl der basophil punktierten Erythrozyten im Blutausstrich mag oft schon Hinweise für die Stärke der Intoxikation geben, die neben den klinischen Befunden letztlich nur durch den chemischen Bleinachweis bestätigt werden kann.

Begriff und Einteilung der Anämien

Unter Anämie wird im wesentlichen eine Verminderung des Gesamtbestandes an Hämoglobin bzw. der Erythrozyten, d. h. eine Verschlechterung der Sauerstofftransportmöglichkeit des Blutes, verstanden. Das deutsche Wort „Blutarmut" meint

Abbildung 17
Peripheres Blut, *Pappenheim*-Färbung
Bleivergiftung bei Arbeiter in Akkumulatorenfabrik.
2 Erythroblasten mit grober basophiler Tüpfelung; Anisozytose der Erythrozyten.

Abbildung 18
Peripheres Blut, *Pappenheim*-Färbung
Normaler Blutausstrich. Beachte die physiologische Anisozytose!

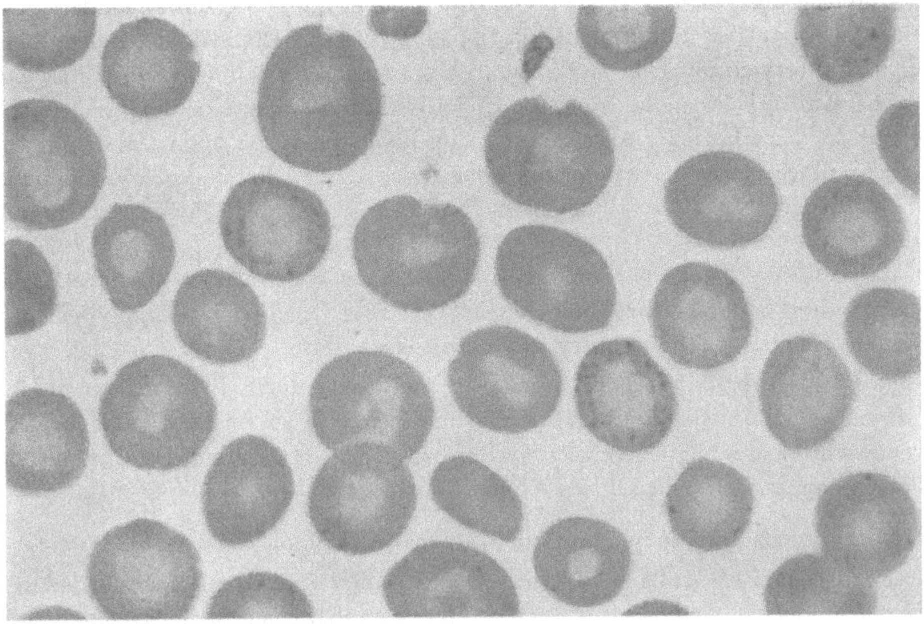

Abb. 17

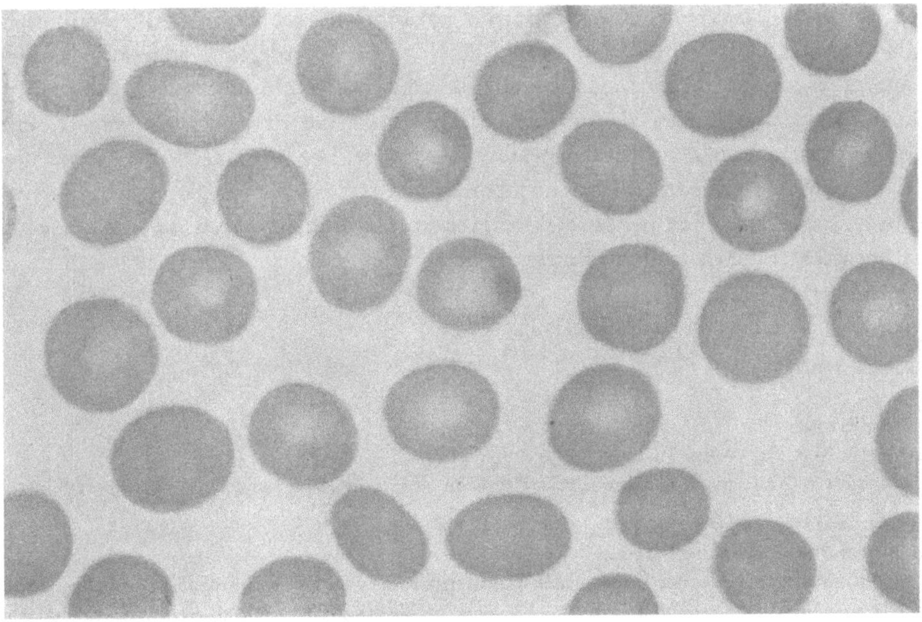

Abb. 18

eigentlich meist nicht Armut an zirkulierendem Blut (Oligämie), sondern will eine Änderung der normalen Blutzusammensetzung im Hinblick auf Hämoglobin und Erythrozyten unter die Grenze des Physiologischen ausdrücken. In Klinik und Praxis werden Hämoglobin- und Erythrozytenkonzentration in der Volumeneinheit gemessen. Eine korrekte Aussage über „absolute" Blutwerte kann jedoch nur bei gleichzeitiger Gesamtblutvolumenmessung erzielt werden. Fehler durch Verdünnung des Blutes (Hydrämie) oder Eindickung (Exsikkose, Polyglobulie) ließen sich dadurch ausschalten.

Unter den verschiedenen Einteilungsmöglichkeiten der Anämien sind diejenigen nach pathogenetischen Gesichtspunkten gegenüber jenen nach Morphologie und Hämoglobingehalt der Erythrozyten vorzuziehen.

Aus dem Schema Seite 10 ist erkennbar, daß außer durch Blut*verlust* auch eine Störung der Blutneubildung, d. h. ein primärer *Mangel* an Ausreifungsmöglichkeit der Erythropoese oder ein vermehrter Erythrozyten*abbau* als Ursache für Anämien in Frage kommt. Nicht selten liegen Kombinationsformen vor.

Die erblichen Erythrozytopathien (Korpuskuläre hämolytische Anämien)

Auf einige Formen der hämolytischen Anämien soll wegen morphologischer Eigenheiten besonders eingegangen werden. Alle hämolytischen Anämien sind durch eine vorzeitige Eliminierung ihrer Erythrozyten aus der Blutbahn gekennzeichnet. Die verkürzte Lebensdauer der Erythrozyten ist einmal Folge veränderter Erythrozytenstruktur, zum anderen sind die Ursachen im Plasmamilieu der Erythrozyten zu suchen.

Der *familiäre hämolytische Ikterus* ist die bekannteste der korpuskulär bedingten hämolytischen Anämien. Dabei ist die Art der Strukturdefekte noch unbekannt. Kennzeichnend ist die große Zahl von Mikrosphärozyten im Blut dieser Menschen. Diese Zellen sind bereits als prähämolytische Phase der Erythrozyten aufzufassen, die am ehesten von der Milz ausgekämmt werden. Die osmotische Resistenz der Erythrozyten ist erniedrigt. Im Knochenmark ist wie bei allen anderen Formen der hämolytischen Anämien meist stärkste Hyperplasie der Erythropoese und im Blut ein vermehrter Nachschub an Retikulozyten vorhanden.

Abbildung 19
Peripheres Blut, *Pappenheim*-Färbung
Elliptozytose (Teilträger). Zahlreiche teilweise flach-elliptische Erythrozyten (35 % Elliptozyten).

Abbildung 20
Peripheres Blut, *Pappenheim*-Färbung
Kongenitaler hämolytischer Ikterus mit Mikrosphärozytose. Die Erythrozyten normaler Größe (auf Abbildung blasser) konnten in einem Vergleichspräparat größtenteils als Retikulozyten identifiziert werden.

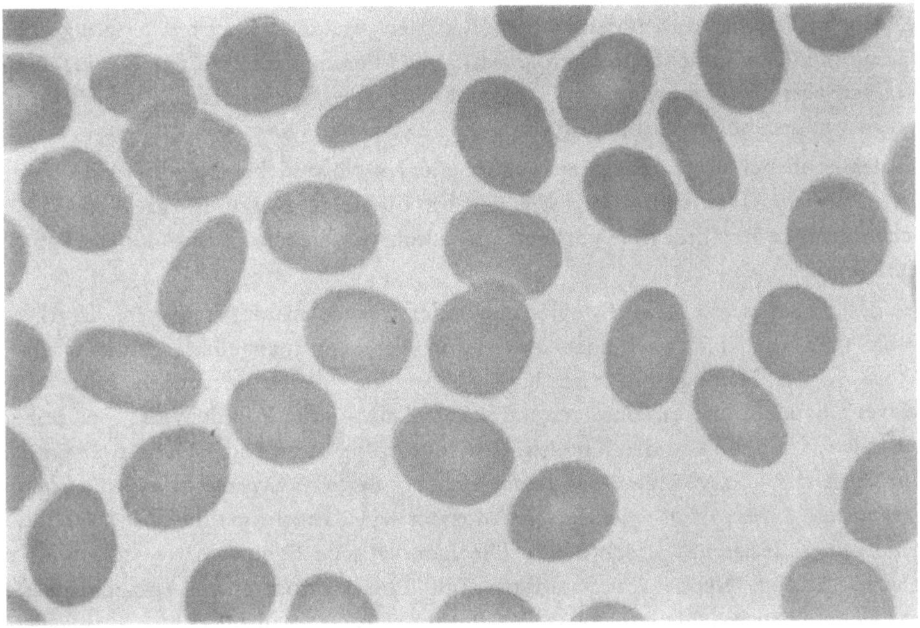

Abb. 19

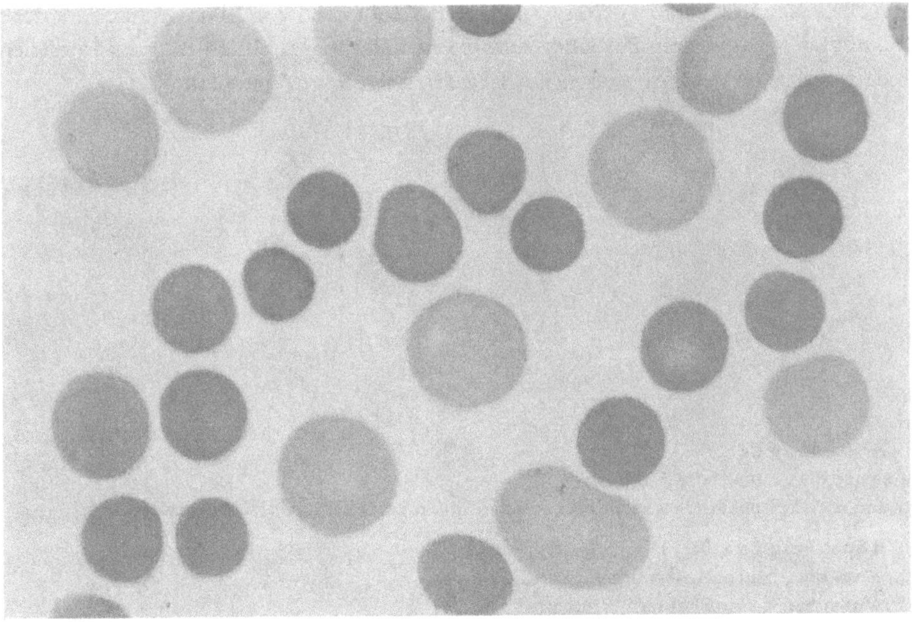

Abb. 20

Bei einem Teil der angeborenen hämolytischen Anämien konnten pathologische Hämoglobine als ursächliche Faktoren erkannt werden. Im Laufe der Entwicklung des Menschen werden primitives Hämoglobin (Typ P), fetales Hämoglobin (Typ F) und Erwachsenenhämoglobin (Typ A) gebildet.

Zu den erblichen Erythropathien gehört die vorwiegend bei Negern auftretende *Sichelzellanämie* (Drepanozytose), bei der im Blut eine Neigung zur Ausbildung sichelförmiger Erythrozyten vorliegt, die durch das Sichelzellhämoglobin (Typ S) bedingt wird.

Bei der *Thalassaemia major* (Mediterran- oder *Cooley*-Anämie) liegt eine Erythropathie vor, bei der Erwachsenenhämoglobin nur sehr mangelhaft gebildet wird, jedoch fetales Hämoglobin reichlich vorliegt. Bei diesen Menschen führt eine schwere hypochrome Anämie mit stärkster Aniso- und Poikilozytose bei hoher Retikulozytose schon in der Kindheit fast regelmäßig zum Tode. Das heterozygote Vorliegen des Thalassämie-Gens findet sich bei der *Thalassaemia minor*, die *Rietti, Greppi und Micheli* als „ellipto-poikilozytotische Erythropathie mit erhöhter osmotischer Resistenz" beschrieben. Die hämolytische Symptomatik ist oft nicht sehr ausgeprägt. Neben Aniso-, Mikro- und Poikilozytose sowie Hypochromasie sind stets reichlich Schießscheibenzellen (target-cells) erkennbar.

Stechapfelformen der Erythrozyten (Abb. 22)

In hypertonem Milieu nehmen die Erythrozyten durch Schrumpfung Maulbeer- bzw. Stechapfelformen an. Bereits die kurze Zeit zwischen Blutentnahme und Anfertigen eines Nativpräparates genügt, um durch Verdunsten von Flüssigkeit eine solche Schädigung zu bewirken. Bei einer *raschen* Luftfixierung in einem dünnen Ausstrich werden derartige Veränderungen bei Erythrozyten kaum gesehen.

Abbildung 21

Peripheres Blut, *Pappenheim*-Färbung

Zustand nach Splenektomie wegen traumatischer Milzruptur. Zahlreiche **Targetzellen.**

Abbildung 22 a, b

Peripheres Blut, Nativpräparat (Phasenkontrastoptik)

a) Erythrozyten unmittelbar nach Blutentnahme.

b) Im gleichen Präparat nach Konzentrationsänderung des Plasmas infolge Abdunstung Bildung von **Stechapfelformen.**

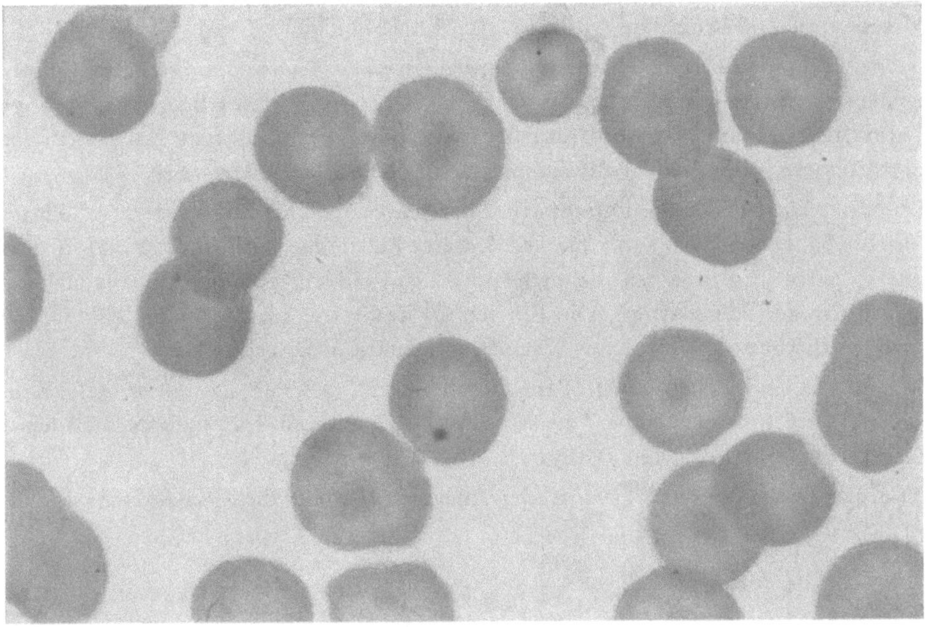

Abb. 21

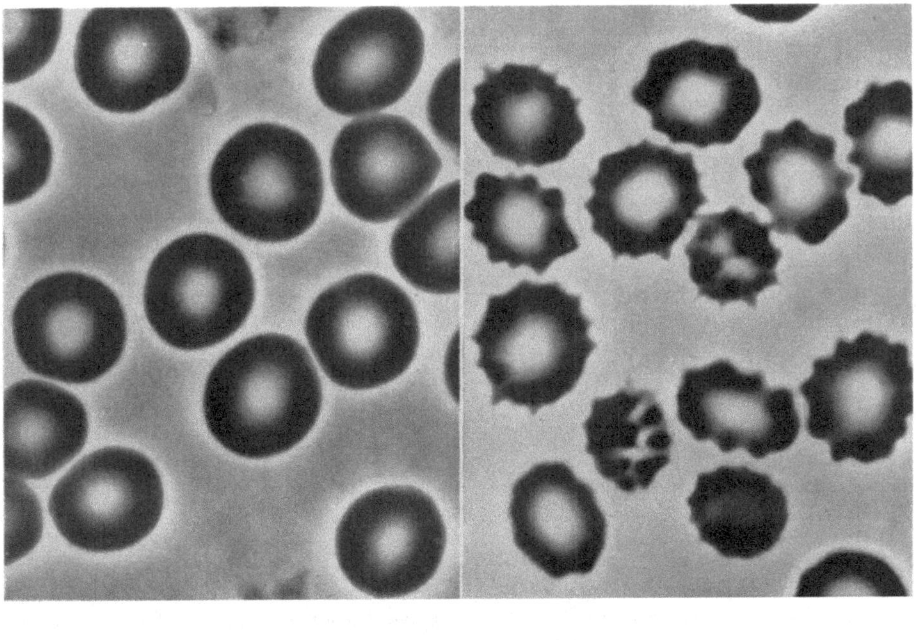

Abb. 22a, b

Mikrozyten – Makrozyten (Abb. 16, 20, 23 bis 27)

Größenunterschiede der Erythrozyten, insbesondere Schwankungen des Durchmessers, sind schon im Rahmen des Physiologischen festzustellen. Eine geringe Anisozytose ist demnach ein normaler Befund. Unter abnormen Zuständen der Erythropoese geben Größenabweichungen oft diagnostische Hinweise.

Erythrozyten mit kleinem Durchmesser bezeichnet man als Mikrozyten (< 6,5 μ). Abschnürungen vom Zytoplasma kernhaltiger Zellen der Erythropoese oder Bruchstücke reifer Erythrozyten nehmen unter Umständen wieder eine angenäherte Kugelform an (Schizozyten). Die Entstehung derartiger kleiner Zellen läßt sich in vitro bei Erwärmung verfolgen (Wärmefragmentation, *Schubothe*).

Makrozyten sind Zellen mit großem Durchmesser (>8,5 μ). Die bei megaloblastischen Anämien zu findenden, meist ovalen und gut mit Hämoglobin beladenen Zellen werden Megalozyten genannt.

Eine graphische Verteilungskurve der Anisozytose stellt die *Price-Jones-Kurve* dar.

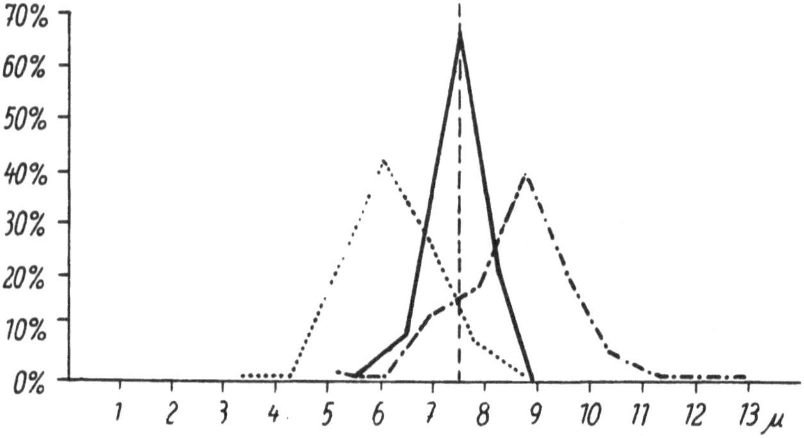

Ausgezogene Linie : Normalkurve
Punktlinie : Kurve bei konst. häm. Ikterus (Mikrozytose)
Strichpunktlinie : Kurve bei M. *Biermer* (Makrozytose)

Abbildung 23
Peripheres Blut, *Pappenheim*-Färbung
Erythroleukose. Stärkste **Anisozytose mit Makrozyten** (Riesenformen).

Abbildung 24
Peripheres Blut, *Pappenheim*-Färbung
Erythroleukose. Stärkste **Anisozytose mit Makrozyten** (Gigantozyten mit Durchmesser von 20 μ). Hyperchromasie. Fehlen der Dellenbildung in den Erythrozyten.

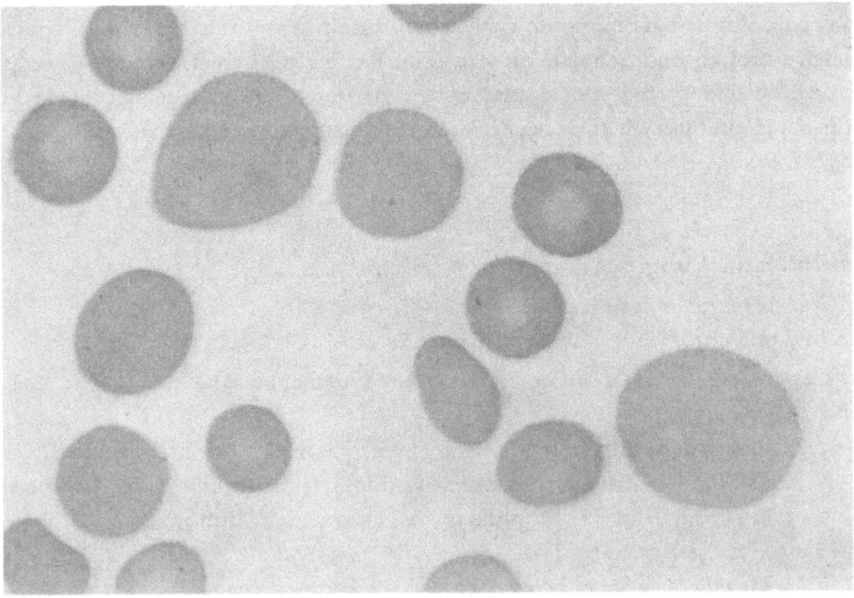

Abb. 23

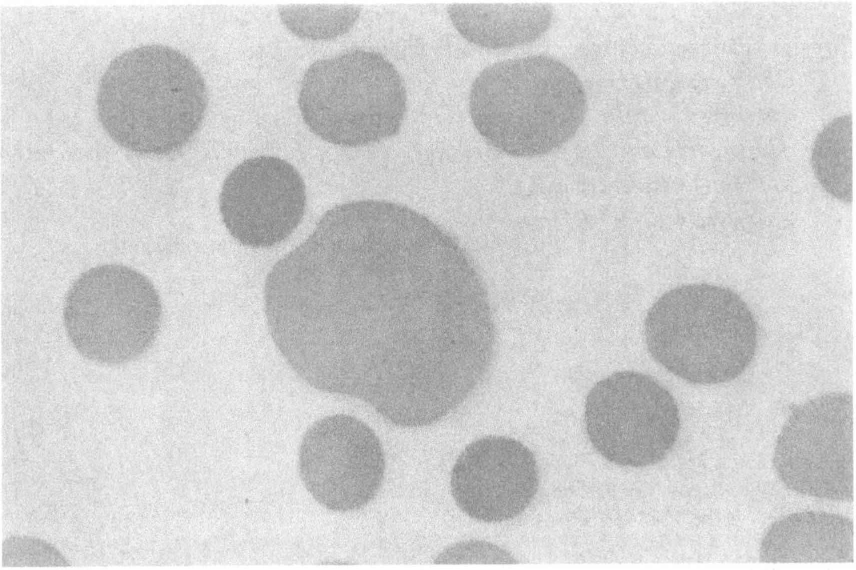

Abb. 24

Poikilozyten (Abb. 25 und 26)

Unter pathologischen Bedingungen weichen einzelne Erythrozyten erheblich von ihrer runden Form ab und nehmen Birnen- oder Keulenform an. Derartige Poikilozyten werden besonders bei megaloblastischen Anämien und bei Osteomyelosklerose beobachtet, sind jedoch auch bei anderen Anämien nachweisbar.

Tabelle: Einteilung der Anämien

1. *Verlust an Erythrozyten*
   Akute und chronische Blutungsanämien
2. *Mangel an Nachschub*, ungenügende Erythrozytenneubildung
   Baustoffmangel:
   Eisenmangel: Alimentärer Eisenmangel, Eisenresorptionsstörungen, z. B. bei HCl-Mangel; Eisenverlust durch Blutungen; bei Infekten; bei Tumoren;
   Eiweißmangel bei Dystrophikern, bei chronischen Blutungen.
   Wirkstoffmangel:
   Vitamin-B_{12}-Mangel bei verschiedenen Formen megaloblastischer Anämien, z. B. M. *Biermer*, Anämie bei Sprue, bei Zöliakie; *Folsäuremangel* bei Anämien in der Schwangerschaft. Vitamin-C-Mangel bei Skorbutanämie;
   Raummangel, mechanische Verdrängung der Erythropoese:
   Knochenbildung bei Osteosklerose, Marmorknochenkrankheit;
   Tumorgewebe bei Leukosen, Karzinommetastasen u. a.;
   Aplasie (Panmyelophthise) durch verschiedene Noxen:
   Chronische und akute Infekte;
   Endogene Noxen, z. B. Nieren- und Leberschädigung (Urämie);
   Harte Strahlung, *Schwermetalle* (Blei, Gold), *Kohlenwasserstoffe* (Benzol), *Zytostatika* (Lost, Urethan);
   „*Kryptogenetische*" *Panmyelopathie.*

Abbildung 25
Peripheres Blut, *Pappenheim*-Färbung
Osteomyelosklerose. Zahlreiche **Poikilozyten.**

Abbildung 26a, b
Peripheres Blut, Nativpräparat (Phasenkontrastoptik)
a) **Ovale Makrozyten (Megalozyten) bei M. Biermer.** Am unteren Bildrand ein Poikilozyt.
b) **Poikilozyten bei Osteomyelosklerose.**

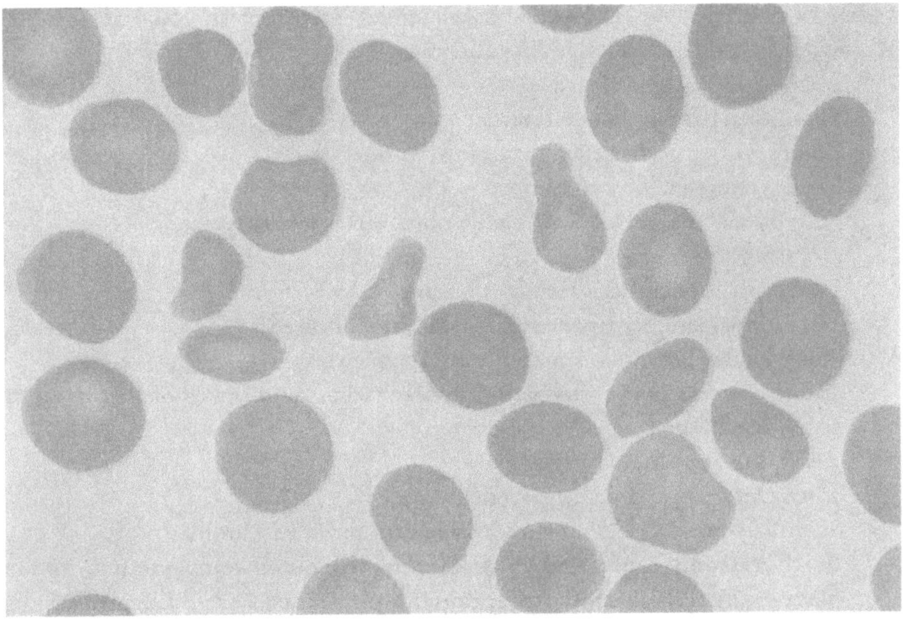

Abb. 25

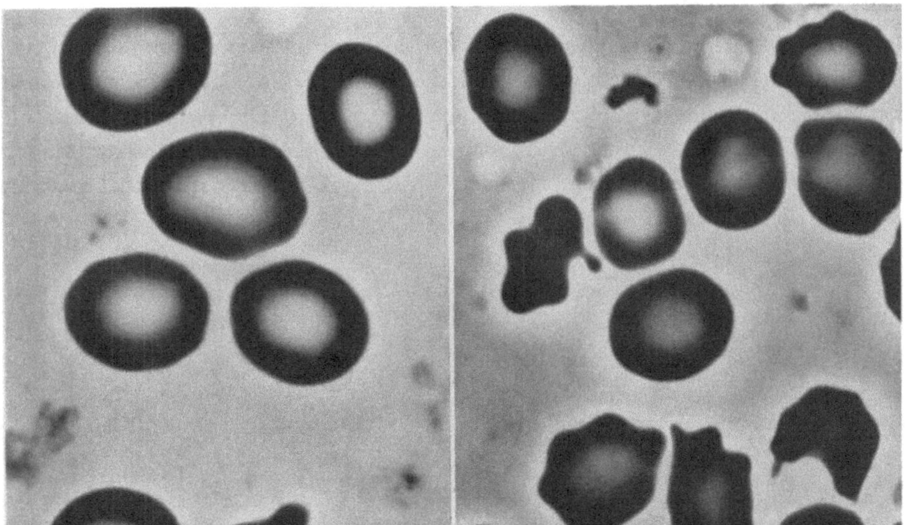

Abb. 26a, b

3. Abbau der Erythrozyten verstärkt, Lebensdauer der Erythrozyten verkürzt.

Korpuskulär bedingte hämolytische Anämien:

Erbliche Erythro(zyto)pathien:

Familiärer hämolytischer Ikterus;

Elliptozytose; Sichelzellen-Anämie;

Thalassaemia major und minor;

„Atypische" hämolytische Anämie ohne Mikrosphärozytose.

Erworbene Formen:

Paroxysmale nächtliche Hämoglobinurie *(Marchiafava*-A.);

Erythroblastose bei Erwachsenen; Megaloblastosen;

Extrakorpuskulär bedingte hämolytische Anämien:

Exogene Einwirkungen in Form physikalischer und mikrobieller Faktoren sowie hämolytisch wirkende Gifte;

Durch Antikörper bedingte Anämien:

durch Heteroantikörper (experimentell);

durch Isoantikörper (Transfusionsschäden, fetale Erythroblastose);

durch Autoantikörper, und zwar insbesondere durch komplette und inkomplette (selten!) Kälteantikörper; durch biphasische *(Donath-Landsteiner)* und monophasische (Säure-Kältehämolysine) Kältehämolysine sowie monophasische Wärmehämolysine;

durch inkomplette Wärmeantikörper (häufigste Form der erworbenen hämolytischen Anämie: *Loutit*-A.; Nachweis mit *Coombs*-Test).

Anulozytose (Abb. 27)

Als Folge eines Eisenmangels aus den verschiedensten Ursachen kommt es zu einer mangelhaften Hämoglobineinlagerung in die Erythrozyten. Diese bleiben dadurch hinter ihrer normalen Größe zurück. Durchmesser und Dicke dieser Zellen sind reduziert, so daß blasse, „hypochrome", besonders in den zentralen Abschnitten sehr dünne Erythrozyten resultieren, die auch als Ring- oder Pessarformen bezeichnet werden.

Abbildung 27

Peripheres Blut, *Pappenheim*-Färbung

Eisenmangel-Anämie (Zustand nach rezidivierenden Hämorrhoidalblutungen). **Kleine Anulozyten.**

Abbildung 28a–c

Peripheres Blut, *Pappenheim*-Färbung

Chronische myeloische Leukose

a) Erythrozyt mit Kernrest und **Cabot-Ring.**

b) Erythroblast mit strukturlosem Kern. Isoliert daneben **Cabot-Ring.**

c) Isoliert liegender schleifenförmiger **Cabot-Ring.**

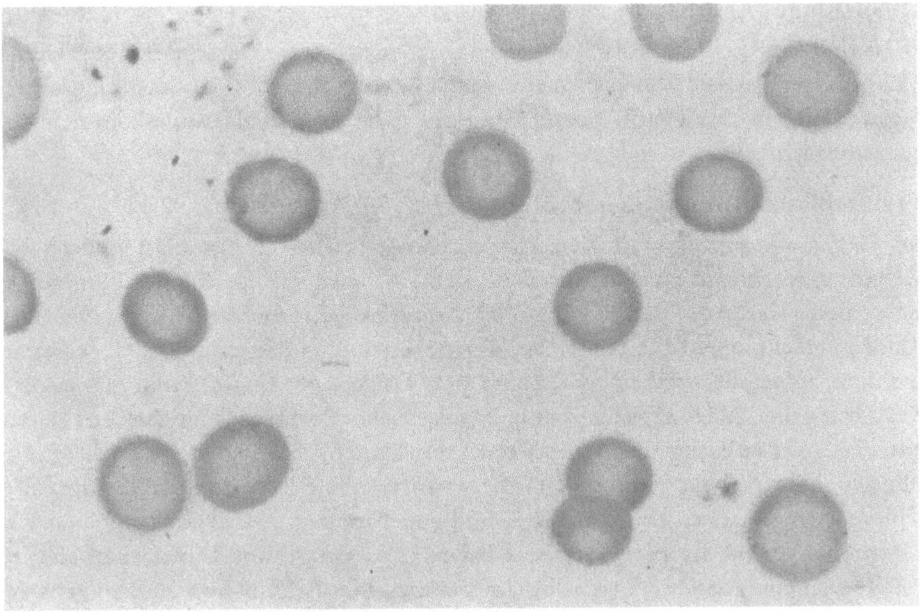

Abb. 27

Abb. 28a–c

Cabot-Ringe (Abb. 28)

Diese ring- oder schleifenförmigen zarten Gebilde in intakten oder stark geschädigten Erythrozyten lassen sich bisher nur unzureichend klären (Kernmembranreste?). Sie werden oft erst durch Überfärbung sichtbar. Eine Bedeutung kommt ihnen zunächst nicht zu.

Erythroblasten im peripheren Blut (Abb. 29, 39, 40, 52, 82 und 92)

Im Gegensatz zur embryonalen Erythropoese werden Erythroblasten nach der Geburt unter normalen Verhältnissen nicht mehr in das periphere Blut ausgeschwemmt. Ein Auftreten kernhaltiger Zellen der Erythropoese im strömenden Blut kann nicht unbedingt als Zeichen einer überstürzten Regeneration, einer Hyperfunktion aufgefaßt werden, sondern ist stets Folge einer Dysfunktion *(Heilmeyer)*. Zerstörung der Markstruktur durch neoplastische Prozesse (Knochenkarzinosen, unreifzellige Leukosen u. a.) führt auch zur Durchbrechung der Knochenmark-Blutschranke. Weitaus häufiger ist eine extramedulläre Erythropoese aus den verschiedensten Ursachen in Milz, Leber und anderorts für die Ausschwemmung von Erythroblasten in das periphere Blut bedeutsam. Menge und Dauer einer solchen Ausschwemmung sind jedoch selbst im Verlauf einer Erkrankung starken Schwankungen unterworfen. Für das Auftreten zahlreicher Erythroblasten im Blut sind die Ausdrücke Erythroblastämie, Erythrämie oder Erythroblastose üblich. In diesem Zusammenhang muß auch auf das fast regelmäßige Vorkommen vereinzelter Megaloblasten in peripheren Blutausstrichen bei unbehandeltem Morbus *Biermer* hingewiesen werden.

Abbildung 29

Peripheres Blut, *Pappenheim*-Färbung

Erworbene hämolytische Anämie mit Makrozytose; Retikulozytenwerte zwischen 600 und 700 ‰. Hyperchromasie. **Erythroblast mit unstrukturiertem Kern und Jolly-Körper.** In einem weiteren Erythrozyten 2 *Jolly*-Körper (Fall *Hennemann*).

Abbildung 30 a, b

Peripheres Blut, *Pappenheim*-Färbung

Erythroleukose. Jolly-Körper in Erythrozyten; starke Anisozytose.

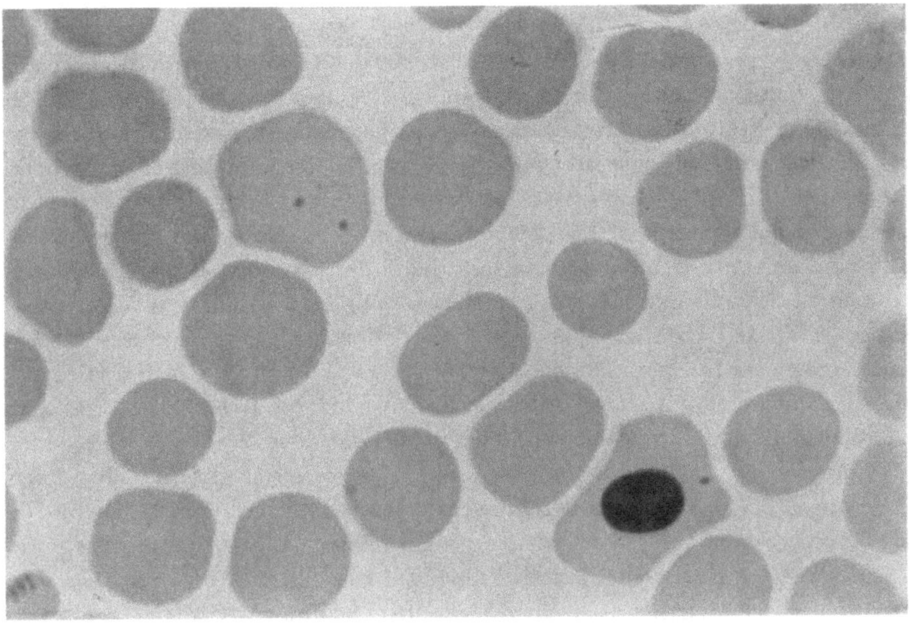

Abb. 29

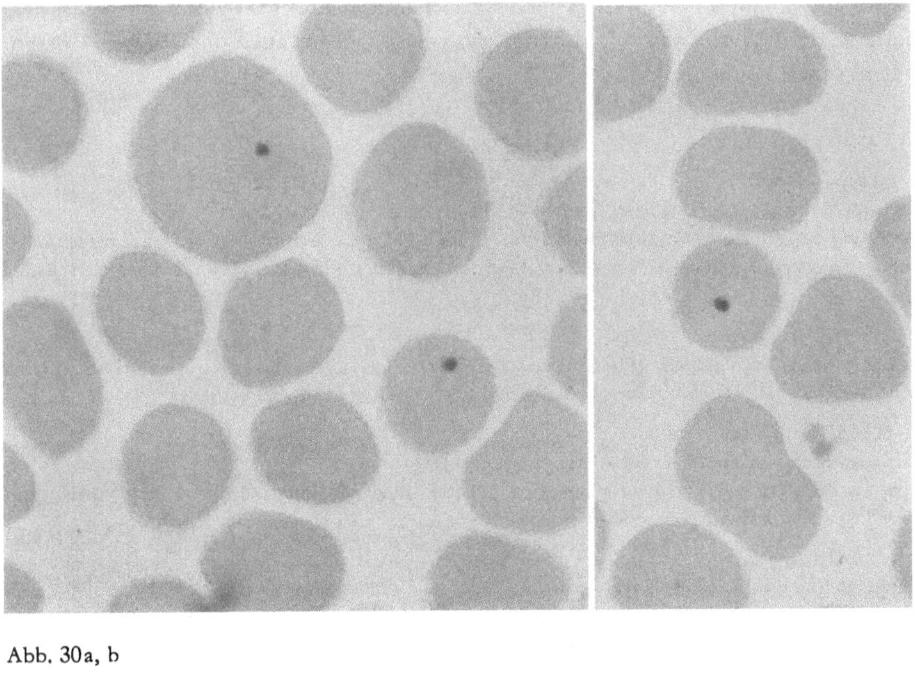

Abb. 30a, b

Einschlußkörper der Erythrozyten (Abb. 29 bis 32, 35, 39, 44 und 77)

Howell-Jolly-Körper. Bei diesen Einschlußkörpern der Erythrozyten handelt es sich um kleine, runde, homogene, stets phasenpositive Gebilde von 1 bis 2 μ Durchmesser, die sich mit Kernfarbstoffen anfärben. Gelegentlich finden sich nicht nur ein oder zwei, sondern sogar drei derartige Körper in einem Erythrozyten. Manches spricht dafür, daß im Verlaufe von Mitosen aberrierende Chromosomen sich in der Anaphase nicht wieder in den sich neu bildenden Kern einordnen. Ihr fast regelmäßiges Auftreten nach Splenektomien, bei Milzatrophie und verschiedensten Anämien ist bekannt und läßt Zusammenhänge mit der Milzfunktion vermuten.

Siderozyten. Diese Erythrozyten lassen nach der Berliner-Blau-Reaktion vereinzelte blaue Granula im Inneren erkennen. Es besteht keine Identität mit der Substantia reticulo-filamentosa, mit der basophilen Punktierung oder mit Jollykörperchen. Bereits im Blut von Gesunden sind sie nachweisbar, jedoch ist ihre Zahl besonders bei hämolytischen Anämien besonders hoch. Es handelt sich um schollige Eisenablagerungen bei nicht vollständigem Eiseneinbau in das Hb-Molekül. Dabei ist die Zahl der Siderozyten weitgehend abhängig von der Höhe des Eisenspiegels im Serum.

Schiffchenförmige Einschlüsse. Bei diesen Gebilden handelt es sich um *phasennegative* Strukturen, welche meist vereinzelt, gelegentlich auch zu zweit in einem Erythrozyten zu sehen sind und stets eine rundlich-ovaläre Form mit einem runden dunklen Punkt im Zentrum aufweisen. Bei Überfärbung mit Giemsa-Lösung stellen sie sich als Negativbild dar. Es handelt sich offenbar um Bezirke in den Erythrozyten, die von einer Hämoglobineinlagerung ausgespart blieben, so daß sie sich optisch wie Vakuolen verhalten. Sie sollen bei Polyzythämien und Polyglobulien besonders häufig vorkommen *(Nöller)*, jedoch haben wir sie ebenso auch bei anderen Erkrankungen sehen können.

Abbildung 31a

Sternalmark, Nativpräparat (Phasenkontrastoptik)

Normale Erythropoese: Erythroblasten der $K_{1/2}$- und $K_{1/8}$-Generation. Am rechten unteren Bildrand Retikulozyt (sogenannte Bündelform). Am linken Bildrand Mitte: **Erythroblast mit Jolly-Körper.**

Abbildung 31b

Peripheres Blut, Nativpräparat (Phasenkontrastoptik)

Polycythaemia vera. **Schiffchenförmiger** phasennegativer **Einschluß** in Erythrozyt.

Abbildung 31c

Peripheres Blut, Nativpräparat (Phasenkontrastoptik)

Aqua-destillata-**Hämolyse:** deutlicher Größenunterschied des Retikulozyten (mit vorwiegend zentralliegender Substantia reticulo-filamentosa) gegenüber den ausgereiften Erythrozyten.

Abbildung 32

Peripheres Blut, Nilblausulfat-Färbung

Innenkörper-Anämie (Zustand nach Verabreichung von Sulfonamiden [Sulfapyrimidin] bei Lobärpneumonie). **Zahlreiche Heinz-Körper.**

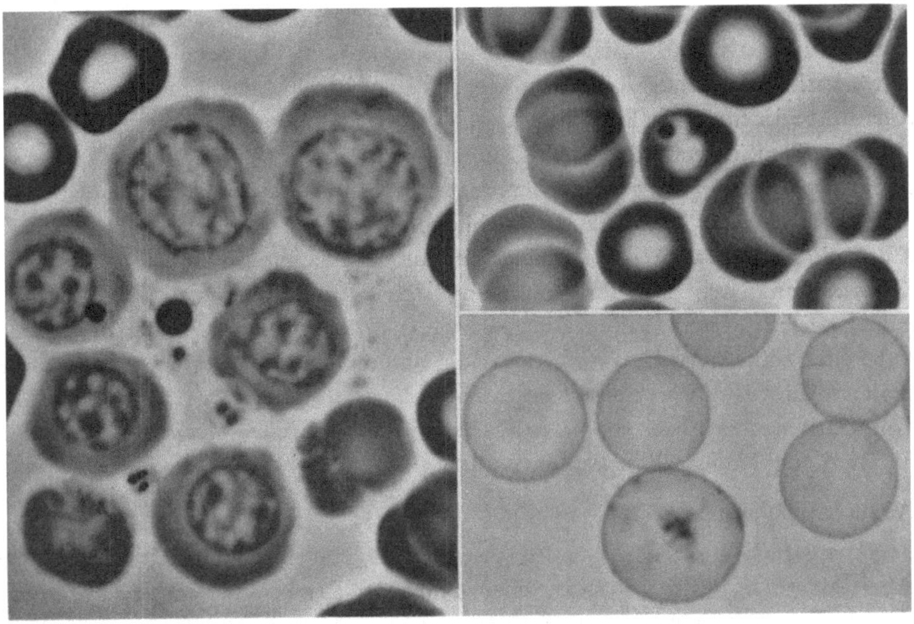

Abb. 31 a–c

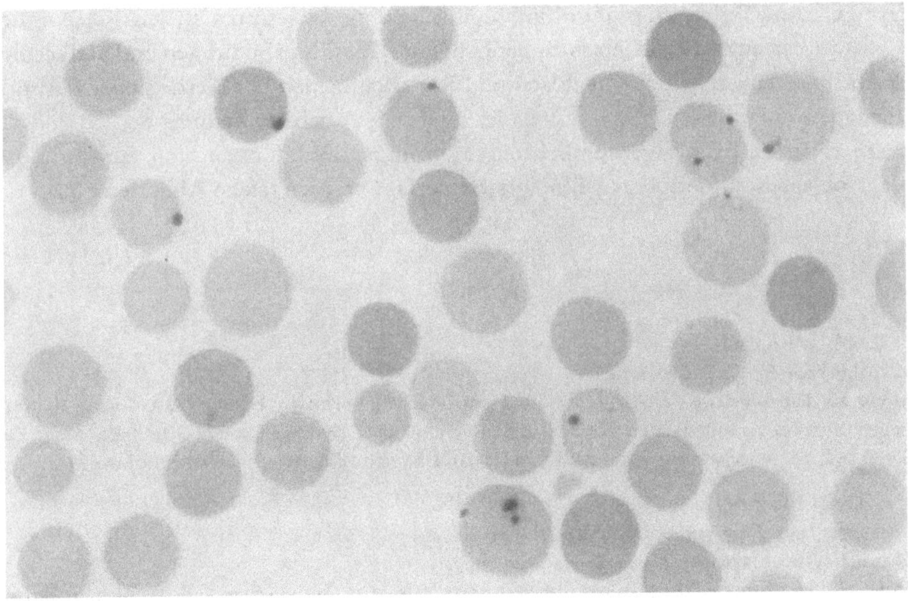

Abb. 32

Heinz-Körper. Diese nach *Heinz* benannten Einschlußkörper der Erythrozyten werden auch als Blaukörner oder, nicht sehr korrekt, als Innenkörper bezeichnet. Sie sind nach einer Reihe von Vergiftungen im Blut nachweisbar. So ist nach einer Intoxikation mit Phenylhydrazin, Nitrobenzol, Pyridin, Anilin, Antifebrin, Sulfonamiden (insbesondere Sulfanilamid, Sulfapyrimidin) und anderen Giften eine Bildung von *Heinz*-Körpern zu beobachten. Nach *Jung* handelt es sich dabei um einen heterogenen Komplex von Gebilden. Sie stellen Ausfällungen sowohl des Hämoglobins als auch der Eiweißkörper des sogenannten Zellstromas bzw. der Zellmembran dar. Je nach der Beteiligung beider Anteile ändert sich die Zusammensetzung der isolierten Körperchen. Alle diese *Heinz*-Körper enthaltenden Erythrozyten sind minderwertig, werden vorzeitig eliminiert und verursachen dadurch bei weiterer Einwirkung des betreffenden Blutgiftes das Entstehen einer Anämie. Ihr diagnostischer Nachweis mit dem Phasenkontrastverfahren oder mit der Nilblausulfatfärbung ist deshalb bedeutungsvoll.

Paraerythroblasten (Abb. 33 bis 39)

Die Anaplasie der unreifzelligen Leukosen wird in den entdifferenzierten Paraleukoblasten deutlich. Für die neoplastischen Zellen der Erythropoese hat *Rohr* den entsprechenden Ausdruck Paraerythroblasten vorgeschlagen. Die Abnormität dieser Zellen erklärt sich meistens durch einen unterschiedlichen Reifungsgrad von Kern und Zytoplasma (Kern-Plasma-Dissoziation) und durch alle nur denkbaren Entgleisungen der Karyokinese der Erythroblasten und Megaloblasten. Die Vielgestaltigkeit der Formen, insbesondere der Kerne, ist fast stets durch ein- oder mehrkernige, zum Teil hochgradige Polyploidie bedingt. Es treten neben Riesenzellen (Gigantoblasten) zahlreiche zusammenhängende Zwillingsbildungen und vielkernige Erythroblasten auf. Auch Kleeblatt- und Rosettenformen der Kerne sind als Mitosestörungen aufzufassen. Ein Teil dieser Zellen ist auch im strömenden Blut nachweisbar, so daß die eigentümlichsten Mehrlingsmißbildungen von Erythro- und Megaloblasten im peripheren Blutausstrich erfaßt werden (siehe Abbildung 39).

Abbildung 33

Sternalmark, *Pappenheim*-Färbung

Akute Erythroblastose *(Di-Guglielmo*-Syndrom*)*. Neben normalen Erythroblasten auch **Riesen-Proerythroblasten** mit dichten Kernen und dunkelblauem Zytoplasma. Im gesamten Mark fast ausschließliche **Wucherung von entdifferenzierten Erythroblasten (Paraerythroblasten).**

Abbildung 34

Peripheres Blut, *Pappenheim*-Färbung

Akute Erythroblastose *(Di Guglielmo*-Syndrom*)*

Linke Zelle: **Riesen-Erythroblast** mit polychromatischem Zytoplasma und großem, mehrfach gebuchtetem Kern (polyploide Mißbildung mit starker Kern-Plasma-Dissoziation).

Mittlere und rechte Zelle: Unreife Erythroblasten.

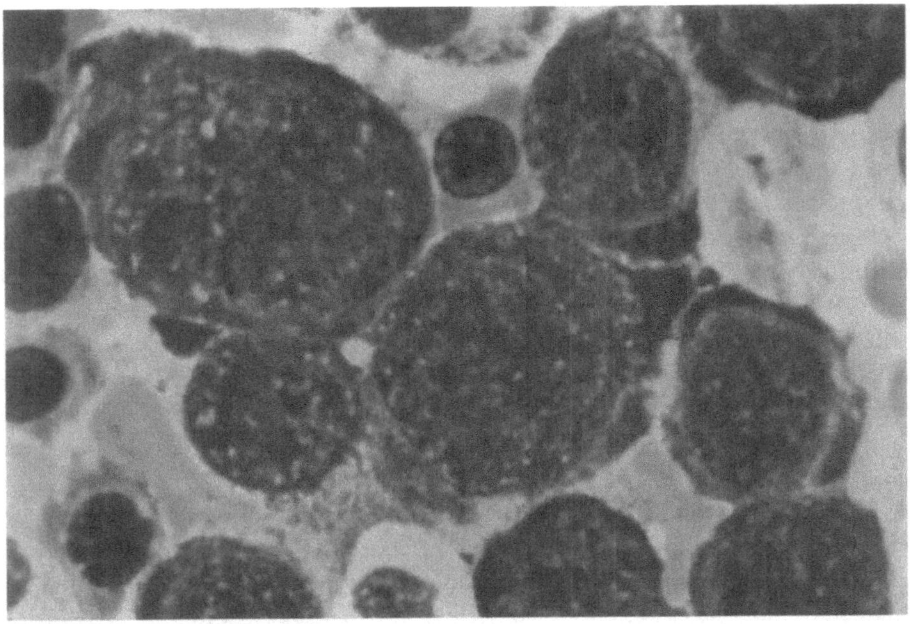

Abb. 33

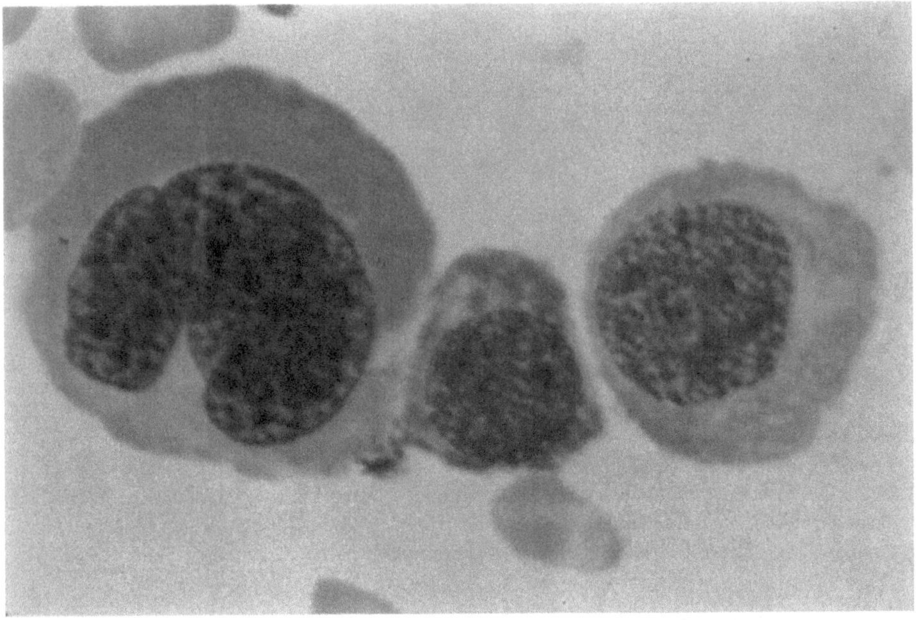

Abb. 34

Die Erythroblastosen des Erwachsenen (Abb. 33 bis 39)

(Di-Guglielmo-Syndrom)

Die Ausschwemmung kernhaltiger roter Zellen in das periphere Blut ist Begleitsymptom verschiedener Erkrankungen. Symptomatische, reaktive Erythroblastämien (z. B. bei Osteomyelosklerose) werden von den Erythroblastosen (Erythrämien) abgetrennt. Bei diesen nimmt man eine neoplastische Entartung der Erythropoese an. *Di Guglielmo* beschrieb eine reine erythroblastische Wucherung als „erythrämische Myelose“ und versuchte diese von den Erythroleukosen abzugrenzen, bei denen Wucherungen der roten *und* weißen Zellen nebeneinander bestehen. Tatsächlich sind isolierte Wucherungen der Erythropoese sehr selten. *Dameshek* weist darauf hin, daß durch die heutigen lebensverlängernden Behandlungsmethoden dieser Fälle die ausschließliche erythroblastische Wucherung früher oder später von einer gemischt erythroblastisch-myeloblastischen abgelöst wird, die wiederum schließlich in eine rein myeloblastische übergehe. Die Paraleukoblastenleukose ist eine häufige Terminalphase des *di-Guglielmo*-Syndroms. Die akut, subakut oder chronisch verlaufenden Erythroblastosen sind durch normo- oder makrozytäre Anämie, durch stärkste Wucherung der Erythropoese bei ungenügendem Retikulozytennachschub und verkürzter Erythrozytenlebensdauer sowie durch das Auftreten polyploider und megablastoider „Para“-Erythroblasten gekennzeichnet. Klinisch verlaufen die Erythroblastosen wie unreifzellige Leukosen.

Abbildung 35a, b

Sternalmark, *Pappenheim*-Färbung

Akute Erythroblastose *(Di-Guglielmo*-Syndrom*)*

a) Obere Zelle: Proerythroblast; untere Zelle: Riesen-Erythroblast mit dichtem grobscholligem Zellkern und polychromatischem Zytoplasma; in diesem 2 *Jolly*-Körper. Ausgeprägte Polyploidie.

b) Dreikerniger, polyploider basophiler Erythroblast mit *Jolly*-Körper.

Abbildung 36

Sternalmark, *Pappenheim*-Färbung

Akute Erythroblastose *(Di-Guglielmo*-Syndrom*)*. Vierkerniger Proerythroblast.

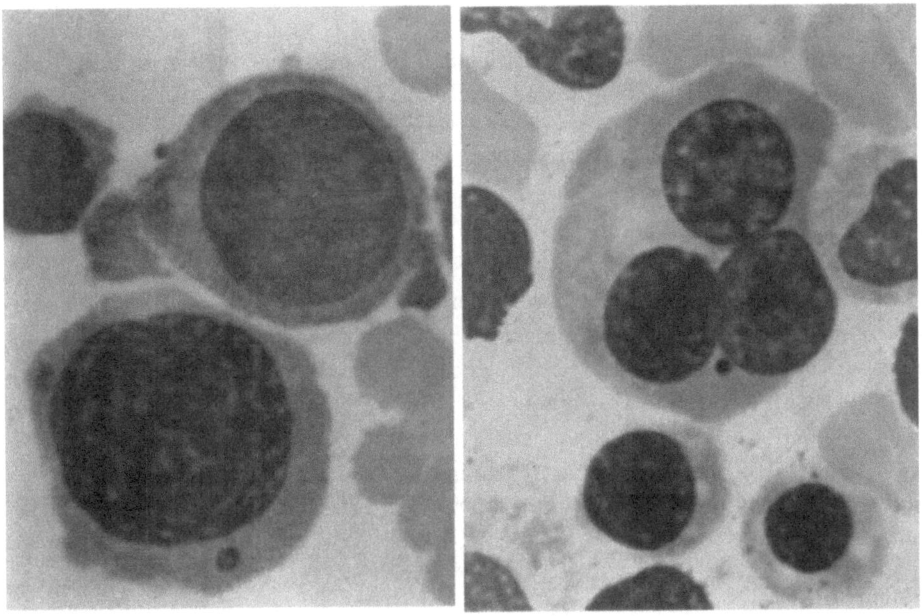

Abb. 35 a, b

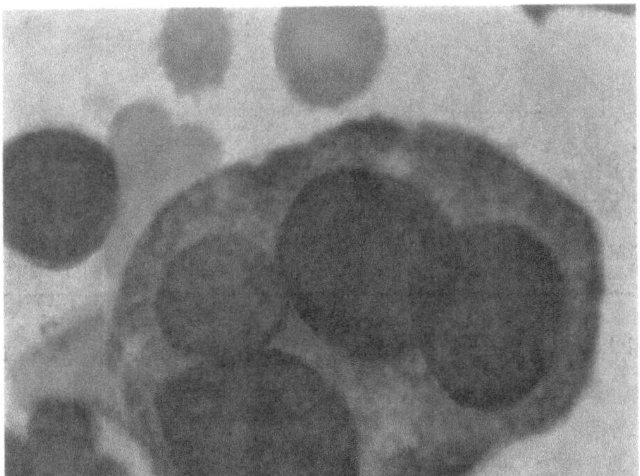

Abb. 36

Polycythaemia vera

Nach dem Vorschlag von *Naegeli* trennt man scharf zwischen „Polyglobulie“ und „Polyzythämie“. Während unter Polyglobulie langdauernde und hochgradige symptomatische Erythrozyten- (und damit Hämoglobin-) Vermehrung – vorwiegend bei äußerem und innerem Sauerstoffmangel – verstanden wird, ist die Polyzythämie eine Hämoblastose, die im Markorgan nicht nur mit starker Erythrozytenproliferation, sondern auch mit Hyperplasie der Granulopoese und deutlicher Vermehrung der Megakaryozyten bei Reduktion des Fettmarkanteils einhergeht. Diese „Polycythaemia vera“ ist deshalb auch als Panmyelose bzw. Panmyelopathie aufzufassen. Oft liegt eine ausgeprägte myeloische Metaplasie vor, die zur Hepatosplenomegalie führt. Im peripheren Blut bestehen oft Leukozytosen (in unseren Fällen bis zu 40000/mm³) und Thrombozytosen (in unseren Fällen bis zu 1,5 Millionen/mm³). Im Vordergrund steht jedoch die mit Blutvolumenerhöhung einhergehende Erythrozytenvermehrung mit ihren deletären Folgen. Die folgende Tabelle gibt Erythrozyten- und Hämoglobinverhältnisse bei 30 nicht ausgewählten Polyzythämie-Kranken an.

Erythrozytenzahl	Zahl der Fälle	Hämoglobin (g %)	Zahl der Fälle
5 bis 6 Millionen	—	16,0 bis 19,2	8
6 bis 7 Millionen	10	19,2 bis 22,4	9
7 bis 8 Millionen	12	22,4 bis 25,6	12
8 bis 9 Millionen	8	über 25,6	1

Krankheitsablauf bei Polycythaemia vera

1. Prodromalphase	Symptomenfrei	
2. Phase der ausgeprägten Polyzythämie	33% † an Thrombosen	Behandlung-Indikation mit P 32
3. Terminalphase	33% † an Leukosen 33% † an Myelofibrose, aplast. Anämie, Urämie, Leberzirrhose u. a.	

Abbildung 37

Peripheres Blut, *Pappenheim*-Färbung

Akute Erythroblastose (*Di-Guglielmo*-Syndrom). Sogenannte „Inselfigur“ mit mehreren **Paraerythroblasten.**

Abbildung 38

Sternalmark, *Pappenheim*-Färbung

Akute Erythroblastose (*Di-Guglielmo*-Syndrom). Eine Gruppe von Erythroblasten verschiedener Reifestufen um 2 geschädigte, nicht mehr differenzierbare Zellen angeordnet. Rechts oben: Mitose eines Erythroblasten (Metaphase).

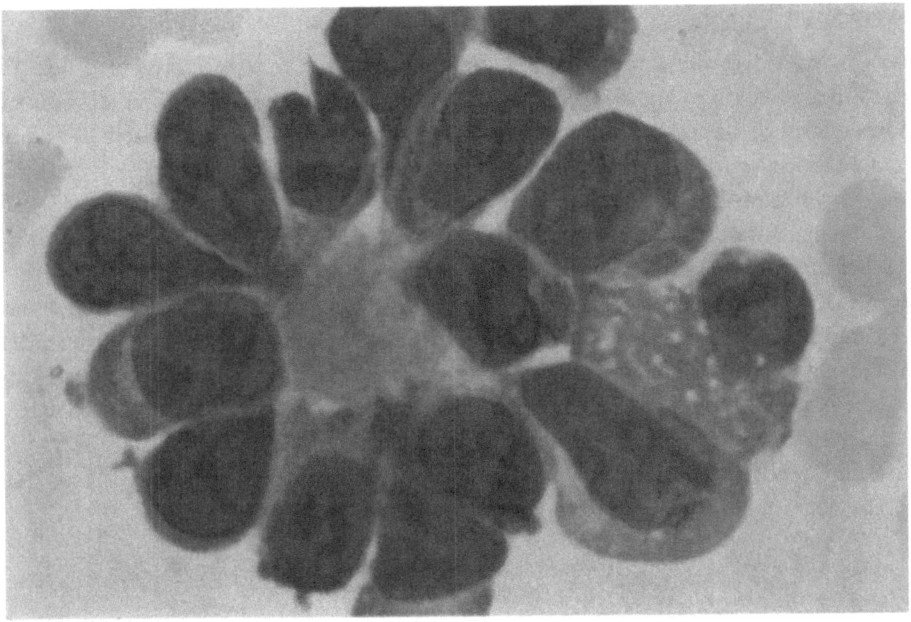

Abb. 37

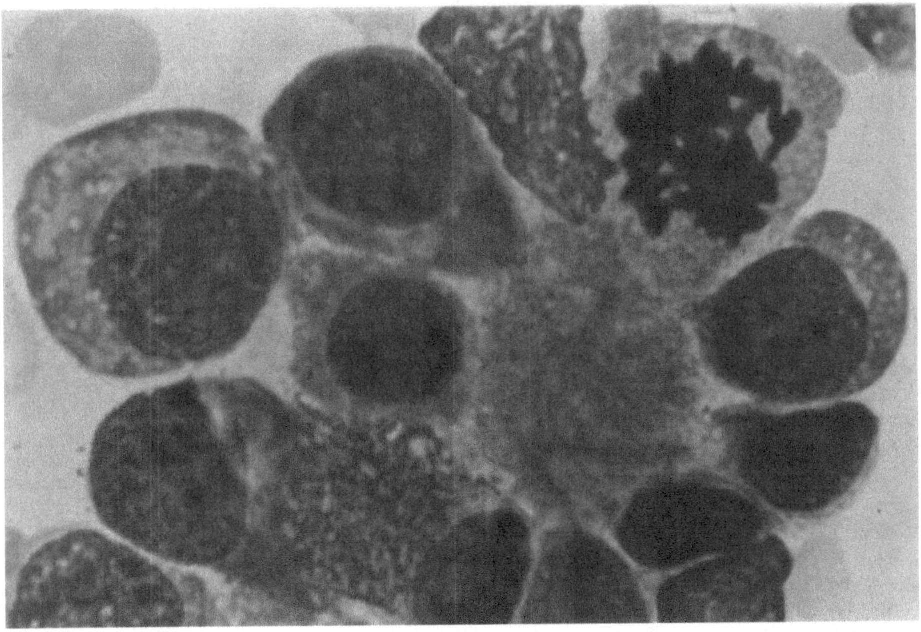

Abb. 38

Fetale Erythroblastose (Abb. 40)

Diese Sonderform der hämolytischen Anämien wird durch eine Unverträglichkeit gegenüber dem Blutgruppenmerkmal Rh, in einzelnen wenigen Fällen gegenüber anderen Untergruppen ausgelöst. Bei einer rh-negativen Frau und einem Rh-positiven Mann kann die dominant auf den Fetus vererbte Blutgruppeneigenschaft Rh eine Sensibilisierung der Mutter während der Schwangerschaft bewirken, so daß die hohen Titerwerte der Rh-Antikörper im mütterlichen Organismus – eventuell erst bei nachfolgenden Graviditäten – krankheitsauslösend werden. Ein ähnlicher Modus der Sensibilisierung ist durch wiederholte Transfusionen Rh-positiven Blutes auf einen rh-negativen Empfänger möglich. Die schwere, vor der Einführung der Austauschtransfusion meist tödliche Krankheit geht u. a. mit einer Hepatosplenomegalie bei Ausbildung einer metaplastischen Erythropoese einher. Aus diesen extramedullären Blutbildungsstätten werden überstürzt zum Teil mißgestaltete Erythroblasten in wechselnd hoher Zahl ausgeschwemmt. Die minderwertigen Erythrozyten zeigen vielfältigste Formabweichungen.

Abbildung 39a–c

Peripheres Blut, *Pappenheim*-Färbung

Erythroleukose (*Di-Guglielmo*-Syndrom)

a) Polychromatischer Erythroblast mit rosettenförmigem Kern und 2 *Jolly*-Körpern.

b) Polychromatischer Erythroblast mit kleeblattförmigem Kern, ein anderer mit unstrukturiertem Kern.

c) Mehrlingsmißbildung (Polyploidie eines polychromatischen Erythroblasten mit 4 Kernen).

Abbildung 40

Peripheres Blut, *Pappenheim*-Färbung

Fetale Erythroblastose. Starke Anisozytose, Poikilozytose und Hyperchromasie der Erythrozyten. 3 reife Erythroblasten und 1 Erythroblastenmitose (Metaphase).

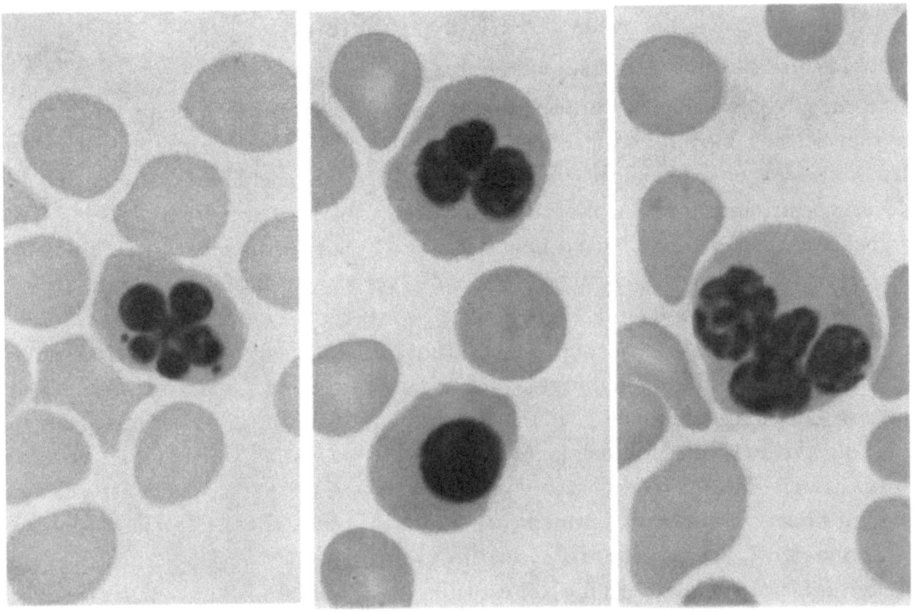

Abb. 39 a–c

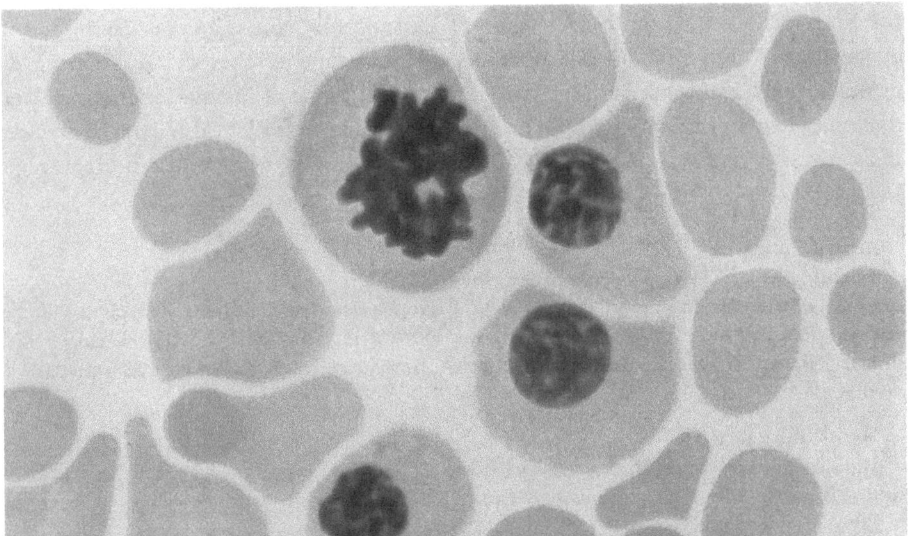

Abb. 40

II. Die Megalozyten

Entwicklungsstadien der Megalozyten (Abb. 41 bis 52)

Eine megaloblastische Erythropoese liegt physiologisch beim Fetus und pathologisch bei den megaloblastischen Anämien vor. Sie ist zytomorphologisch durch das Auftreten von Megaloblasten charakterisiert, die sich besonders durch ihre Kernstruktur und ihre Größe von den Erythroblasten abtrennen lassen. Heute ist bekannt, daß pathogenetisch eine Störung des Zellkernstoffwechsels mit ungenügender Bildung von Nukleinsäure für die verzögerte Reifung ausschlaggebend ist. Werden nicht genügend Nukleinsäuren synthetisiert, so sind die Stammzellen der Erythropoese, die Proerythroblasten, unfähig, sich auf heteroplastisch-mitotischem Wege durch Reifeteilungen weiter zu entwickeln *(Weicker)*. Diese Reifestörung hat eine wesentliche Verlangsamung der Ausreifung bis zum Megalozyten zur Folge. Die Hämoglobineinlagerung verläuft ungestört. Gegenüber normalen Erythrozyten sind die Megalozyten minderwertig; ihre Lebensdauer ist verkürzt. Im Blut findet sich deshalb Vermehrung von Bilirubin und anderen Hämoglobinabbauprodukten („Stroh"-Ikterus, Hämatin-Ikterus).

An den *Proerythroblasten* wird die Reifestörung noch nicht morphologisch erkennbar. Sowohl im gefärbten Markausstrich wie auch bei Beobachtung des Nativpräparates im Phasenkontrastmikroskop sind die faßbaren Unterscheidungsmerkmale unsicher, so daß eine besondere Benennung der Zellen (Promegaloblasten) eigentlich nicht gerechtfertigt ist. Erst die reiferen Zellen (von der K_1-Generation ab) lassen die *Kennzeichen der Megaloblasten* deutlich werden. Während das Zytoplasma bereits heller und homogener wird und bei weiterer Reifung die zunehmende Hämoglobineinlagerung in den Zellen erkennbar ist, bleibt demgegenüber die Ausreifung des Kernes zurück. Zunächst ist noch die feine Knüpfung des Chromatinnetzes im Kern erhalten, mit weiterer Entwicklung nimmt der Kern jedoch nicht die balkige Struktur der Erythroblasten an, sondern zeigt Chromatinverklumpungen und ein oft unregel-

Abbildung 41 a–c
Sternalmark, Nativpräparat (Phasenkontrastoptik)
Proerythroblasten (Promegaloblasten) bei M. Biermer. Bei phasenoptischer Betrachtung und im gefärbten Präparat sind Unterschiede zwischen Promegaloblasten und Proerythroblasten nicht deutlich. Nierenförmiger Zellkern mit mehreren Kernkörperchen und dichte Granulation im Zytoplasma.

Abbildung 41 d
Sternalmark, Nativpräparat (Phasenkontrastoptik)
Morbus Biermer. Megaloblastenmitose. Unregelmäßige Chromosomenanordnung mit aberrierenden Chromosomen und Kranz aus fädigen Mitochondrien.

Abbildung 42
Sternalmark, Nativpräparat (Phasenkontrastoptik)
Morbus Biermer. Megaloblastenmark. Oberer Bildrand Mitte: Promegaloblast; darunter: Megaloblasten verschiedener Reifestufen; links unten: Neutrophiler Segmentkerniger.

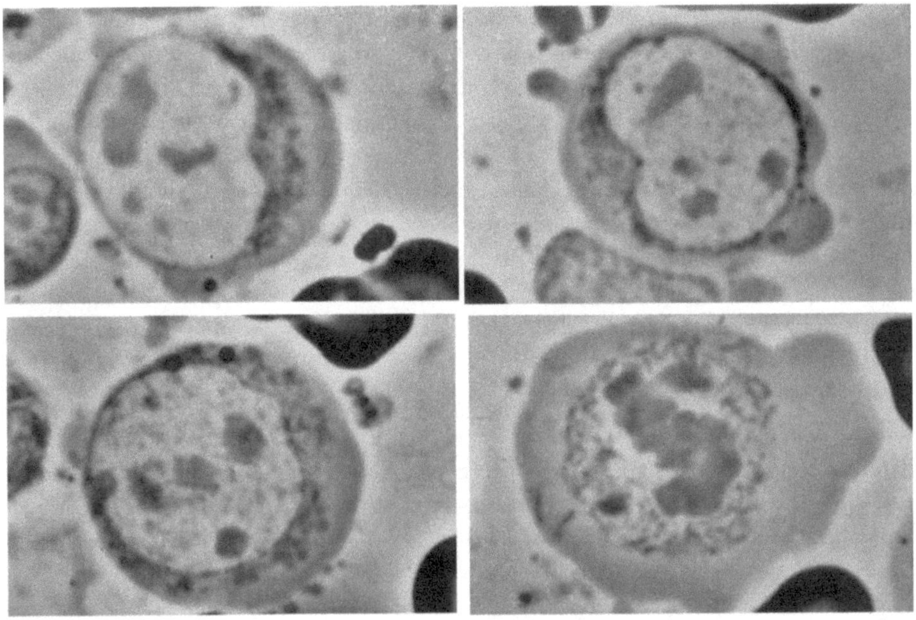

Abb. 41 a–d

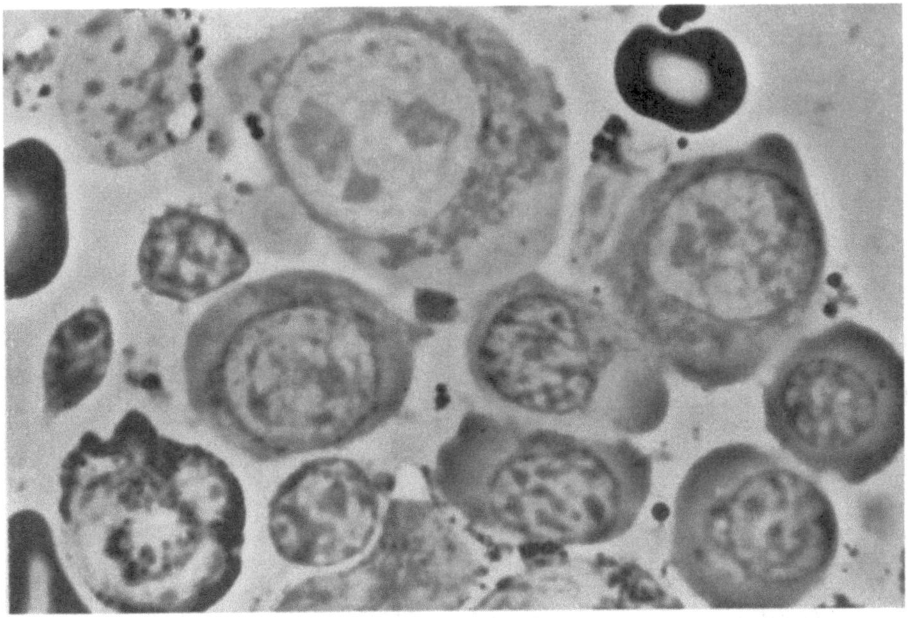

Abb. 42

mäßiges, geschecktes Aussehen *(Klima)*. Auch die Kerne der ausgereiften Stadien haben oft eine lockere Struktur. Die phasenpositiven Kernkörperchen bleiben auch noch bei reiferen Zellen als dunkle, schollige Gebilde sichtbar. Immer wieder sind Hinweise für eine Karyolysis des schließlich unstrukturierten Megaloblastenkernes vorhanden (siehe Abb. 48). Eine unterschiedliche Reifung von Kern und Zytoplasma, eine Kern-Plasma-Dissoziation zugunsten des Plasmas, und die besonderen Kernstrukturen kennzeichnen also den Megaloblasten. Gegenüber dem entsprechenden normalen Erythroblasten ist er durch das Ausbleiben der Reifeteilungen stets größer. Die Zahl der stab- und fadenförmigen Mitochondrien ist bei Betrachtung des nativen Markpräparates eher vermehrt. Die fädigen Plasmaorganellen sind besonders lang (siehe Abb. 48 und 49). Sie umgeben oft kranzartig den Kern. Gelegentlich lassen sich paranukleär Zentrosomen erkennen.

Die Häufung pathologischer Mitosen im Mark megaloblastischer Anämien ist auffallend. Die Anordnung der Chromosomen ist oft unregelmäßig; die Chromosomen selbst sind etwas zarter als bei Erythroblastenmitosen. Aberrierende Chromosomen werden bei den Megaloblasten ebenso wie die daraus entstehenden *Howell-Jolly*-Körper nicht selten angetroffen *(Czerski und Pawelski)*.

Abbildung 43
Sternalmark, *Pappenheim*-Färbung
Morbus Biermer
Wie im gesamten Markausstrich, so finden sich auch in diesem Bildausschnitt gedrängt **Promegaloblasten und Megaloblasten.** Feinschollige Zellkernstrukturen. In den Kernen dunkle runde oder tropfenförmige Kernkörperchen, teilweise bereits postnukleäre Chromatinschollen. Im basophilen Zytoplasma perinukleäre Aufhellungen.

Abbildung 44
Sternalmark, *Pappenheim*-Färbung
Morbus Biermer
Links: **Promegaloblast**; daneben: **Megaloblasten verschiedener Ausreifung.** Beachte bei der unteren Zelle die zugunsten des Plasmas verschobene Kern-Plasma-Relation. Neben dem kleinen, dichten Kern 1 *Howell-Jolly*-Körper.

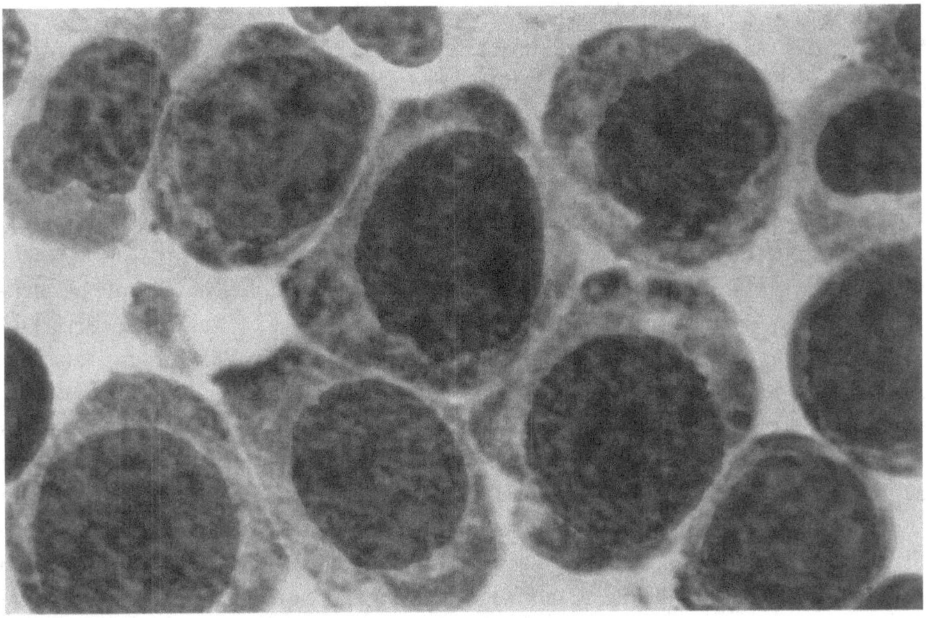

Abb. 43

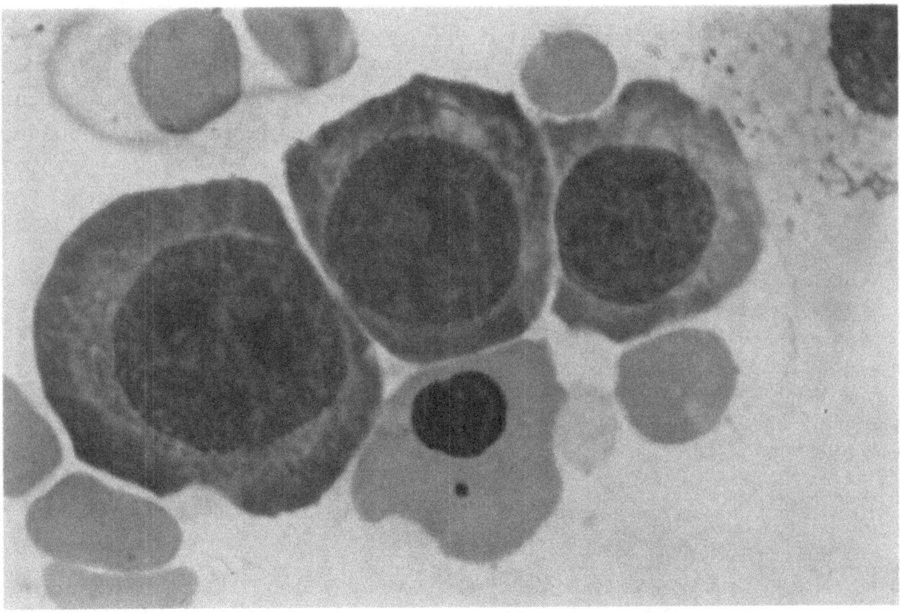

Abb. 44

Die megaloblastischen Anämien (Abb. 41 bis 52)

Im Gegensatz zum kurzfristigen Auftreten von Megalozyten im ersten Embryonalmonat bedeutet eine Megalopoese im postnatalen Lebensabschnitt stets das Vorliegen einer umschriebenen Störung des *gesamten* Zellkernstoffwechsels. Diese wirkt sich auch an den stark proliferierenden Zellsystemen des Knochenmarkes besonders aus. Ihre Folge ist Leukopenie und Thrombopenie. An der Erythropoese mit ihrer sonst starken Wachstumsaktivität tritt die Reifestörung in Form der megaloblastischen Anämien in Erscheinung.

Bei diesen wird die Megaloblastenanämie, die *Biermer* als perniziöse Anämie bezeichnete, von den Formen mit erkennbaren auslösenden Ursachen unterschieden. Der Morbus *Biermer* hat nach Einführung der stets erfolgreichen Behandlung mit dem „Antiperniziosaprinzip" seinen perniziösen Charakter verloren. Die Erkrankung tritt vorwiegend bei Menschen nach dem 50. Lebensjahr auf. In Japan und in ausgedehnten tropischen Gegenden ist sie fast unbekannt. Ebenso ist im Gegensatz zu Europa in diesen Gebieten mit vollkommen anderen Lebensgewohnheiten und anderer Ernährung auch die Achylia gastrica selten. Unter den Veränderungen am Magendarmkanal findet sich eine histaminrefraktäre Achylia gastrica grundsätzlich bei jedem Morbus *Biermer*. Bei Kenntnis der Pathogenese der Erkrankung wird heute allgemein diese Atrophie der Magenschleimhaut als primäres Geschehen aufgefaßt. Die Schleimhautatrophie der Zunge, die sogenannte *Hunter*sche Glossitis und das *Plummer-Vinson*-Syndrom, Folge einer Atrophie der Rachen- und Ösophagusschleimhaut, sind hingegen fakultative Erscheinungen der Erkrankung.

Charakteristisch für den Morbus *Biermer* ist gleichfalls eine Erkrankung des ZNS, die sich in Form einer Enzephalose, häufiger jedoch als polytope funikuläre Strangerkrankung (*Lichtheim*sche Myelose) mit einem oft tabesartigen Bild einstellen kann. Nicht allzu selten ist eine derartige Veränderung mit einem zunächst nur wenig auffälligem Blutbefund kombiniert (im Gegensatz zu den bereits in jedem Stadium im Knochenmark nachweisbaren Megaloblasten).

Abbildung 45

Sternalmark, *Pappenheim*-Färbung

Megaloblastose bei Zustand nach Magenresektion *(Billroth* II*)*

Unterer Bildrand Mitte: Megaloblastenmitose (Metaphase, Monaster).

Zellreihe darüber von links nach rechts: Polychromatischer Megaloblast, polyploide Megaloblastenmitose mit erheblicher Dissoziation der einzelnen Chromosomen, 2 unreife Megaloblasten gleicher Reifestufe.

Abbildung 46

Sternalmark, *Pappenheim*-Färbung

Morbus Biermer

2 unreife Megaloblasten. An der linken Zelle liegt ein deutlicher Mangel an anfärbbarer Chromatinsubstanz vor. In den mittleren Bildabschnitten 1 Lymphozyt und 1 reifer Megaloblast mit pyknotischem Kern und oxyphilem Zytoplasma.

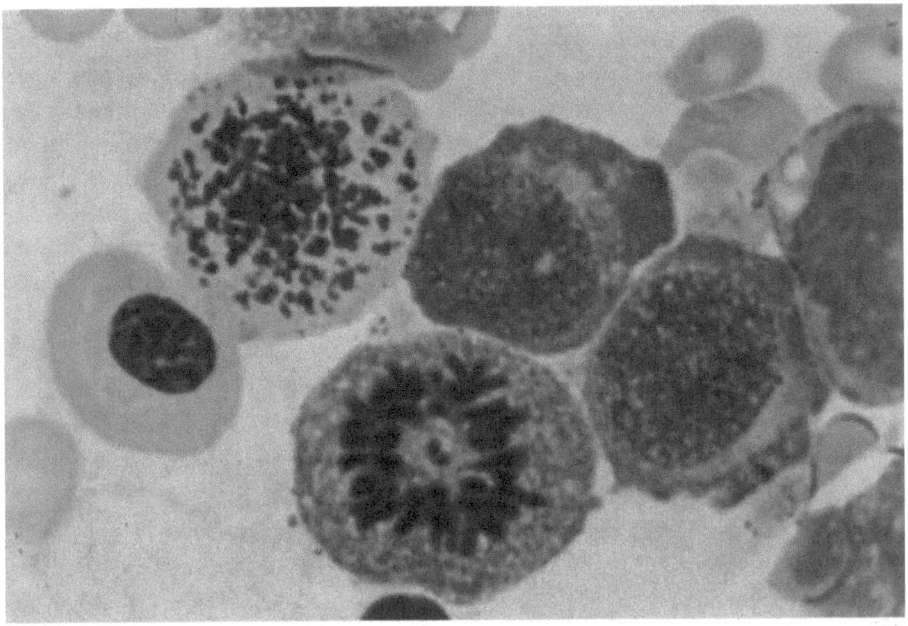

Abb. 45

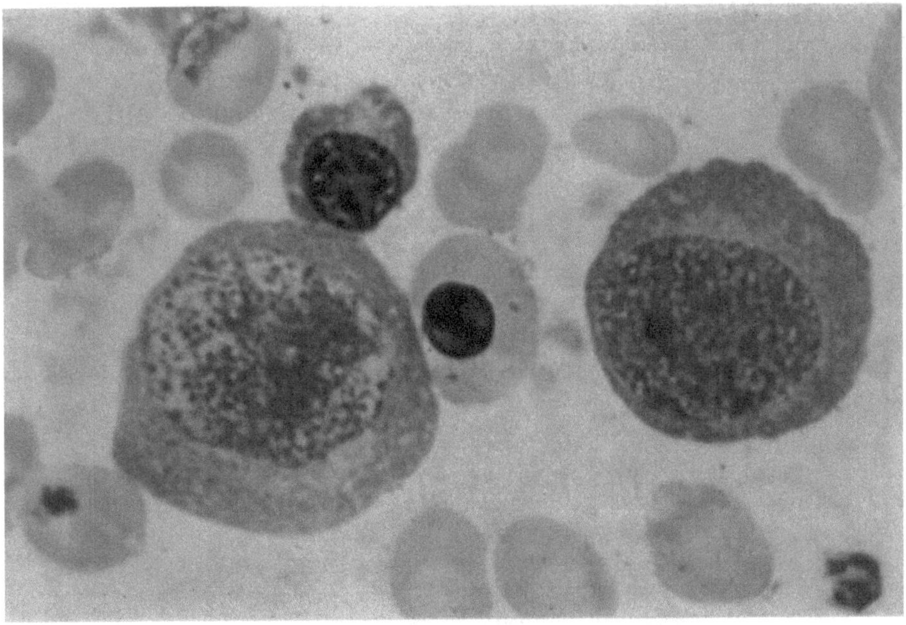

Abb. 46

Im Knochenmark liegt eine ausgeprägte Hyperplasie der Erythropoese vor, die bei hochgradiger Anämie besonders stark ist. Besonders vermehrt sind die Proerythroblasten, die oft dicht nebeneinander liegen. Die Ausweitung der Erythropoese geht auf Kosten des Fettmarkes zunächst in den platten, dann auch in den Röhrenknochen vor sich. Die Zellbildungsstörung wird, wie bereits erwähnt, erst eigentlich an den zahlreichen Megaloblasten durch die Eigenart der Kernstruktur, durch die Kern-Plasma-Dissoziation und die Mitoseatypien sichtbar. Im Knochenmark fallen außerdem große Metamyelozyten und Riesenstabkernige bei einer gelegentlich absolut vermehrten Granulopoese auf. Typische Veränderungen zeigen auch die Megakaryozyten auf (siehe dort).

Während das Knochenmarkbild durch eine Megaloblastose gekennzeichnet ist, steht *im peripheren Blut* die Megalozytose im Mittelpunkt. Die großen Zellen haben überwiegend ovale Form. Daneben finden sich auch kleinste Zellformen (Schizozyten) und Poikilozyten, so daß die *Price-Jones*-Kurve sehr breitbasig ist, wobei der mittlere Durchschnittsdurchmesser meist nach rechts verschoben ist.

Der Hb_E-Wert der Megalozyten ist durch ihr großes Volumen bei ungestörter Hämoglobineinlagerung $> 32\ \gamma\gamma$, der Färbeindex $> 1{,}0$. Die seltenen Megaloblasten im strömenden Blut mögen aus extramedullären Blutbildungsherden ausgeschwemmt sein. Leukopenie, insbesondere Verminderung der Granulozyten und Monozyten, kennzeichnen das weiße Blutbild, wobei viele Granulozytenkerne hochsegmentiert sind, d. h. mehr als 5 Kernsegmente aufweisen. Eine Thrombozytopenie ist die Regel, führt jedoch selten zu einer Blutungsbereitschaft.

Nach heutiger Ansicht bewirkt die Folsäure die Methylierung von Urazil zu Thymin. Die Thymonukleinsäure-Synthese wiederum ist nur beim Vorhandensein von Vitamin B_{12} möglich. Es sind also 2 Katalysatoren (Folsäure, Vitamin B_{12}) bekannt, die in den Thymonukleinsäure-Bildungsprozeß eingreifen. Das mit der Nahrung aufgenommene Vitamin B_{12}, der „extrinsic-factor" nach *Castle*, kann nur bei Anwesen-

Abbildung 47

Sternalmark, *Pappenheim*-Färbung

Morbus Biermer. 4 reifere, polychromatische Megaloblasten. Die Zellen links und unten enthalten im Zytoplasma je 1 *Jolly*-Körper; die Zelle rechts weist grobe basophile Punktierung auf.

Abbildung 48

Sternalmark, Nativpräparat (Phasenkontrastoptik)

Morbus Biermer. Oberer Bildrand: Entkernung eines Megaloblasten durch intrazelluläre Kernauflösung.

Mittlere Zellreihe von links nach rechts: Megaloblast mit ungewöhnlich langen, fädigen Mitochondrien, 3 Megaloblasten verschiedener Reifestufen.

Untere Zellreihe: Neutrophiler Metamyelozyt, Promegaloblast (dessen Mitochondrien sich teilweise sehr dicht an die Kernmembran anlegen, so daß diese stark verdickt erscheint).

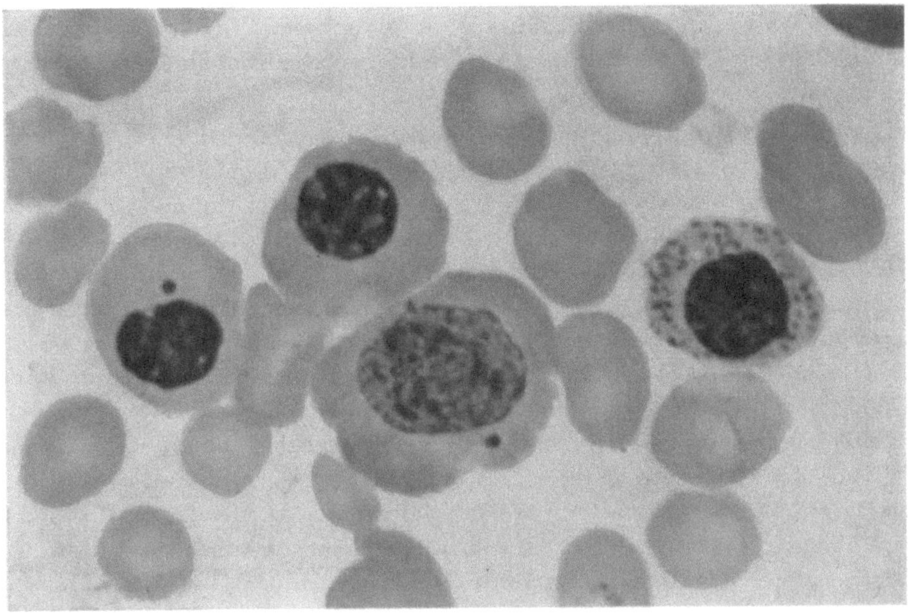

Abb. 47

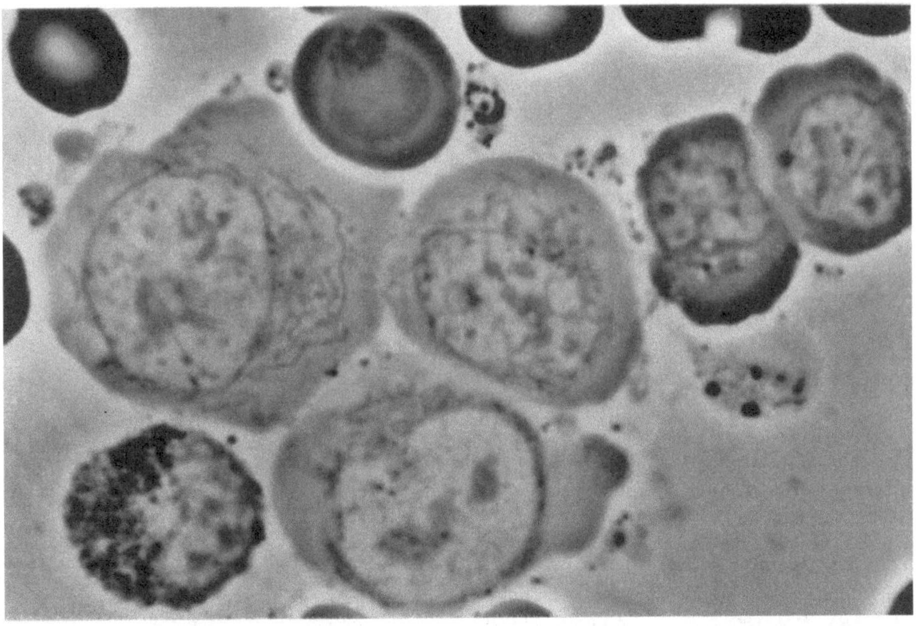

Abb. 48

heit eines vorwiegend in der Pylorusschleimhaut gebildeten Mucopolypeptids, dem „intrinsic-factor", adsorbiert und über den Pfortaderkreislauf an die Leber weitergegeben werden.

Ein wirklicher Mangel an Vitamin B_{12} in der Nahrung liegt nur bei bestimmten megaloblastischen Anämien der Säuglinge (Ziegenmilch-Anämie) vor. Ein Fehlen des „intrinsic-factor" ist außer bei der bereits erwähnten, ursächlich unbekannten Atrophie der Pylorusschleimhautabschnitte bei M. *Biermer* auch nach einer Total- oder Teilresektion des Magens, bei Zerstörung der Schleimhautabschnitte durch Karzinom, adenomatöse Wucherungen oder Lues Ursache einer megaloblastischen Anämie. Resorptionsstörungen des ausreichend angebotenen Vitamins B_{12} sind beim Fischbandwurm (Botriocephaleus latus) dann vorhanden, wenn sich der Wurm in den Duodenum- und Jejunumabschnitten, den Orten der Vitamin-B_{12}-Resorption aufhält. Bei Dünndarmanastomosen, bei Sprue und Zoeliakie können ebenfalls ungenügende Resorptionsverhältnisse für Vitamin B_{12} vorliegen. Bei einem ausgesprochenen Folsäuremangel bleibt die Nukleinsäuresynthese bereits vor der Einwirkung von Vitamin B_{12} aus, wie man es sich bei bestimmten Formen der „Aufbrauchperniziosa" (z. B. in der Schwangerschaft, bei Hämoblastosen) vorzustellen hat.

Abbildung 49

Sternalmark, Nativpräparat (Phasenkontrastoptik)

Morbus Biermer. Megaloblasten verschiedener Reifestufen, dabei eine Megaloblastenmitose (Anaphase) mit fädigen Mitochondrien.

Abbildung 50

Iliakalmark, Nativpräparat (Phasenkontrastoptik)

Morbus Biermer. Neben 2 reiferen Megaloblasten 2 unregelmäßige Megaloblastenmitosen. Im Bereich der Randabschnitte Granulozyten verschiedener Reifestufen (meist Metamyelozyten).

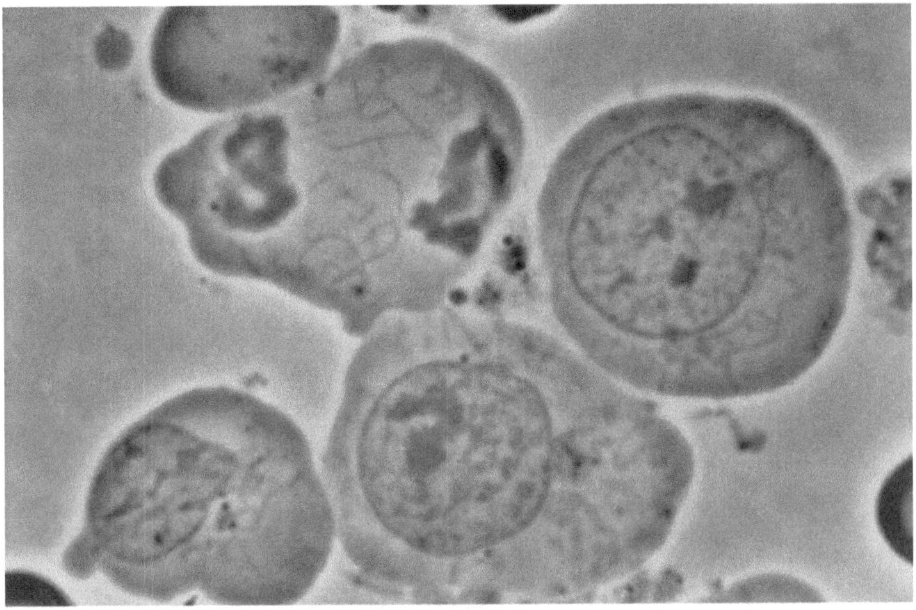

Abb. 49

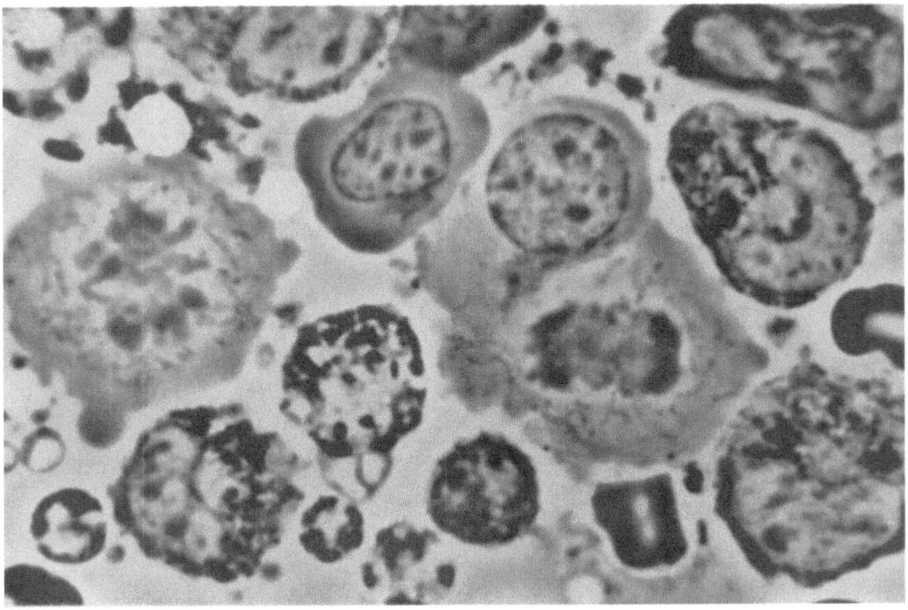

Abb. 50

Abbildung 51

Sternalmark, *Pappenheim*-Färbung

Morbus Biermer

In der Diagonale von links unten noch rechts oben: Promegaloblast, Megaloblast, Mitose eines polychromatischen Megaloblasten (Metaphase).

Rechts unten: Neutrophiler Metamyelozyt (Riesenform der Granulozyten bei M. *Biermer*).

Abbildung 52

Peripheres Blut, *Pappenheim*-Färbung

Morbus Biermer. Polychromatischer Megaloblast. Außerdem: Anisozytose, Ovalozytose, Poikilozytose und Hyperchromasie des roten Blutbildes.

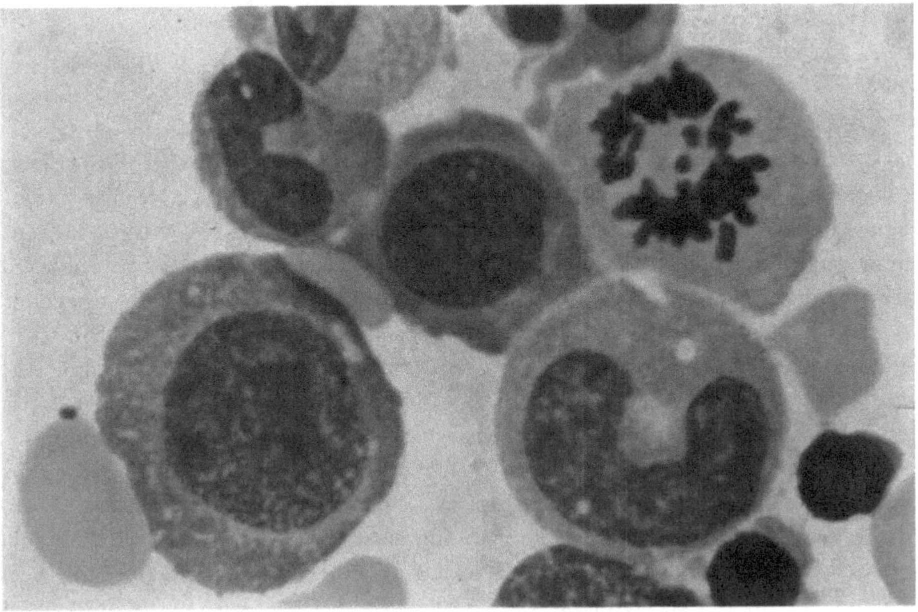

Abb. 51

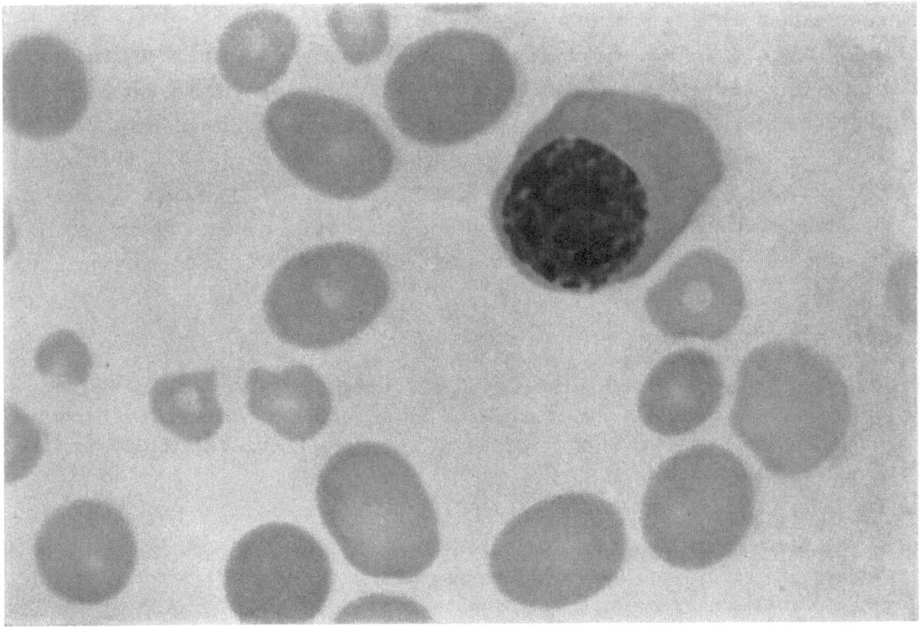

Abb. 52

C. Die Leukozyten

I. Die Neutrophilen

Entwicklungsstadien der Neutrophilen (Abb. 53 bis 78)

Erst durch die von *Ehrlich* entwickelten Färbetechniken ergab sich die Möglichkeit, die weißen Blutzellen zu differenzieren. Zu den Leukozyten werden Zellen unterschiedlicher Morphe und Herkunft gerechnet. Die von *Schilling* vorgeschlagene Dreiteilung (Trialismus) in Granulozyten (Herkunft: Knochenmark), Lymphozyten (Herkunft: lymphatisches System) und Monozyten (Herkunft: retikulohistiozytäres System) ist allgemein anerkannt. Die Granulozyten wiederum sind entsprechend dem Verhalten ihrer Granulation gegenüber Farbstoffen in Neutrophile, Eosinophile und Basophile unterteilt worden. *Undritz* nimmt für jede dieser Granulozytenformen das Bestehen bestimmter Stammzellen an: Neutrophiloblast, Eosinophiloblast und Basophiloblast (Polyphyletismus). In dieser Hinsicht ist unseres Ermessens jedoch der Promyelozyt die früheste Entwicklungsstufe mit einer sicheren Determination.

Aus praktischen Erwägungen ist die grundsätzliche Unterscheidung zwischen ausgereiften, voll funktionstüchtigen Stab- und Segmentkernigen, die selbständig von ihrem extrakapillären Bildungsort in das strömende Blut einwandern, und ihren unreifen Vorstufen im Knochenmark wichtig. Manche dieser Zellstadien weisen nicht immer scharf abgrenzbare Reifungsmerkmale auf, jedoch ist im allgemeinen eine Gruppierung in Myeloblast, Promyelozyt, Myelozyt und Metamyelozyt möglich.

Der *Myeloblast* ist im Knochenmark mit 1 bis 2% aller kernhaltigen Zellen verhältnismäßig selten. Er ist nach dem Gesagten als Stammzelle nicht nur der Neutrophilen, sondern auch der Eosinophilen und Basophilen aufzufassen. In guten Markausstrichen ist die Abgrenzung vom Proerythroblasten und Lymphoblasten morphologisch meistens möglich. Der Durchmesser des Myeloblasten liegt zwischen 15 und 20 μ. Der schmale Zytoplasmasaum stellt sich bei panoptischer Färbung basophil dar. Eine Granulation ist dabei färberisch nicht nachzuweisen. Zellen mit nur einzelnen, wenigen Granula werden bereits den Promyelozyten zugerechnet. Der große, runde Kern des Myeloblasten zeigt ein zartes, dichtes, meistens fein

Abbildung 53a–c

Sternalmark, *Pappenheim*-Färbung

Myeloblasten. Die großen, runden Kerne mit lockerer, gleichmäßiger Chromatinstruktur enthalten 2 bis 6 ovale oder runde helle Kernkörperchen, die von einem schmalen Chromatinwall umgeben sind. In dem granulafreien basophilen Zytoplasma Aufhellungen, die durch Herauslösung von Mitochondrien entstanden sind.

Abbildung 54a–d

Sternalmark, Nativpräparat (Phasenkontrastoptik)

Myeloblasten. Der große runde, sehr helle Kern ist von einer deutlichen Kernmembran umgeben und besitzt phasenpositive Kernkörperchen. Im Zytoplasma körnige und fädige Mitochondrien, die sich mit Janusgrün B anfärben lassen. Der neutrophile Segmentkernige (Abb. 54c) verdeutlicht die Größenverhältnisse.

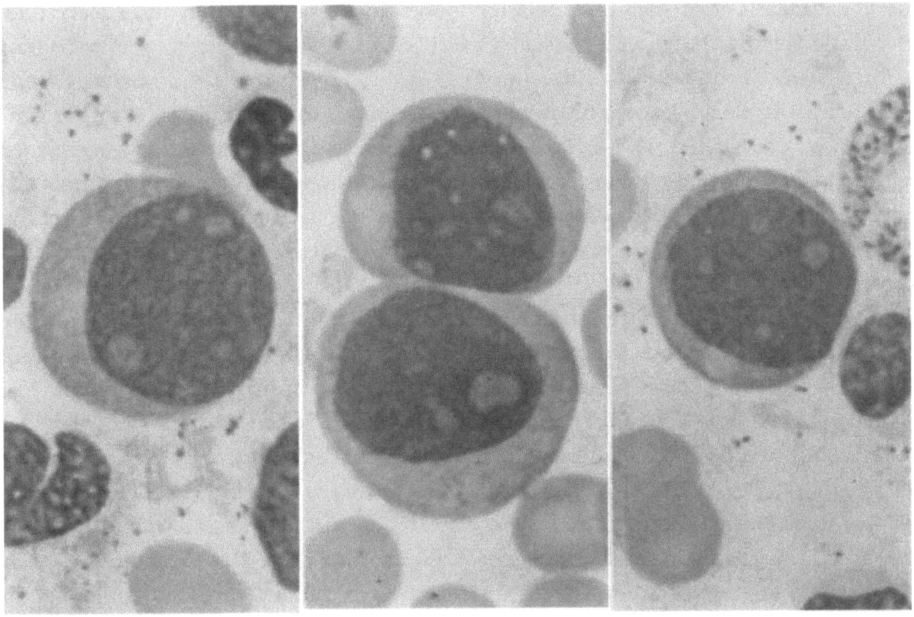

Abb. 53 a–c

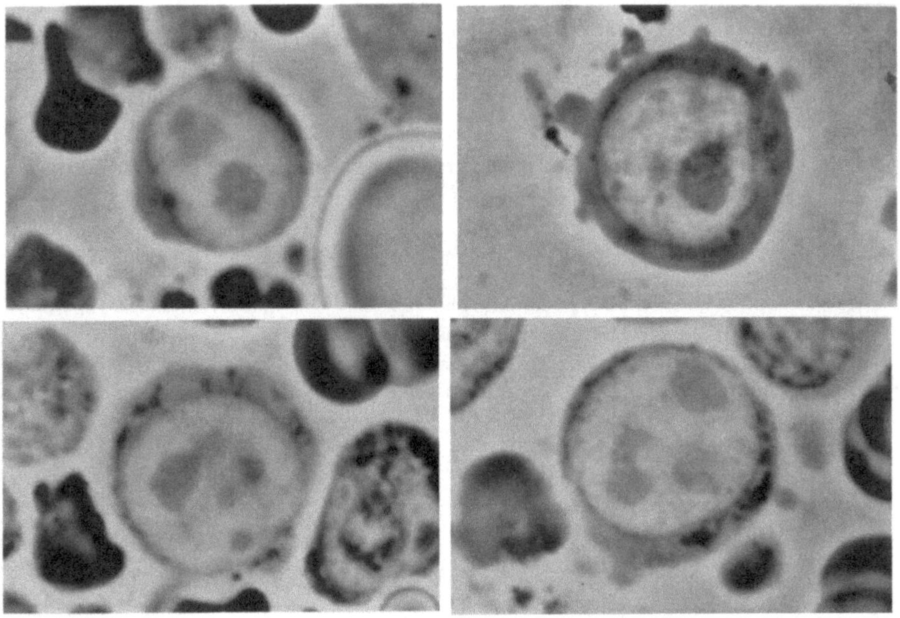

Abb. 54 a–d

durchgezeichnetes Chromatinnetzwerk. Die Kernmembran ist dünn, und 2 bis 6 runde oder ovale Kernkörperchen wechselnder Größe heben sich durch ihre helle Tönung deutlich vom Chromatin ab. Phasenoptisch ist das Zytoplasma homogen. Es enthält regelmäßig kleine, kugelige Mitochondrien, die sich auch bei Supravitalfärbung mit Janusgrün B darstellen. Diese Mitochondrien sind im Zytozentrum oft zahlreicher. Bei *Pappenheim*-Färbung findet man dort einen deutlichen hellen Zytoplasmabezirk (Archoplasma). Die Mitochondrien sind dann an diesen Stellen herausgelöst. Myeloblasten ohne phasenoptisch nachweisbare Granulation konnten nicht gesehen werden.

Der *neutrophile Promyelozyt* ist das nächste Reifungsstadium in der neutrophilen Reihe. Er entsteht aus dem Myeloblasten durch Einlagerung grober, azurophiler Granula in das Zytoplasma. Diese Granulation ist peroxydase-positiv, so daß damit eine scharfe Abgrenzung gegenüber dem Myeloblasten möglich ist. Während bei den unreifen Formen des Promyelozyten die Granula spärlich sind, wird mit zunehmender Reifung in der gesamten Zelle, besonders aber in der Gegend des Zytozentrums, die Granulation dichter. Die Zelle vergrößert sich bis zu einem Durchmesser von maximal 27 μ. Damit ist der Promyelozyt die größte Zelle der Granulopoese. Ihr Zytoplasma ist basophil, doch beginnt vom Archoplasma aus mit zunehmender Reifung eine Aufhellung. Der runde Kern ist von ähnlicher Struktur wie der Myeloblastenkern. Ist er nierenförmig eingebuchtet, so kann man in der Gegend der Eindellung auch im gefärbten Präparat das Zytozentrum vermuten; phasenoptisch liegen dafür stets faßbare Anhaltspunkte vor. Die Kernkörperchen sind in der gefärbten Zelle nicht immer deutlich, während sie sich im Phasenkontrastmikroskop stets als phasenpositive Gebilde scharf vom hellen Chromatin abheben. Die Bewegung der Zelle, insbesondere die Fortbewegung, ist bei Beobachtung im Nativpräparat bei den unreifen Zellen allgemein wenig eindrucksvoll und kommt erst bei den Metamyelozyten, insbesondere aber bei den Stabkernigen in Fluß. Im Hinblick auf die Dichte der azurophilen Granulation und der Intensitätsunterschiede der Zytoplasmabasophilie unterteilt man gelegentlich in Promyelozyt I und Promyelozyt II.

Abbildung 55
Sternalmark, *Pappenheim*-Färbung
Mehrere **neutrophile Promyelozyten** mit basophilem Zytoplasma und mäßig dichter, azurophiler, grober Granulation. Die Chromatinstrukturen sind bereits etwas dichter als beim Myeloblasten. Die Kernkörperchen sind nicht deutlich. Die zweite Zelle vom rechten Bildrand befindet sich in beginnender Mitose (Prophase). Die Kernmembran ist bei dieser Zelle bereits aufgelöst, die einzelnen Chromosomen sind erkennbar.

Abbildung 56a–c
Sternalmark, Nativpräparat (Phasenkontrastoptik)
a) Links oben: **Neutrophiler Promyelozyt I** mit nierenförmigem Kern und wenig grober Granulation.
b) Links unten: **Neutrophiler Promyelozyt II** mit dichterer grober Granulation. Mehrere phasenpositive Kernkörperchen.
c) Rechts: Am oberen Bildrand: **Neutrophiler Promyelozyt I;** darunter: Neutrophiler Metamyelozyt; unten: Neutrophiler Myelozyt.

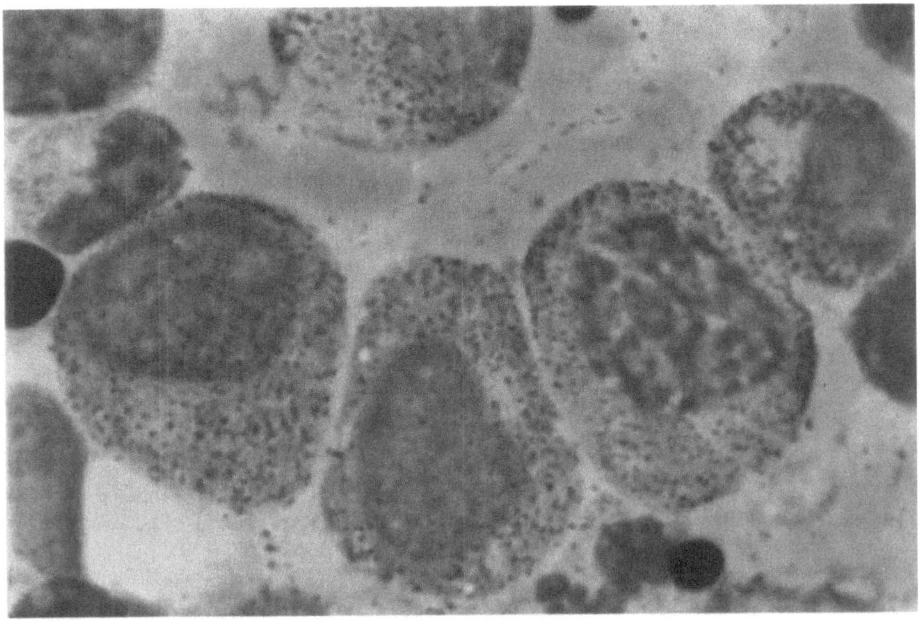

Abb. 55

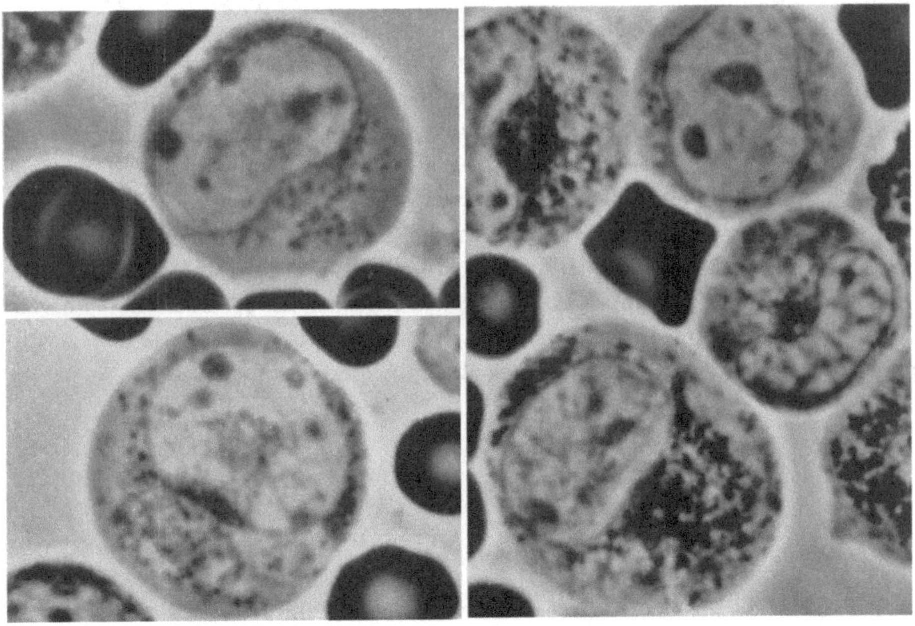

Abb. 56a–c

Mitosen der Neutrophilen (Abb. 55, 57 und 58)

Die Proliferationstendenz der Zellen der Granulopoese ist eindrucksvoll, wenn auch die Zahl der Mitosen der Erythropoese noch größer ist. Der Mitoseindex (Zahl der Mitosen auf 1000 Zellen) ist sowohl bei den seltenen Myeloblasten als auch bei den häufigen Promyelozyten hoch. Die Teilungsfähigkeit ist noch beim Myelozyten, seltener beim Metamyelozyten vorhanden. Die unter normalen Bedingungen aus dem Knochenmark in das Blut auswandernden funktionstüchtigen Neutrophilen teilen sich nicht mehr. Alle Neutrophilen sind diploide Zellen; d. h. sie besitzen einen doppelten Chromosomensatz. Die Reifungsdauer der Neutrophilen, die Entwicklungszeit von der Stammzelle bis zum Segmentkernigen wurde von *Moeschlin* bei Kontrolle des Neutrophilenanstiegs im Blut nach Vitamin-B_{12}-Behandlung des Morbus *Biermer* auf 6 bis 8 Tage bestimmt. *Braunsteiner* gibt dagegen auf Grund vergleichender Knochenmark- und Blutbefunde bei akuten Agranulozytosen eine Gesamtausreifungsdauer von nur 3 Tagen an. Die Mitosen der Neutrophilen laufen, wie aus Markkulturen bekannt ist, sehr rasch ab, während die Ruhephasen länger dauern.

Der stetig voranschreitende Vorgang der Mitose wird üblicherweise in einzelne Abschnitte geteilt:

Während der Prophase quillt der Kern auf, wird stärker anfärbbar, die Kernkörperchen schwinden bzw. bleiben an den weiteren Vorgängen anscheinend unbeteiligt. Das Kernchromatin verwandelt sich in ein Fadenknäuel (Spirem), das die einzelnen Chromosomen bereits erkennen läßt. Die Kernmembran ist schon nicht mehr nachweisbar. Die beiden Zentralkörperchen (Diplosom) rücken an die Kernpole und bilden eine feine Strahlung (Zentrosphäre) aus, einem magnetischen Kraftfeld vergleichbar. In der Metaphase ordnen sich die Chromosomen im „Äquator“ zwischen beiden Zentriolen zur sogenannten Äquatorialplatte in Form einer Sternfigur (Monaster). In der Anaphase rücken die durch Spaltung nunmehr verdoppelten Chromosomen in entgegengesetzter Richtung auf die jeweiligen Zellpole zu und bilden 2 Tochtersterne (Diaster). In der Telophase rekonstruieren sich die chromosomalen Strukturen wieder zu je einem Kern, bei dem sich mit Ausbildung einer Kernmembran auch wiederum Kernkörperchen erkennen lassen. Über eine zunächst tiefgreifende Zytoplasmadurchschnürung wird die Teilung in letztlich 2 Zellen vollständig, so daß damit der Mitosevorgang abgeschlossen ist.

Abbildung 57a–c

Sternalmark, *Pappenheim*-Färbung

Neutrophile Promyelozytenmitosen: a) Prophase; b) Metaphase, c) Anaphase.

Abbildung 58a–d

Sternalmark, Nativpräparat (Phasenkontrastoptik)

a) **Promyelozytenmitose,** Metaphase, Monaster, b) **Promyelozytenmitose,** Anaphase, Diaster; c) **Myelozytenmitose,** Anaphase; d) **Myelozytenmitose,** Telophase.

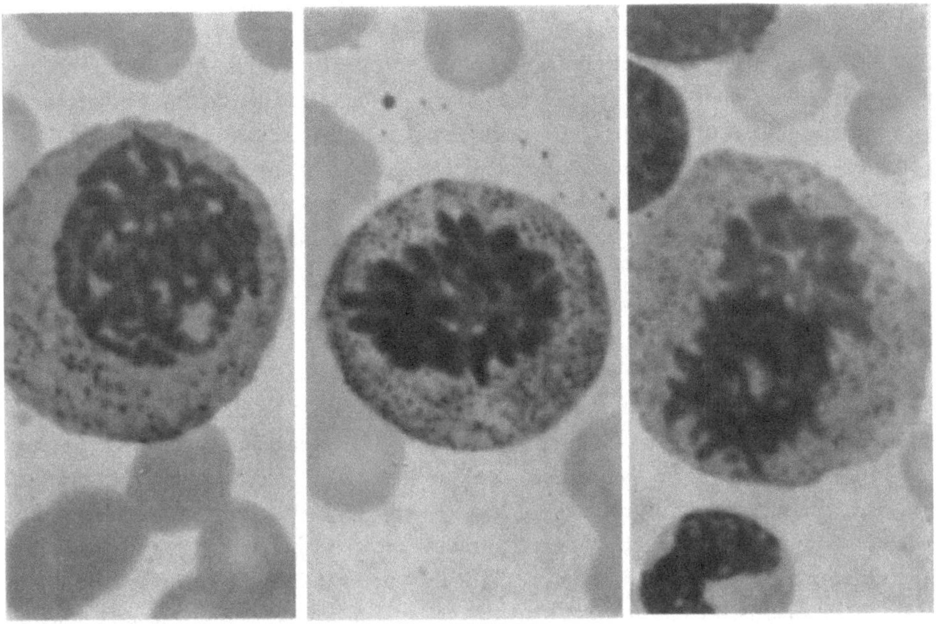

Abb. 57a–c

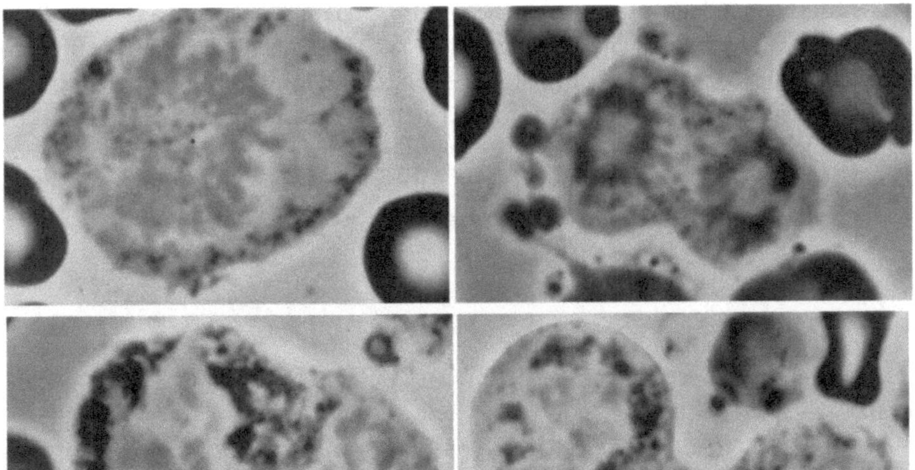

Abb. 58a–d

Entwicklungsstadien der Neutrophilen (Fortsetzung)

Der neutrophile Myelozyt. Die Promyelozytengranulation macht mit weiterer Entwicklung der Zellen einer stets reichlichen Neutrophilen-, Eosinophilen- oder Basophilengranulation Platz. Die Zytoplasmabasophilie ist beim Myelozyten vollkommen verschwunden. Durch die dichte, feine Neutrophilengranulation hindurch ist beim Myelozyten eine zarte, azidophile Anfärbbarkeit des Zytoplasmas zu erkennen. Der Kern ist von etwas gröberer Chromatinstruktur als der Promyelozytenkern, oft nierenförmig, und die Kernkörperchen haben sich in postnukleäre Chromatinschollen umgewandelt. Phasenoptisch ist die Verkleinerung der Zahl und Größe der Nukleolen beim Myelozyten gegenüber den unreiferen Zellen sehr deutlich. Die Zahl der Mitochondrien wird mit zunehmender Reifung des Promyelozyten reduziert, bis sie ihre Anfärbbarkeit mit Janusgrün B schließlich im Stadium des Myelozyten vollkommen einbüßen. Mit Zunahme der feinen Zytoplasmagranulation verändert sich ihre Anfärbbarkeit mit Neutralrot von dunkelrot beim Promyelozyten zu orangebraun, hellbraun und lohfarben beim Myelozyten. *Ackerman und Bellios* unterscheiden die Granulation bei den Neutrophilen in den peripheren Zytoplasmabezirken (Granulation A) von der kleineren, weniger lichtbrechenden Granulation B in Nähe des Zytozentrums, die sich mit Neutralrot weniger intensiv anfärbt. Zytoplasma und Granulation weisen in den weiteren Reifestadien des Neutrophilen kaum noch eine Änderung auf.

Beim *neutrophilen Metamyelozyten* ist die Chromatinstruktur noch grobscholliger als beim Myelozyten. Der Kern, der beim Myelozyten bei Beobachtung im Nativpräparat bereits stets eingedellt ist, buchtet sich beim Metamyelozyten noch weiter ein und enthält zahlreiche, dichte Chromatinschollen. Die dichte Granulation füllt das Zytoplasma aus. Die Größe des Metamyelozyten entspricht bereits den reifen Neutrophilen. Die Zelle ist im strömenden Blut beim Gesunden nicht regelmäßig anzutreffen. Auch für sie ist ein aktives „Einwandern“, keine „Einschwemmung“ anzunehmen. Im Knochenmark-Nativpräparat läßt sich beim Metamyelozyten immer wieder eine Fortbewegung beobachten. Die Granulation unterliegt dabei

Abbildung 59
Sternalmark, *Pappenheim*-Färbung
Agranulozytose. Sogenanntes **Promyelozytenmark.**
Neben den Promyelozyten am linken Bildrand 2 Plasmazellen. Im Markausstrich keine reifen Granulozyten.

Abbildung 60
Sternalmark, *Pappenheim*-Färbung
Reifestufen der Neutrophilen
In Bildmitte: 1 Promyelozyt; an diesen legen sich oben an: 3 neutrophile Myelozyten.
Links und links unten: 2 neutrophile Segmentkernige; rechts unten: 1 neutrophiler Metamyelozyt.

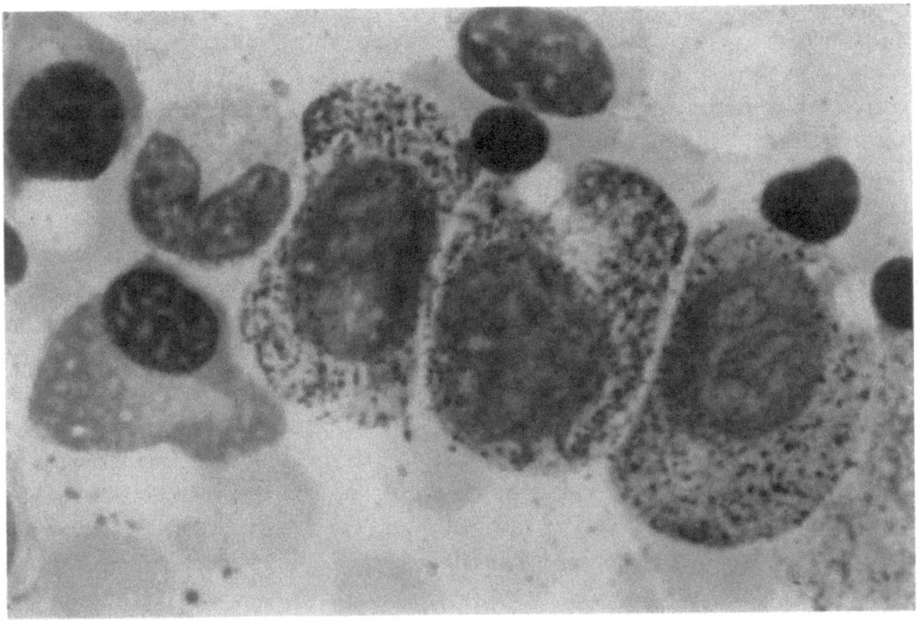

Abb. 59

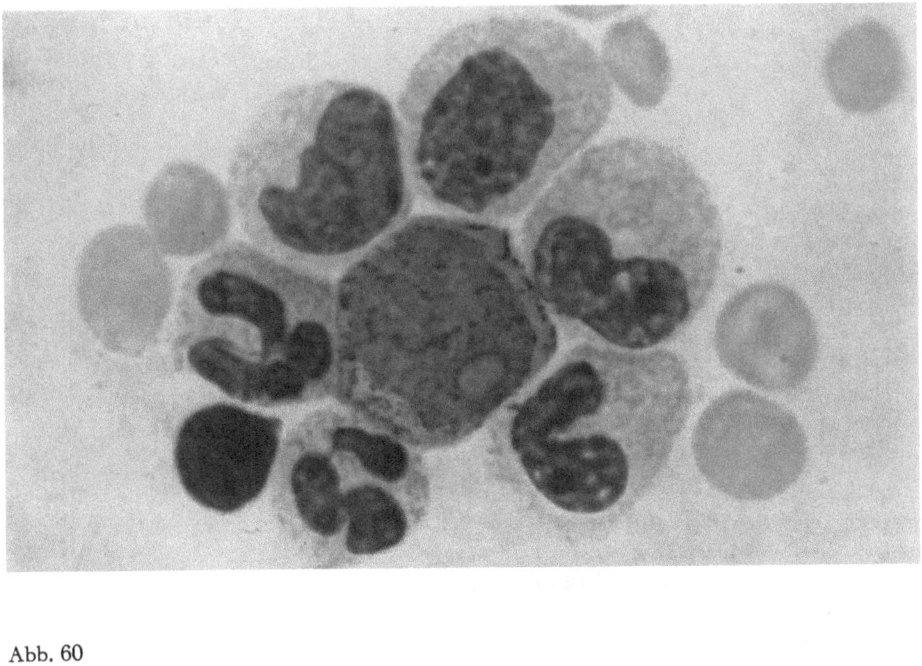

Abb. 60

wechselnd starken Zytoplasmaströmungen. Zur Nomenklatur: Die Metamyelozyten entsprechen den „Jugendlichen". Metamyelozyten und Monozyten sind bei einer guten *Pappenheim*-Färbung der Blutausstriche trotz ihrer Ähnlichkeit nicht zu verwechseln: Das Zytoplasma der Metamyelozyten ist zart azidophil getönt, das der Monozyten stets basophil angefärbt; der Monozytenkern ist chromatinärmer, seine Struktur stets lockerer.

Neutrophile Stab- und Segmentkernige. Zellgröße und Granulation sind unter normalen Bedingungen fast immer konstant. Gegenüber den Metamyelozyten ist der Kern des Stabkernigen schlanker, wurstförmiger, und seine Konturen lassen regelmäßig Einkerbungen erkennen. Der langgestreckte, nunmehr auch wesentlich dichtere Kern gab der Zelle den Namen. Beim Segmentkernigen sind die Einkerbungen zu ausgeprägten Einschnürungen des Kernes vorgeschritten, so daß 2 bis 5 Kernsegmente resultieren, die ein grobes, verklumptes Chromatingerüst besitzen und durch Chromatinfäden verbunden sind. Das Auftreten von mehr als 5 Segmenten wird als Übersegmentierung bezeichnet. Die unterschiedliche Zahl der Segmente läßt dabei keine Rückschlüsse auf das Alter der Zelle zu; d. h., eine hohe Segmentierung bedeutet keinesfalls eine Überalterung der Zelle. *Rohr* teilt das Ergebnis einer Umfrage bei verschiedenen führenden Hämatologen mit, wonach in Zweifelsfällen zu den Segmentkernigen auch noch Zellen mit solchen Kernbrücken gezählt werden sollen, die ein Drittel der Kerndicke betragen. Dabei wird im peripheren Blut ein physiologisches Verhältnis der Unsegmentierten zu den Segmentierten wie 1:8 resultieren (Kernverschiebungsindex nach *Schilling*).

Abbildung 61a–c
Peripheres Blut, *Pappenheim*-Färbung
Reifestufen der Neutrophilen
a) 3 neutrophile Myelozyten.
b) Oben: Neutrophiler Myelozyt; unten: Neutrophiler Metamyelozyt.
c) Oben: Neutrophiler Myelozyt; unten: Neutrophiler Metamyelozyt.

Abbildung 62a–c
Peripheres Blut, *Pappenheim*-Färbung
Reifestufen der Neutrophilen
a) Oben und unten: Neutrophile Metamyelozyten; Mitte: Neutrophiler Stabkerniger.
b) Oben und unten: 2 neutrophile Stabkernige; Mitte: 1 neutrophiler Segmentkerniger.
c) Hochsegmentierter Neutrophiler (Zwillingsform?).

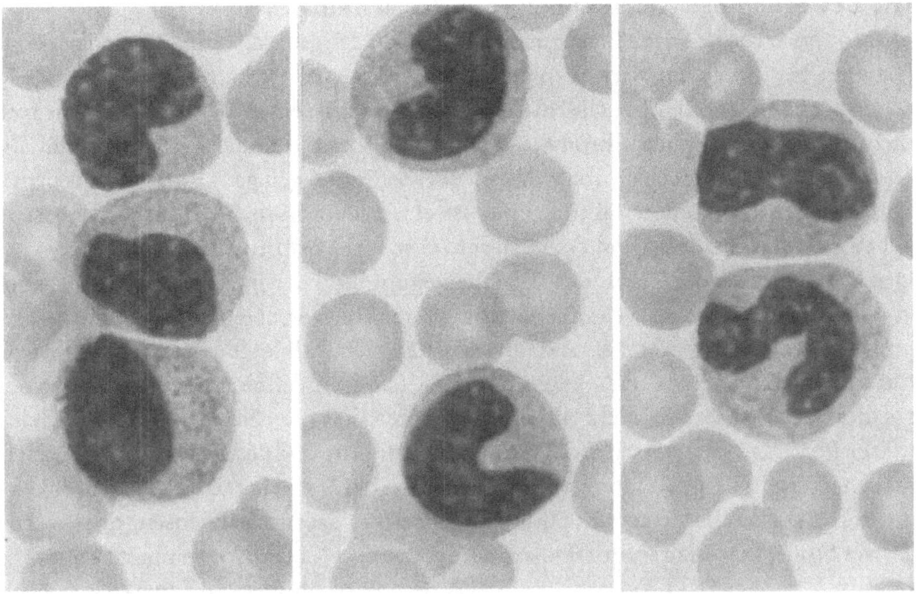

Abb. 61a–c

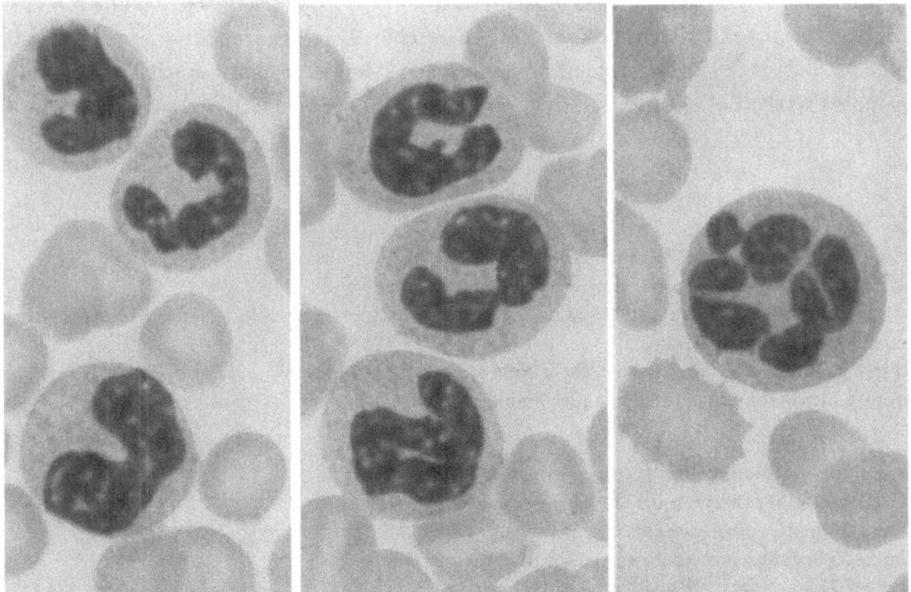

Abb. 62a–c

Die Bewegung der Neutrophilen (Abb. 66 bis 68, 83 und 146)
Phasenoptisch beginnt die Bewegung der Stab- und Segmentkernigen im frisch angefertigten Nativpräparat nach wenigen Minuten, der Zeit der Anpassung der Zellen an ihre neue Umgebung. Alle diese Zellen besitzen einen Kern mit einem recht dichten, unregelmäßigen Chromatinmuster und einer dünnen Kernmembran. Der Kern umgibt oft hufeisenförmig das in der Zellmitte gelegene helle Zytozentrum. Durch die Phasenkontrastmikroskopie ist eine Neuordnung der bisher gebräuchlichen Begriffe für den Granulozyten zunächst nicht erforderlich.
Der Mechanismus der Taxis, der Eigenbewegung und der intrazellulären Aufnahme von Partikeln ist noch weitgehend ungeklärt. Die verschiedensten Stoffe wirken positiv oder negativ taktisch, andere verhalten sich indifferent. Nach *Fritze* ist das Phänomen durch Annahme einer „Chemo"-Taxis im Sinne eines Konzentrationsgefälles löslicher Stoffe nicht allgemein zu deuten. Grenzflächenkräfte und elektrische Potentiale, die zwischen der Gewebeschädigung und den Phagozyten entstehen, mögen eher eine Hinwendung veranlassen. Hierbei werden Milieufaktoren, wie aktuelle Reaktion, Elektrolytverteilung, Ionenstärke, das Vorhandensein oberflächenaktiver Stoffe, bestimmter Proteine oder Polypeptide wirksam. *Fritze* nimmt an, daß die elektrischen Potentialdifferenzen zwischen dem geschädigten und intakten Gewebe genügend groß sind, um die Migration der anionisch wandernden Neutrophilen durch die Kapillarwand zu ermöglichen und ihre Wanderungsrichtung zu bestimmen.

Während Myeloblasten, Promyelozyten und Myelozyten im wesentlichen ortsständig sind, besitzt die Gruppe der reiferen Neutrophilen (Metamyelozyten, Stab- und Segmentkernigen) die Fähigkeit ausgeprägter amöboider Fortbewegung. Bei allen in vitro-Beobachtungen, die sich mit diesen Fragen beschäftigen, muß jedoch stets an eine mögliche Alteration der Zelle durch unphysiologische Versuchsbedingungen (insbesondere durch zu starke Belichtung, durch verändertes Ionenmilieu u. a.) gedacht werden.

Abbildung 63
Peripherer Blutausstrich (Randgebiet), *Pappenheim*-Färbung
Neutrophilie bei Lobärpneumonie
Obere Zellreihe von links nach rechts: Neutrophiler Stabkerniger, neutrophiler Segmentkerniger, Lymphozyt, Lymphozyt.
Untere Zellreihe von links nach rechts: Neutrophiler Segmentkerniger, neutrophiler Stabkerniger, neutrophiler Stabkerniger, neutrophiler Stabkerniger.

Abbildung 64
Sternalmark, Nativpräparat (Phasenkontrastoptik)
Neutrophile Myelozyten und Metamyelozyten
Obere Zellreihe: Neutrophiler Metamyelozyt.
Untere Zelle links: Neutrophiler Myelozyt.
Untere Zelle rechts: Neutrophiler Myelozyt (Riesenform) mit deutlichem Zytozentrum im Bereich der Kernbucht, dichter Granulation und mehreren kleineren länglichen postnukleären Chromatinschollen.

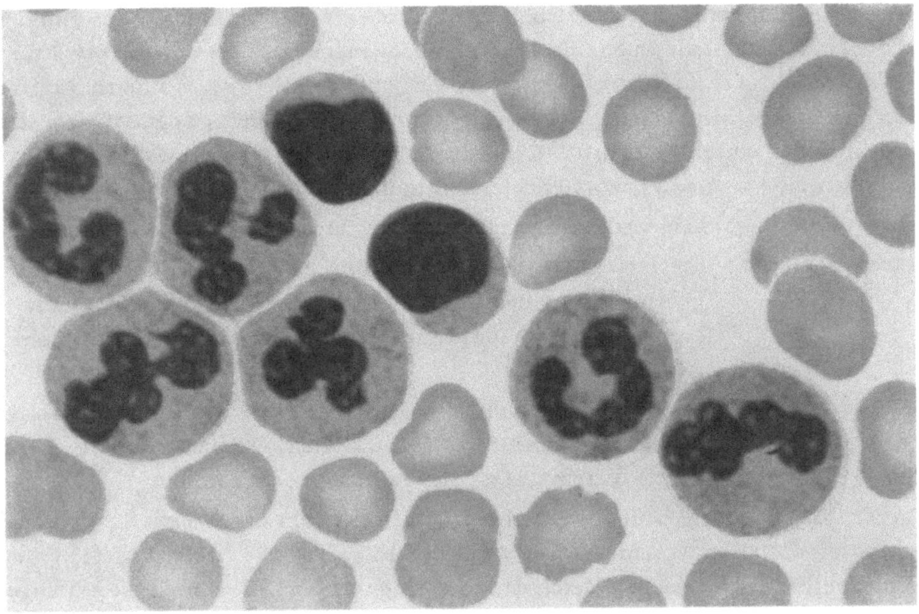

Abb. 63

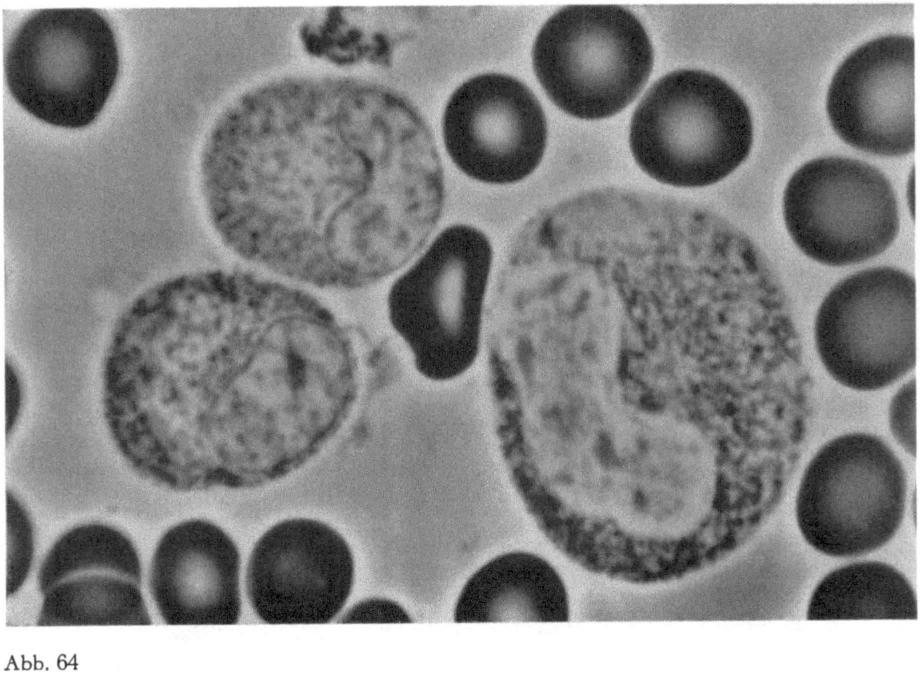

Abb. 64

Die Beurteilung der Bewegung erfolgt nach ihrer Intensität (maximal 2 bis 3 mm je Stunde) und nach bestimmten Formeigentümlichkeiten. *Philipsborn* und *Hiraki* haben die Vielgestaltigkeit der Bewegung reifer Neutrophiler in 7 bzw. 9 unterschiedliche Gruppen aufzuteilen versucht. Vielleicht ist es günstiger, die Bewegung nach dem Verhalten der einzelnen Zellstrukturelemente (Kern, Zytoplasma, Granulation) zu beurteilen. So hat *Rind* 3 hauptsächliche Bewegungstypen abgegrenzt:

Bewegungstyp I: Ungeordnete Zytoplasmabewegung, Kern zentral gelegen.

Bewegungstyp II: Fortbewegung in einer Richtung, dabei Gliederung in vorausgehenden, granulafreien Zytoplasmasaum, dem ein Granulabezirk folgt, während Kern und restliche Granula sich im hinteren Zellteil befinden.

Bewegungstyp III: Fließbandähnliche Fortbewegung in einer Richtung, dabei folgt dem vorausgehenden, granulafreien Plasmasaum der Kern. Hinter diesem ist erst die Granulation angeordnet.

Die sich in Bewegung befindlichen Neutrophilen besitzen oftmals ein Zytoplasmaanhängsel, das Granula und „Zellschutt" enthält. *Hiraki* hat diesen Teil des reifen Neutrophilen als Schwanz bezeichnet. Hier sind oft auch Blasen (Exkrete) angehängt. Immer wieder ist die Verformbarkeit, besonders auch des Kernes, eindrucksvoll (siehe Abbildung 68). Die Strömungen der Granulation sind stets in dem Zellteil am stärksten, der eine Ausstülpung des Zytoplasmas vorbereitet oder in dem die Phagozytose durchgeführt wird. Dabei wird unter Umständen in anderen Zellabschnitten ein Teil der Granulation kaum seine Lage ändern. Die pseudopodienartigen Zytoplasmavorstülpungen der Neutrophilen sind gelegentlich von erheblicher Länge und können ein Mehrfaches des normalen Durchmessers eines Neutrophilen betragen.

Das Schicksal der in die Gewebe eingedrungenen Mikroorganismen und damit auch das Schicksal des Makroorganismus hängen in hohem Maße von dem Grade der Granulozytenmotilität ab. Bei einer schnellen Fortbewegung der Neutrophilen

Abbildung 65

Sternalmark, Nativpräparat (Phasenkontrastoptik)

Neutrophile verschiedener Reifestufen

Obere Zellreihe von links nach rechts: Eosinophiler Myelozyt, neutrophiler Promyelozyt II, neutrophiler Myelozyt, neutrophiler Metamyelozyt.

Untere Zellreihe von links nach rechts: Neutrophiler Metamyelozyt, neutrophiler Myelozyt (Kern nur teilweise sichtbar), eosinophiler Myelozyt. Alle Zellen des Bildes lassen ein Zytozentrum erkennen. Teilweise deutliche radiäre Anordnung der Granulation auf das Zytozentrum.

Abbildung 66a, b

Peripheres Blut, Nativpräparat (Phasenkontrastoptik)

Neutrophile verschiedener Reifestufen

a) Am oberen Bildrand: Neutrophiler Metamyelozyt; darunter: Neutrophile Stabkernige.

b) 2 neutrophile Segmentkernige.

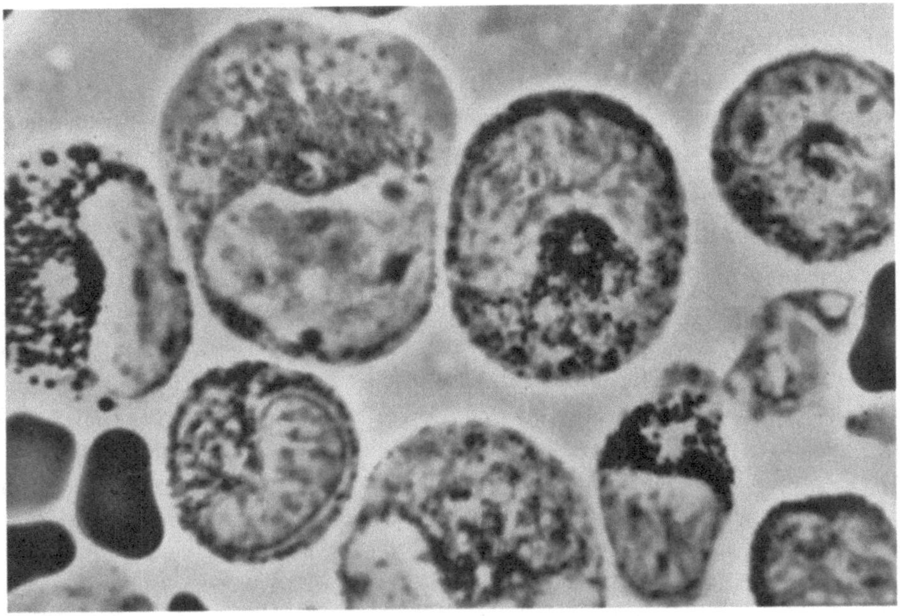

Abb. 65

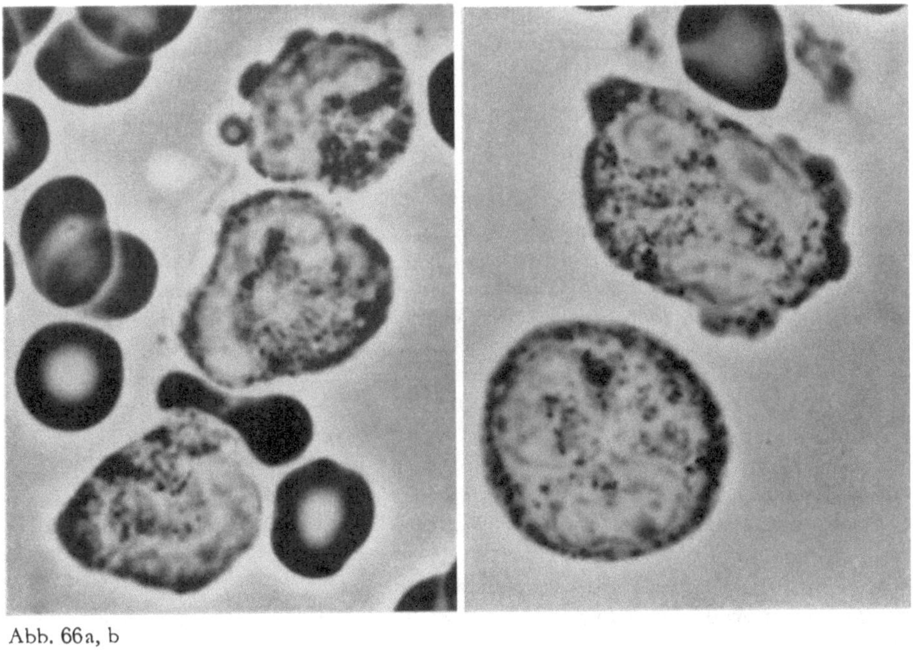

Abb. 66a, b

besteht eine größere Wahrscheinlichkeit für den Wirtsorganismus, sich der eingedrungenen Mikroorganismen noch vor ihrer weiteren Vermehrung durch Phagozytose zu entledigen.
In letzter Zeit gelang es *Polák*, einen Plasmafaktor („Leukokinin") zu isolieren, den er für die Stimulierung der Leukozytenbewegung im menschlichen Organismus verantwortlich macht.

Die Phagozytose der Neutrophilen (Abb. 69 und 70)

Unter den zellulären Schutzmaßnahmen spielt die schon von *Metschnikoff* in ihrer Bedeutung erkannte Phagozytose der Granulozyten eine sehr wichtige Rolle. Die Neutrophilen sind den basophilen und eosinophilen Granulozyten in ihrer „Freßtätigkeit" überlegen. Die Phagozytoseaktivität ist bei den Stab- und Segmentkernigen am stärksten; die unreiferen granulierten Vorstufen sind in dieser Hinsicht kaum wichtig. Mikroorganismen, zerfallende Gewebsbestandteile und andere korpuskuläre Noxen werden vorwiegend durch die Neutrophilen aufgenommen. Dieser Phagozytose folgt meistens der fermentative Abbau des in die Zelle aufgenommenen Materials. Nur wenige Erreger (Staphylokokken, Tuberkelbazillen) sind hierbei resistent und können sogar bei Verschleppung und Zerfall der Zelle neue Infektionsherde bilden.
Die Vorstellung von der Phagozytose ist in den letzten Jahren durch Beobachtungen über die Bedeutung der Oberflächenfaktoren für den Phagozytoseprozeß gefördert worden. Eine Herabsetzung der Oberflächenspannung zwischen Korpuskel und Phagozyt erleichtert das Zustandekommen der Phagozytose wesentlich. Freie Bakterien im strömenden Blut oder in Exsudaten werden von Neutrophilen nicht angegriffen. Werden die Erreger jedoch von den Zellen gegen eine Oberfläche gedrückt, so daß Neutrophile und Bakterien an der gleichen Oberfläche haften, kann eine Phagozytose zustande kommen. Dabei wirken Fibrinfäden, Erythrozyten und Zusam-

Abbildung 67a–d
Peripheres Blut, Nativpräparat (Phasenkontrastoptik)
Neutrophiler Segmentkerniger in Bewegung. Aufnahmeserie mit Intervallen von 30 Sekunden, Expositionszeit 1 Sekunde. Bewegungsrichtung von links nach rechts. Ein granulafreier Zytoplasmasaum schiebt sich voran, dann folgt die Hauptmasse der Neutrophilengranulation, die trotz kurzer Belichtungszeit unscharf ist; inmitten der Zelle, umgeben von den 3 hellen Kernsegmenten, liegt das Zytozentrum; als „Schlußlicht" oft vorhandenes Zytoplasmaanhängsel. Der zurückgelegte Weg der Zelle läßt sich an Hand der 2 am Glas festhaftenden Thrombozyten (oberer Bildrand links) abschätzen.

Abbildung 68a
Peripheres Blut, Nativpräparat (Phasenkontrastoptik)
Neutrophiler Segmentkerniger in Bewegung. In einem größeren, fast granulafreien Zytoplasmaabschnitt 3 kleinere Nahrungsvakuolen. Die Zelle „weidet" den benachbarten Lymphozyten ab.

Abbildung 68b
Peripheres Blut, Nativpräparat (Phasenkontrastoptik)
Neutrophiler Segmentkerniger in Bewegung nach links oben. Die Zelle ist wurmförmig ausgezogen. Auch die (auf der Abbildung hell erscheinenden) Kernsegmente sind stark gedehnt.

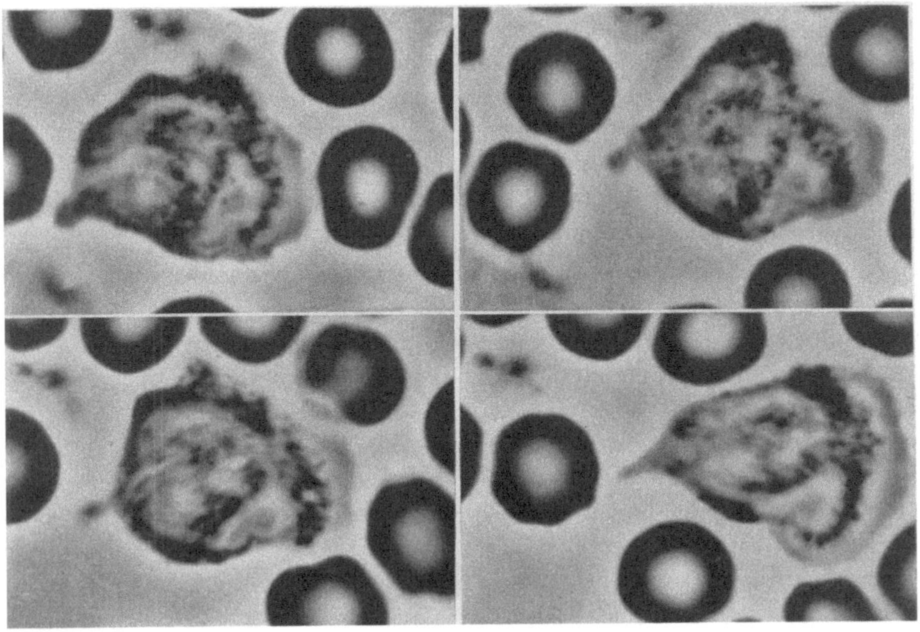

Abb. 67a–d

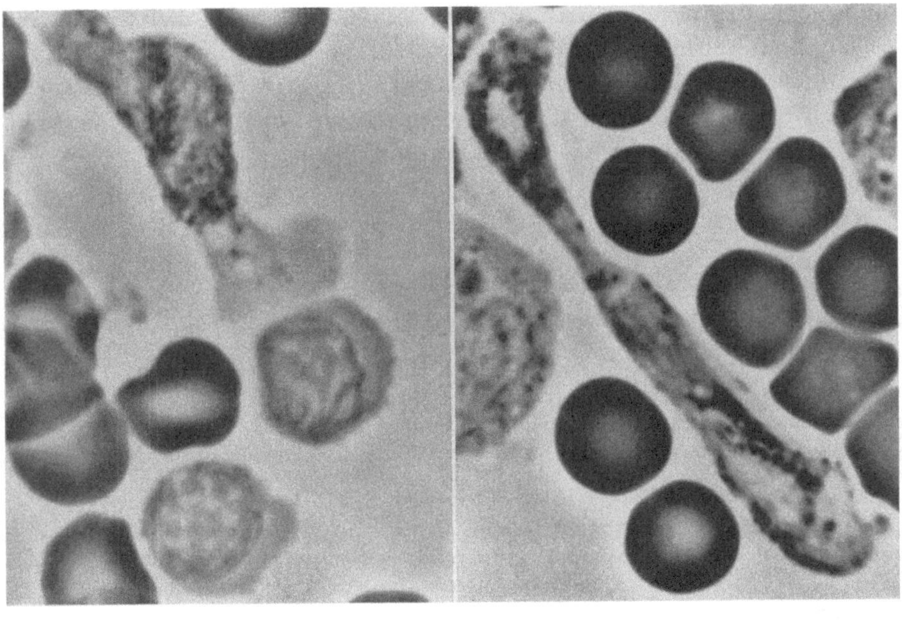

Abb. 68a, b

menballungen von Neutrophilen ebenfalls als Oberfläche. Eine solche Gruppenbildung reifer Neutrophiler in Form reversibler Aggregate wird durch die von *Philipsborn* bei Entzündungszuständen zuerst beobachtete vermehrte Klebrigkeit leichter möglich. Dieses „Klebrigwerden" (sticking-phaenomen von *Wood*) mag auch Ursache plötzlicher und zeitweiser Neutropenien – z. B. im Schüttelfrost – sein, die bisher mit Verteilungsänderungen zwischen peripheren und splanchnischen Kapillargebieten erklärt wurden.

Opsonine und Bakteriotropine sind humorale Faktoren, die zum Zustandekommen einer Bakterienphagozytose erforderlich sind. Dabei ist die Wirkung der thermolabilen Opsonine unspezifisch. Die thermostabilen Bakteriotropine entsprechen Antikörpern. Durch Immunisierung können sie vermehrt werden. Auch zunächst phagozytoseresistente Bakterien werden damit schließlich durch Neutrophile angreifbar. Nach *Fritze* ist es offenbar eine Funktion der Antikörper, als Antigen wirksame Noxen für die Phagozytose gewissermaßen vorzubereiten. Manche Formen der Anämie, Thrombopenie und Agranulozytose lassen sich heute durch die Tatsache erklären, daß körpereigene Blutzellen, Plättchen oder auch Zellkerne antigene Wirksamkeit erhalten können. Unter dem Einfluß entsprechender Antikörper phagozytieren Makro- und Mikrophagen auch diese (nunmehr veränderten) Zellen oder Zellbestandteile (Autoaggressionskrankheiten).

Lupus-Erythematodes-Zellen (Abb. 70)

Diese Erkrankung wird heute als Autoimmunisierungskrankheit aufgefaßt, die nicht nur auf die Haut beschränkt sein muß, sondern in generalisierter Form, häufiger als bisher angenommen, die verschiedensten Organe in Mitleidenschaft ziehen kann. Bei dem Krankheitsbild kommt den Blutveränderungen in der Diagnostik eine besondere Bedeutung zu. Nach *Siegenthaler und Hegglin* wird in der Hälfte der Fälle im Verlauf des generalisierten Lupus erythematodes Leukopenie oder Thrombopenie gesehen, während eine Anämie fast stets vorliegt.

Abbildung 69a

Peripheres Blut, Nativpräparat (Phasenkontrastoptik)

Neutrophiler Segmentkerniger nach Phagozytose zahlreicher Malaria-tertiana-Plasmodien. Die Zelle enthält reichlich Nahrungsvakuolen.

Abbildung 69b

Peripheres Blut, Nativpräparat (Phasenkontrastoptik)

Neutrophiler Metamyelozyt mit vielen **Nahrungsvakuolen nach Phagozytose** bei Malaria tertiana.

Abbildung 70a–c

Peripheres Blut, *Pappenheim*-Färbung

Lupus erythematodes. Phagozytierende neutrophile Segmentkernige (sogenannte L.-E.-Zellen).

a) 2 neutrophile Segmentkernige umfließen abgestorbenes, noch nicht vollkommen homogenes Kernmaterial.

b und c) Vollkommene Phagozytose; aufgenommenes Kernmaterial völlig homogen.

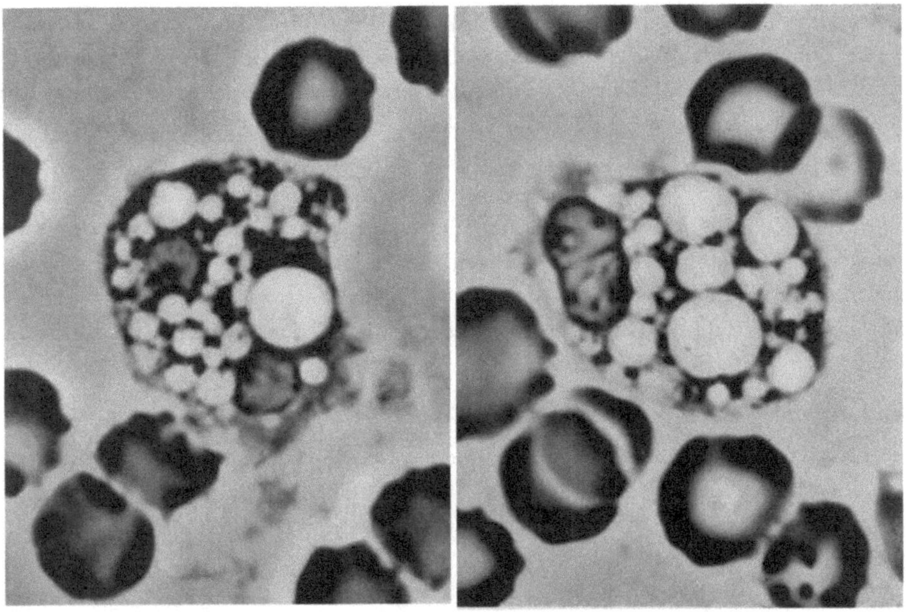

Abb. 69a, b

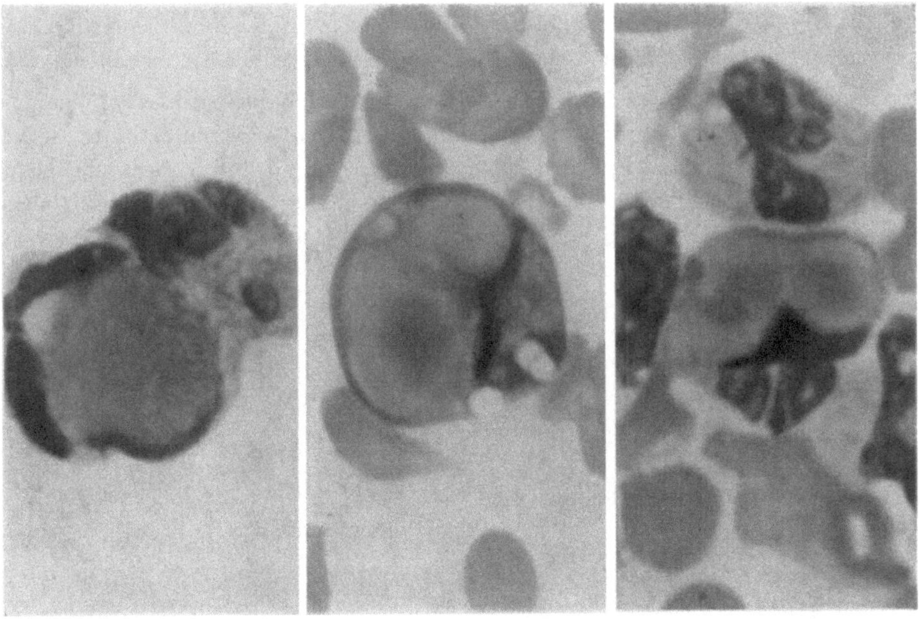

Abb. 70a–c

Wesentlich für die Diagnostik der Erkrankung ist das durch *Hargraves, Richmond und Morton* entdeckte L.-E.-Zellphänomen. Es handelt sich um das Auftreten reifer Neutrophiler, die bei *Giemsa*-Färbung strukturlose, homogene, azidophile Einschlüsse aufweisen, durch welche die Zellkerne an den Rand gedrängt werden. Im Gegensatz zur Pseudo-L.-E.-Zellbildung oder Nukleophagozytose, bei der die Zellkerne in der Regel noch weitgehend in ihrer Struktur erhalten sind, verläuft die echte L.-E.-Zellbildung in zwei Phasen: Durch im Patientenserum vorliegende pathologische γ-Globuline (L.-E.-Faktor) wird ein intrazellulärer Kernalterationsprozeß eines Neutrophilen bewirkt. An die durch Zellzerfall frei werdenden Kernabbaumassen lagern sich Neutrophile und bilden die typischen „Rosetten". Erst dann kommt es zur Phagozytose durch reife Neutrophile.

Die Fermente der Neutrophilen (Abb. 71 und 94)

Die Phagozytosefähigkeit der Neutrophilen wäre ohne das Vorhandensein aktiver Fermentsysteme in den Zellen ohne Nutzen. Zahlreiche Enzyme wurden bisher besonders in den ausgereiften Neutrophilen nachgewiesen. Bekannt ist die durch Proteasen bewirkte Dellenbildung auf Serumplatten, wenn ein mit Neutrophilen angereicherter Bluttropfen für Stunden einwirken kann. Unter den zahlreichen weiteren Fermenten seien Diastasen, Lipasen, Katalasen, Oxydasen, Peroxydasen erwähnt. Dabei werden beispielsweise unter Oxydasen O_2-übertragende Fermente, unter Peroxydasen Fermente verstanden, die den O_2 aus H_2O_2 frei machen und auf oxydable Stoffe übertragen. Der Nachweis der Oxydasen und Peroxydasen, die stets gemeinsam auftreten, gelingt niemals in Lymphozyten; ihre Wirkung ist an die Granulation der Neutrophilen, Blutbasophilen und Eosinophilen gebunden. Schwach positiv reagieren die meisten Monozyten, negativ alle Stammzellen.

Der Phosphatasegehalt der Neutrophilen ist etwa tausendmal größer als der des Blutserums (*Fritze*). Bei örtlichen Entzündungen und Allgemeininfektionen ist die Aktivität dieser zellulären Enzymsysteme besonders erhöht. Nach *Remy* sind nicht alle Fermente heute schon in ihren Partialaufgaben ausreichend deutbar. Stets wird jedoch die Vollständigkeit der Fermentausrüstung Zeichen der genetischen und funktionellen Intaktheit der Zelle sein. – Bei der Phagozytose werden die Partikel

Abbildung 71a–c

Peripheres Blut, **Peroxydasereaktion nach Sato**

a) Monozyt; b) 3 neutrophile Stabkernige; c) Basophiler Segmentkerniger; darunter: Lymphozyt.

Abbildung 72

Abszeßeiter, Nativpräparat (Phasenkontrastoptik)

Im Zytoplasma der **Abbauformen der Neutrophilen** (Eiterkörperchen) findet sich teilweise reichlich phagozytiertes Material, u. a. verklumpte, phasenpositive Bakterien.

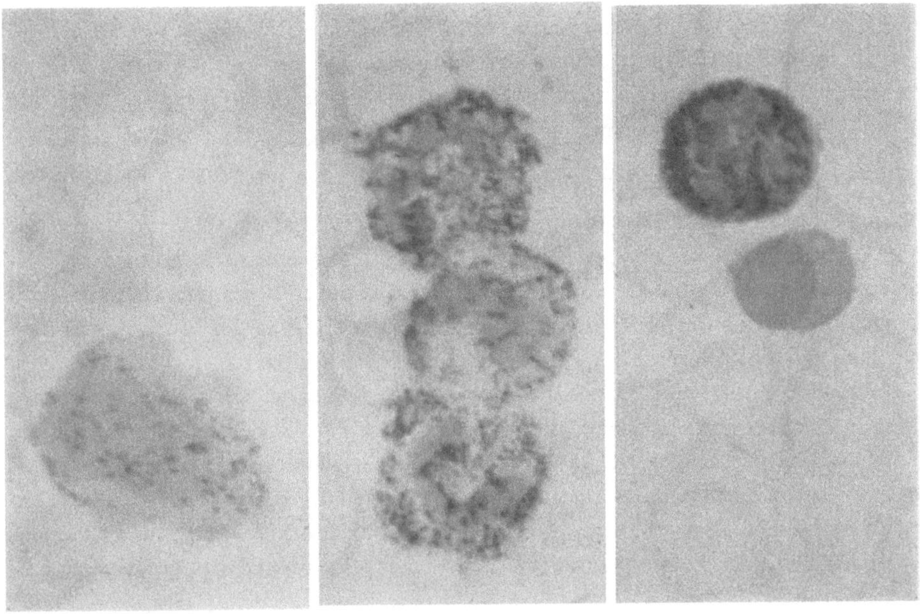

Abb. 71 a–c

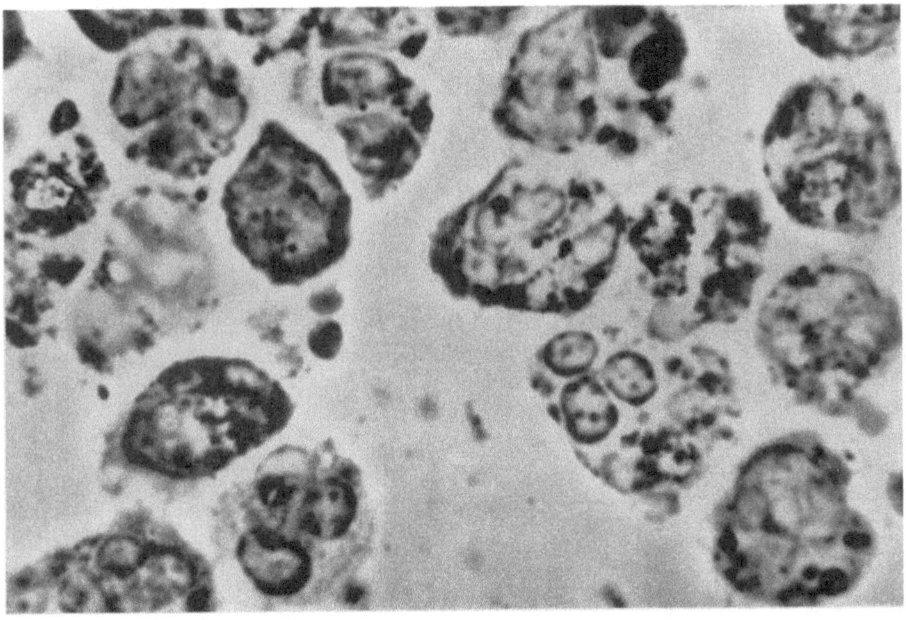

Abb. 72

zur Aufschließung und Verdauung in einer Zytoplasmavakuole aufgenommen, in der man sich eine besonders intensive Fermentwirkung vorstellen muß. Diese „Nahrungsvakuolen" stellen sich im Phasenkontrastverfahren gut dar. Nach der Fixierung der Präparate werden sie kaum mehr erfaßt.

Die Übersegmentierung der Neutrophilen (Abb. 73 und 74)

Das Fehlen des Antiperniziosaprinzips beim M. *Biermer* hat eine Panzytopathie zur Folge. Neben dem Auftreten von Megaloblasten und der Übersegmentierung der Megakaryozytenkerne finden sich kennzeichnende Veränderungen bei den verschiedenen Entwicklungsstufen der Neutrophilen. Besonders auffällig ist im Mark das häufige Vorliegen großer Zellexemplare der Myelozyten, Metamyelozyten und Stabkernigen. Diese besitzen oft die Größe von Promyelozyten. Immer wieder ist eine vorzeitige Lappung unreifer neutrophiler Zellen, insbesondere bereits bei den Promyelozyten und Myelozyten zu erkennen. Das Kerngerüst dieser Zellen ist meistens locker, das Kernchromatin zeigt Verklumpungen. Die ausgereiften Neutrophilen sind im peripheren Blut zahlenmäßig reduziert ($<$ 4000 Leukozyten/mm^3), und 5 bis 7 Kernsegmente sind bei ihnen keine Seltenheit. Auch Eosinophile und Basophile weisen Übersegmentierung auf.

Im Knochenmark hingegen liegt neben der Hyperplasie der roten Blutzellen auch ein Zellreichtum an Granulozyten vor. Nach *Rohr* lassen sich alle diese Erscheinungen durch den fast vollkommenen Ausfall der heteroplastisch-mitotischen Zellreifung erklären.

Nach ausreichender Behandlung normalisieren sich diese Veränderungen, die Leukozytenzahl erreicht wieder normale Werte.

Eine Übersegmentierung der Neutrophilen wurde von *Undritz* als dominant *erbliche* Anomalie beim Menschen entdeckt.

Abbildung 73a–d

Neutrophile bei Morbus Biermer

a) Sternalmark, Nativpräparat (Phasenkontrastoptik)

Neutrophiler Myelozyt mit beginnender vorzeitiger Einkerbung seines Zellkerns bei M. *Biermer*.

b) Peripheres Blut, Nativpräparat (Phasenkontrastoptik)

Übersegmentierter Neutrophiler bei M. *Biermer* (Ruheform)

c) Sternalmark, Nativpräparat (Phasenkontrastoptik)

Vorzeitige Kernlappung eines neutrophilen Promyelozyten bei M. *Biermer*.

d) Peripheres Blut, Nativpräparat (Phasenkontrastoptik)

Starke Segmentierung des Kerns eines reifen Neutrophilen bei M. *Biermer* (Bewegungsform).

Abbildung 74

Peripheres Blut, *Pappenheim*-Färbung

4 hochsegmentierte Neutrophile bei M. Biermer in den Randgebieten eines Blutausstriches. Deutliche Anisozytose der Erythrozyten.

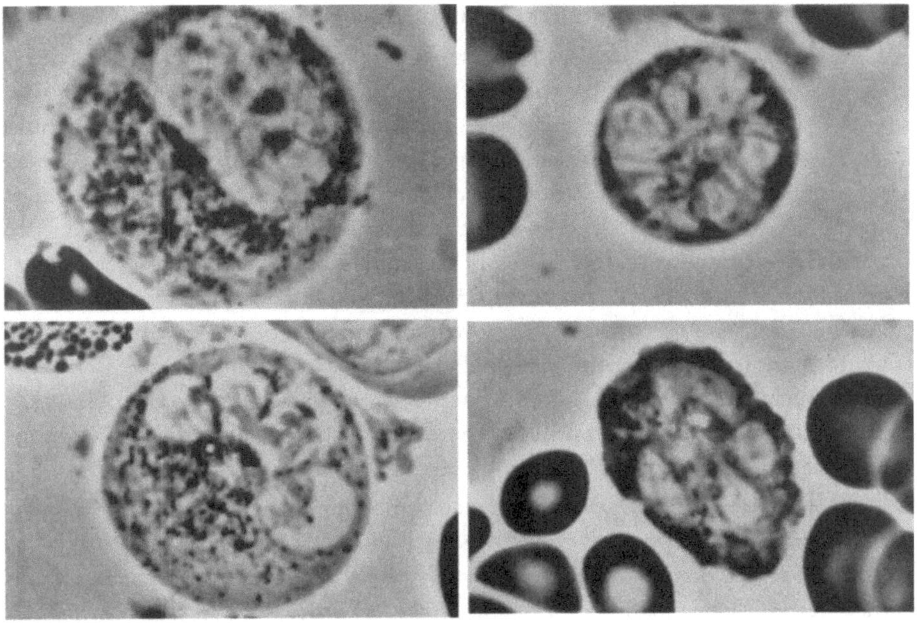

Abb. 73a d

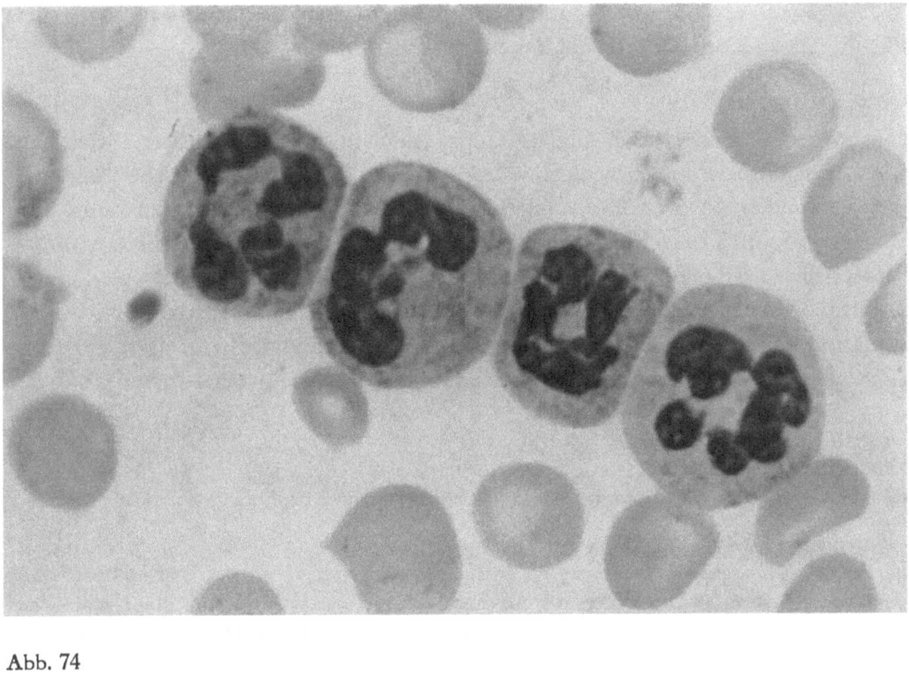

Abb. 74

Die toxische Granulation der Neutrophilen (Abb. 75)

Bei akuten Entzündungen, Sepsis, Pneumonien und anderen Infekten besteht häufig eine vergröberte, sich stärker basophil anfärbende Neutrophilengranulation. Dabei ist der Anteil der Neutrophilen mit derartigen hell- oder dunkelvioletten Granula bei den einzelnen Kranken unterschiedlich. Phasenoptisch ist eine sichere Abgrenzung gegenüber der normalen Granulation nicht möglich. Dagegen gelingt mit einem auf einen pH von 5,4 eingestellten Farbgemisch (nach *Mommsen*) die Anfärbung der toxischen Granulation besonders gut. Das Wesen und die Bedeutung dieser Granulationen sind noch unbekannt. Bei chemischen Intoxikationen wird diese „toxische" Granulation niemals festgestellt. *Stodtmeister* nimmt eine verbliebene Promyelozytengranulation an; jedoch erscheint eine auf die Granulation beschränkte Reifungshemmung nicht sehr wahrscheinlich. Eher ist eine gesteigerte Fermentaktivität dieser Zellen, deren Motilität und Phagozytosebereitschaft bei eigenen phasenoptischen Untersuchungen zudem ungewöhnlich intensiv war, anzunehmen.

Die Aldersche Granulationsanomalie. Nach der Auffassung von *Ullrich und Wiedemann* ist diese Varietät allen mit einer Dysostosis enchondralis vergesellschafteten Krankheitsgruppen eigen. So ist die bei der *Pfaundler-Hurler*schen Krankheit vorkommende Granulierung hier einzureihen *(Jürgens, Reilly, Brugsch, Wiedemann).* Bei *Pappenheim*-Färbung ist die Granulation der Neutrophilen derart vergröbert und dicht, daß dadurch die Kernsegmente überdeckt werden. Während die Lymphozytengranula unauffällig sind, treten die der Monozyten wiederum stärker und dichter auf. Die Bluteosinophilen bei dieser Krankheitsgruppe, die auch im Phasenpräparat (nach *Kosenow*) gegenüber normalen Eosinophilen abgrenzbar sind, weisen durch ihre große, ungleiche Körnelung besonders prägnante Merkmale auf.

Doehle-Körper (Abb. 76)

Bei schweren Infektionskrankheiten (Sepsis, Pneumonie, Fleckfieber, Scharlach) werden gelegentlich im Zytoplasma der Neutrophilen umschriebene basophile Flecken gefunden. Ihre Größe, Zahl und Form wechselt von Zelle zu Zelle. Ihre Bedeutung und ihre Ursache sind unbekannt. Allgemein werden diese sogenannten *Doehle*-Körper als Reste des Promyelozytenplasmas gedeutet. Fast stets sind außerdem pathologische Kernveränderungen (Verklumpung des Chromatins) und weitere Zytoplasmaanomalien bei diesen Zellen vorhanden. Manchmal durchsetzen Vakuolen das Zytoplasma; in anderen Fällen ist die Granulation weitgehend reduziert.

Abbildung 75a–c
Peripheres Blut, *Pappenheim*-Färbung
„Toxische Granulation" neutrophiler Stab- und Segmentkerniger bei Lobärpneumonie.

Abbildung 76a–c
Peripheres Blut, *Pappenheim*-Färbung
Toxischer Scharlach. Neutrophile Segmentkernige mit geringer Granulation, zahlreichen „Vakuolen" im Zytoplasma, so daß dadurch eine schaumige Struktur angedeutet wird. Außerdem liegen einzelne hellblaue Flecken **(Doehle-Körper)** vor.

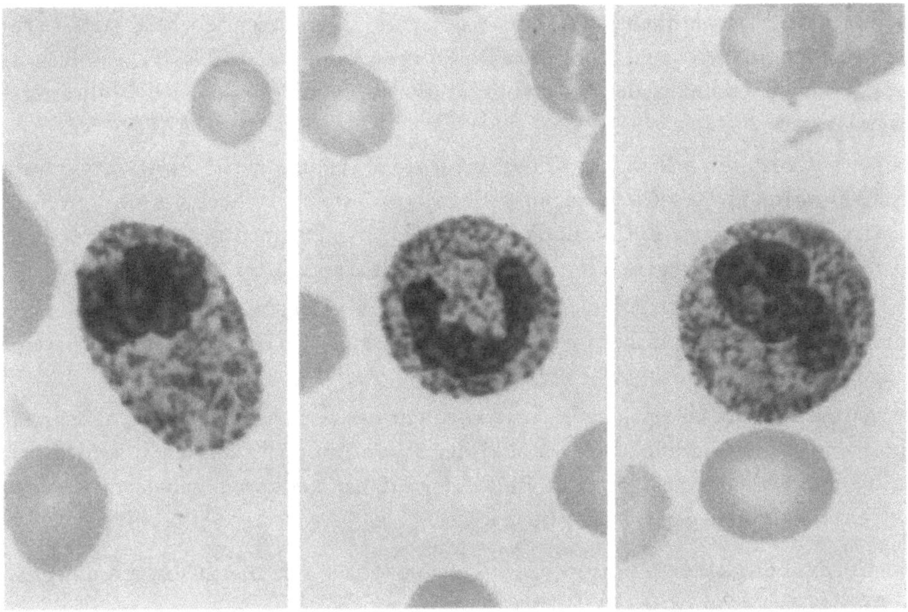

Abb. 75a–c

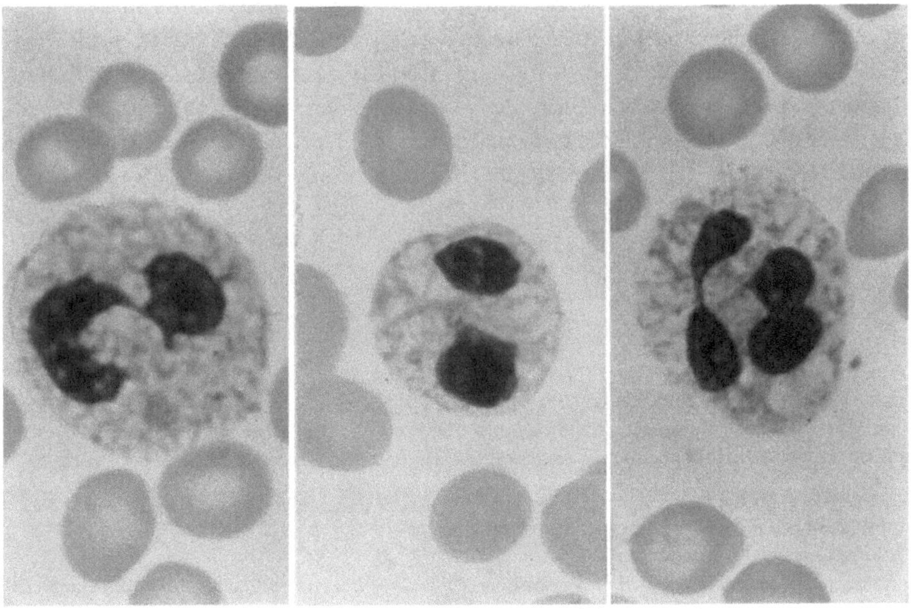

Abb. 76a–c

Die Pelger-Huëtsche Kernanomalie (Abb. 77)

Huët hat 1932 den erblichen Charakter der von *Pelger* beschriebenen, stets harmlosen Kernanomalie der menschlichen Blutkörperchen erkannt. Das *Pelger*-Merkmal bedingt eine Hemmung der Segmentierungstendenz der funktionell vollwertigen Granulozyten.

Bei der heterozygoten Manifestation der Anomalie (Häufigkeit: 1 *Pelger*-Individuum auf 1000 normale Menschen) liegen grobstrukturierte, eingebuchtete und zweisegmentierte Kerne vor. Reife rundkernige oder mehrsegmentierte Zellkerne sind dabei selten („Pseudoregeneratives Blutbild“ nach *Undritz*).

Die homozygote Manifestation mit 96 bis 100 % reifen, rundkernigen Granulozyten wurde beim Menschen bisher erst dreimal beobachtet *(Haverkamp und van Lookeren-Campagne; Bernard, Undritz et al.; Stobbe)*.

Bei den Teilträgern der Anomalie liegt konstant ein Nebeneinander normalsegmentierter und *Pelger*-Granulozyten vor. Ein der *Pelger*-Anomalie ähnliches, jedoch prozentual anders zusammengesetztes Blutbild wird bei Leukosen, schwerer Enteritis u. a. Erkrankungen gelegentlich beobachtet.

Die Kernanhänge der Neutrophilen (chromosomale Geschlechtsbestimmung) (Abb.78)

Die Methode der Geschlechtsbestimmung mit Hilfe von Blutzellen *(Davidson und Smith)* beim Menschen hat sich rasch eingeführt, da sie bei bestimmten Fragestellungen (z. B. bei intersexen Individuen) eine Probelaparotomie ersparen kann. Der Mensch zählt nach seiner Geschlechtschromosomenpaarung zum sogenannten Drosophila-Typ, bei dem weibliche Individuen zwei gleichgroße Gonosomen (x+x) mit der möglichen Paarung xx besitzen. Bei männlichen Individuen findet man dagegen zwei verschieden große Gonosomen (x + y). Es wird heute eine Beziehung zwischen der bei weiblichen Individuen vorliegenden Geschlechtschromosomenpaarung xx und dem Geschlechtschromatin bzw. den Kernanhangsgebilden segmentkerniger Neutrophiler in Trommelschlägelform angenommen.

Abbildung 77
Peripheres Blut, *Pappenheim*-Färbung
Pelger-Huëtsche Kernanomalie (heterozygote Manifestation). Beachte die Brillenform der Zellkerne der reifen Neutrophilen! Stark ausgeprägte Granulation der Neutrophilen.

Abbildung 78a–c
Peripheres Blut, *Pappenheim*-Färbung
Kernanhänge der Neutrophilen
Typische „drumsticks“. An den Erythrozyten teilweise Farbniederschläge. Auf Abbildung 78b außerdem 2 stäbchenförmige Kernanhänge.

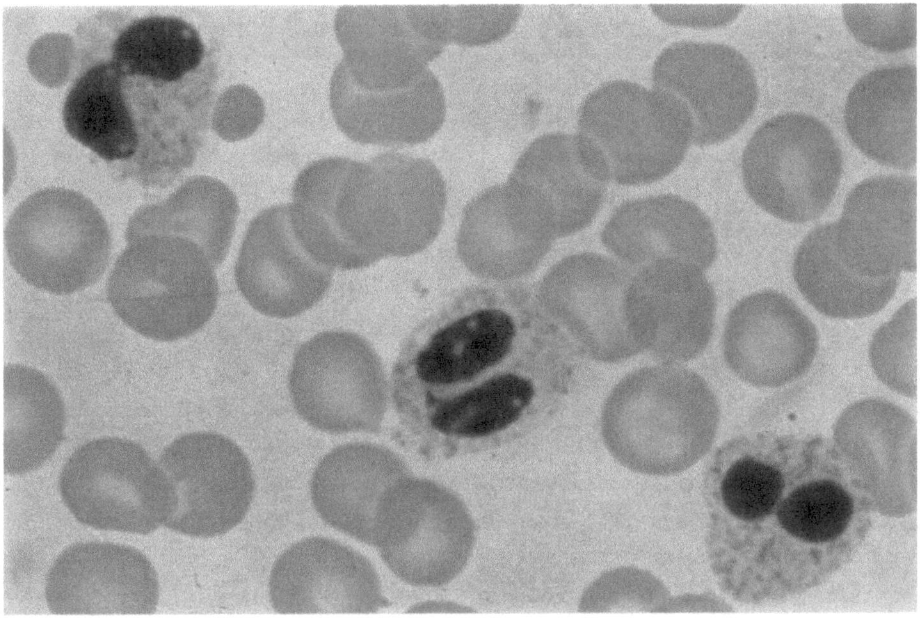

Abb. 77

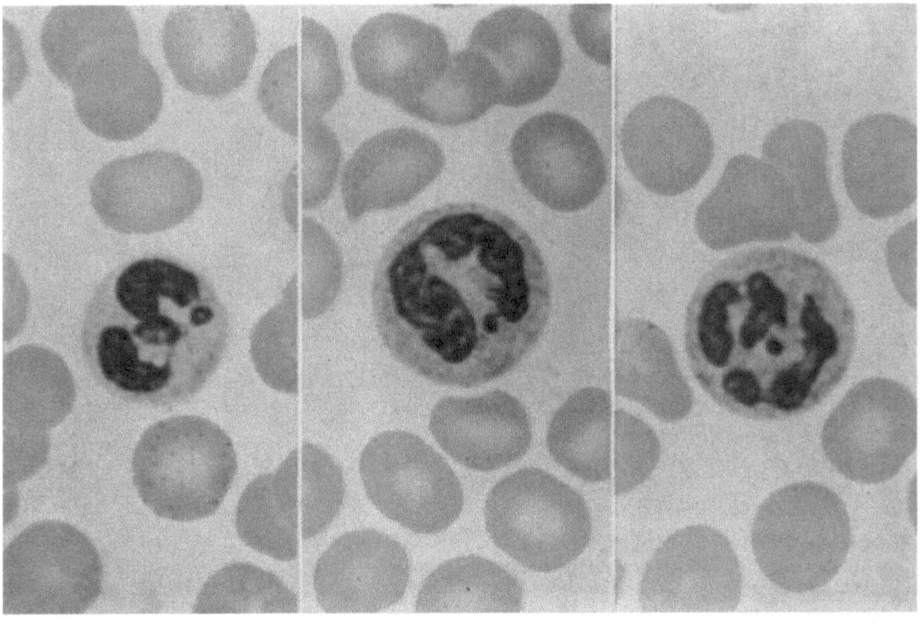

Abb. 78 a–c

A. Diese „drumsticks“ stellen kleine, tropfenförmige Chromatinklümpchen dar (2,3 μ lang, 1,5 μ breit). Sie sind mit dem benachbarten Kernsegment oft nur durch eine dünne fadenförmige Brücke verbunden. Bei Frauen sieht man diese „drumsticks“ etwa an jedem 30. bis 40. segmentkernigen Neutrophilen *(Dihlmann, Kosenow, Peiper und Oehme* u. a.*)*. 6 und mehr Trommelschlägelformen auf 500 ausgezählte segmentkernige Neutrophile beweisen nach *Davidson und Smith*, daß der Ausstrich von einem weiblichen Individuum stammt. *Kosenow* fand durchschnittlich 9/500. Bei Männern werden derartige Kernanhangsgebilde wesentlich seltener gefunden. Die nachfolgend aufgezählten Kernanhänger gelten als geschlechtsunspezifisch und sind scharf abzugrenzen.

B. Ungestielte Knoten- oder Tropfenform („sessile nodules“).

C. Kleine Keulenform < („mikrodrumstick“ = „small club“). Durchmesser < 1 μ. Stift-, Stab- und Fadenformen sind häufig in einer Zelle mehrfach vorhanden.

D. Tennisschlägerform (drumstick mit zentraler Aufhellung = „racket“).

E. Kleines Kernsegment = kleiner Lappen („minor lobe“) ist meistens mit 2 Fäden mit Nachbarsegmenten verbunden.

Zur Auszählung wird ein Leukozytenkonzentrat nach *Klima, Beyreder und Lampar* angefertigt (Methode siehe Seite 252).

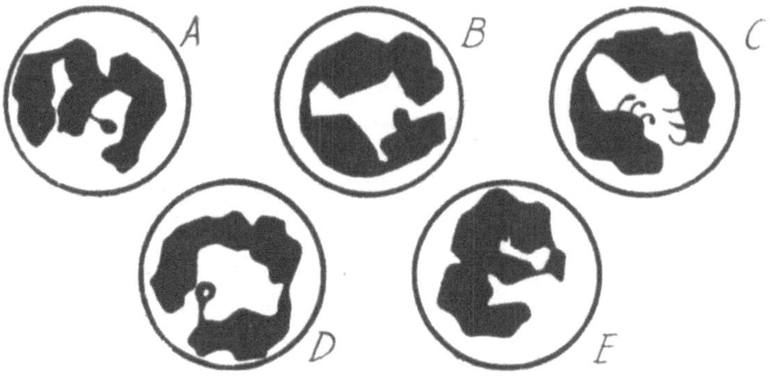

Abbildung 79
Peripheres Blut, *Pappenheim*-Färbung
Chronische myeloische Leukose. In peripheren Blutausstrichen in diesem Fall 70% reifzellige Neutrophile. Links unten: Basophiler Metamyelozyt.

Abbildung 80
Peripheres Blut, *Pappenheim*-Färbung
Chronische myeloische Leukose
Obere Zellreihe von links nach rechts: Eosinophiler Stabkerniger, neutrophiler Promyelozyt, Basophiler mit stark ausgewaschener Granulation, neutrophiler Metamyelozyt, neutrophiler Promyelozyt.
Untere Zellreihe von links nach rechts: Myeloblast, Myeloblast, neutrophiler Stabkerniger.

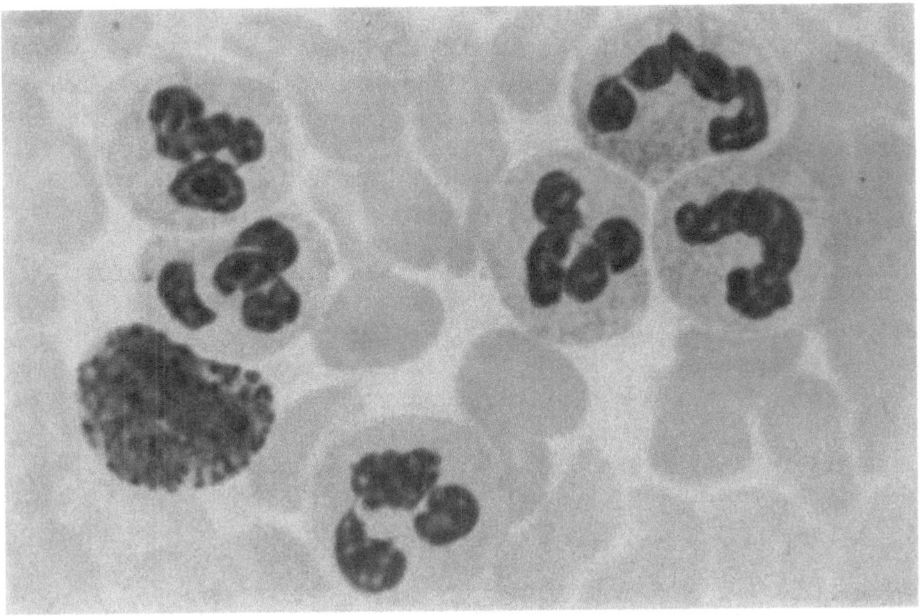

Abb. 79

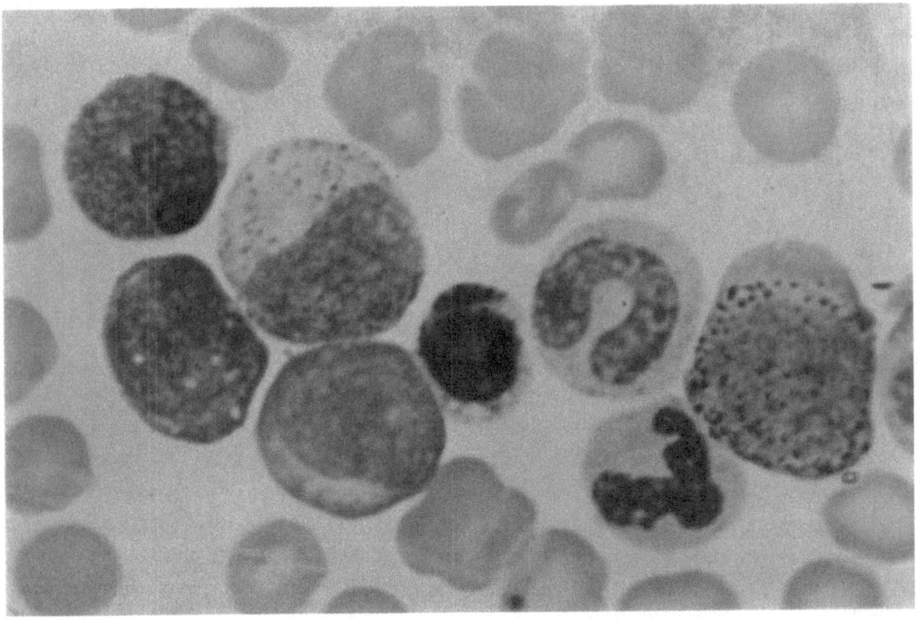

Abb. 80

Reaktive Vermehrung und Verminderung der Neutrophilen im Blut

Die Festlegung von *Normalwerten* für die verschiedenen Leukozytenarten stößt wegen der dazu notwendigen Angabe von Minimal- bzw. Maximalwerten auf Schwierigkeiten. Es folgt eine Zusammenstellung von relativen und absoluten Zahlen der verschiedenen Leukozytenformen.

Wintrobe (1956)	%	Absolute Zahlen Min.	Durchschn.	Max.
Gesamtleukozyten		5000	7000	10000
Neutrophile Metamyelozyten und Stabkernige	3–5	150	300	400
Neutrophile Segmentkernige	54–62	3000	4000	5800
Eosinophile	1–3	50	200	250
Basophile	0,0–0,75	15	25	50
Lymphozyten	25–33	1500	2100	3000
Monozyten	3–7	285	375	500

Heilmeyer (1955)				
Gesamtleukozyten		3500	5250	7000
Neutrophile Metamyelozyten	0–1	0	50	100
Neutrophile Stabkernige	2–5	100	300	500
Neutrophile Segmentkernige	50–67	2500	4600	6700
Eosinophile	1–4	50	225	400
Basophile	0–1	0	50	100
Lymphozyten	30–40	1500	2250	3000
Monozyten	4–8	200	500	800

Abbildung 81
Peripheres Blut, *Pappenheim*-Färbung
Chronische myeloische Leukose
Mittlere Zellreihe von links nach rechts: Myeloblast, Myeloblast, neutrophiler Promyelozyt II, Promyelozyt I.
Untere Zellreihe von links nach rechts: Neutrophiler Promyelozyt II, neutrophiler Stabkerniger.

Abbildung 82
Peripheres Blut, *Pappenheim*-Färbung
Chronische myeloische Leukose
Obere Zellreihe von links nach rechts: Neutrophiler Myelozyt (Kern nur teilweise sichtbar), neutrophiler Myelozyt, neutrophiler Promyelozyt, Erythroblast, Myeloblast, neutrophiler Segmentkerniger; darunter: Neutrophiler Stabkerniger und doppelkerniger Erythroblast. Im peripheren Blut dieses Falles unter 250000 kernhaltigen Zellen 45000 Erythroblasten/mm³.

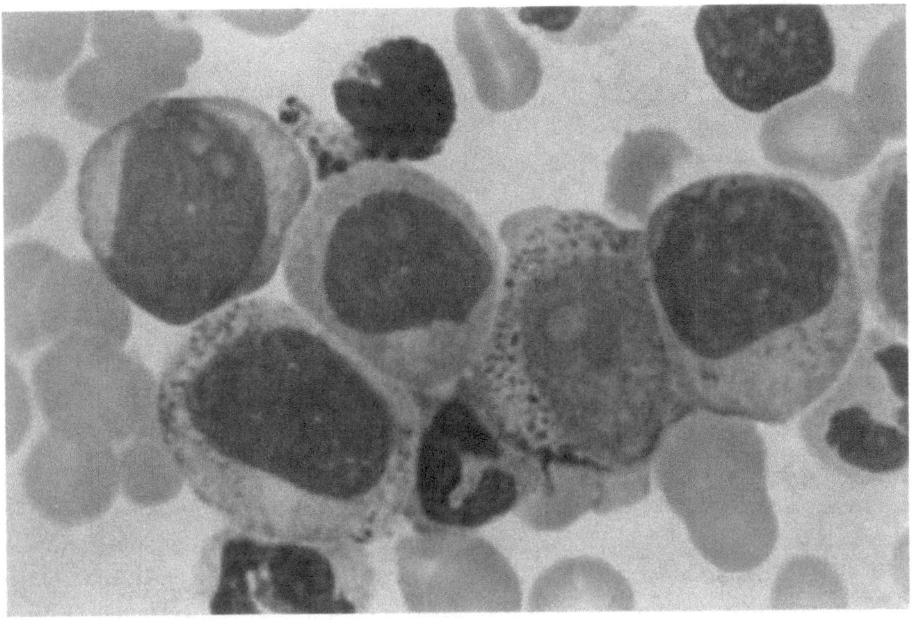

Abb. 81

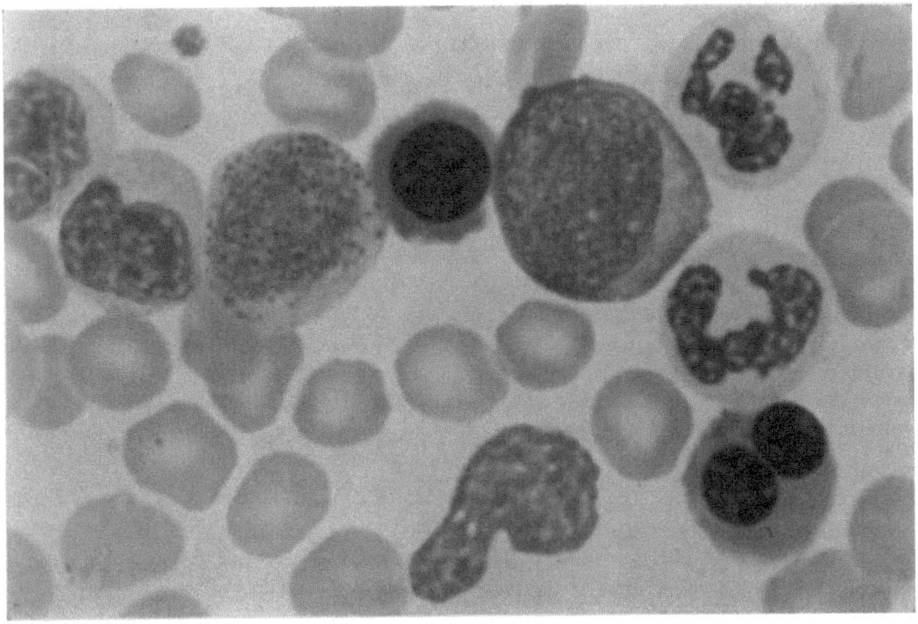

Abb. 82

Wacholder und Kuhnke (1955)	%	Absolute Zahlen		
		Min.	Durchschn.	Max.
Gesamtleukozyten		3900	6120	8250
Neutrophile Stabkernige	0,5–6,75	20	100	270
Neutrophile Segmentkernige	44–68	1800	3540	5050
Eosinophile	0,5–7,25	30	160	340
Basophile	–	–	–	–
Lymphozyten	20–40	1060	1760	3000
Monozyten	3,5–10,5	150	440	800

Schulten ist zudem der Ansicht, daß selbst einmalige Gesamtleukozytenwerte im Blut zwischen 4500 als Minimalwert und 11000 maximal „nur als verdächtig" anzusehen sind und weiterhin kontrolliert werden müssen.

Die Auszählungen der verschiedenen Leukozytenarten im strömenden Blut haben sich nach dem Vorschlage *Schillings* allgemein in Form des *Hämogramms* eingebürgert. Dabei wird die Differenzierung der Eosinophilen, Basophilen, Lymphozyten und Monozyten mit der Aufschlüsselung der verschiedenen Reifestadien der Neutrophilen verbunden. Da im Hämogramm die Stabkernigen rubrikmäßig links neben den Segmentkernigen stehen, hat sich bei einer Vermehrung der Stabkernigen der Terminus „Linksverschiebung der Neutrophilen" ergeben. Die Angaben im Hämogramm erfolgen in Prozentwerten. Diese Relativwerte bedeuten eine wesentliche Vereinfachung in der Praxis. Einen zuverlässigen Überblick über die morphologischen Verhältnisse im Blut können allein Absolutzahlen geben.

Die reaktive Vermehrung der Neutrophilen im Blut über $10000/mm^3$ hinaus ist als *Neutrophilie* zu bezeichnen, doch sind allgemeinere Ausdrücke „Granulozytose" oder „Leukozytose" (besser: neutrophile Leukozytose) oft geläufiger, jedoch ungenau.

Abbildung 83
Iliakalmark, Nativpräparat (Phasenkontrastoptik)
Chronische myeloische Leukose
Oberste Zellreihe von links nach rechts: Neutrophiler Metamyelozyt, neutrophiler Myelozyt, neutrophiler Metamyelozyt, neutrophiler Stabkerniger, neutrophiler Myelozyt.
Linke untere Bildhälfte: 2 neutrophile Myelozyten; darüber: 1 eosinophiler Myelozyt.
Rechte untere Bildhälfte: Neutrophile Stab- und Segmentkernige, teilweise Bewegungsformen.

Abbildung 84
Iliakalmark, Nativpräparat (Phasenkontrastoptik)
Chronische myeloische Leukose
Obere Zellreihe von links nach rechts: Neutrophiler Myelozyt, neutrophiler Segmentkerniger (teilweise abgeschnitten), neutrophiler Segmentkerniger, neutrophiler Segmentkerniger, neutrophiler Myelozyt (Riesenform).
In Zellmitte: Myeloblast mit hellem Zellkern und mehreren Kernkörperchen.

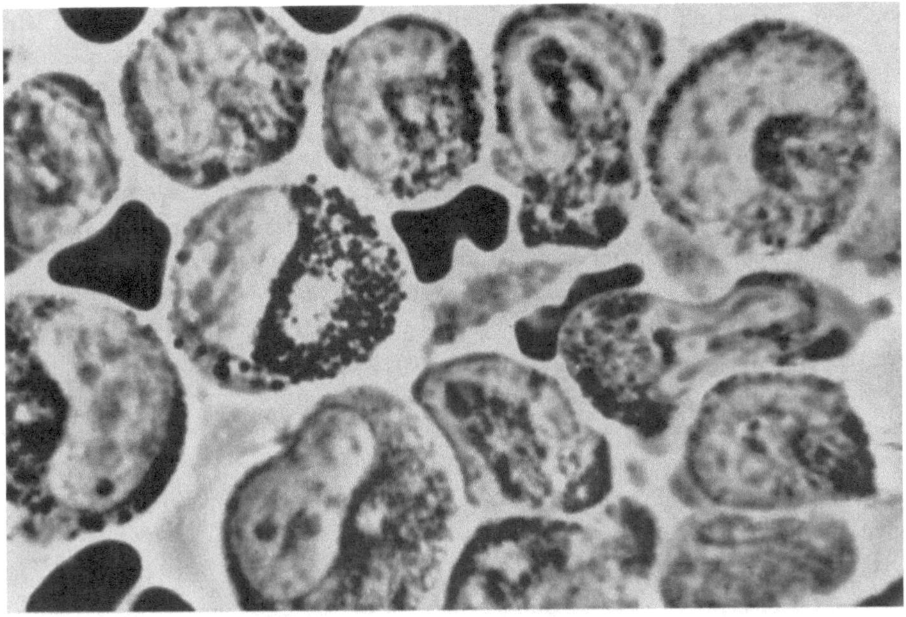

Abb. 83

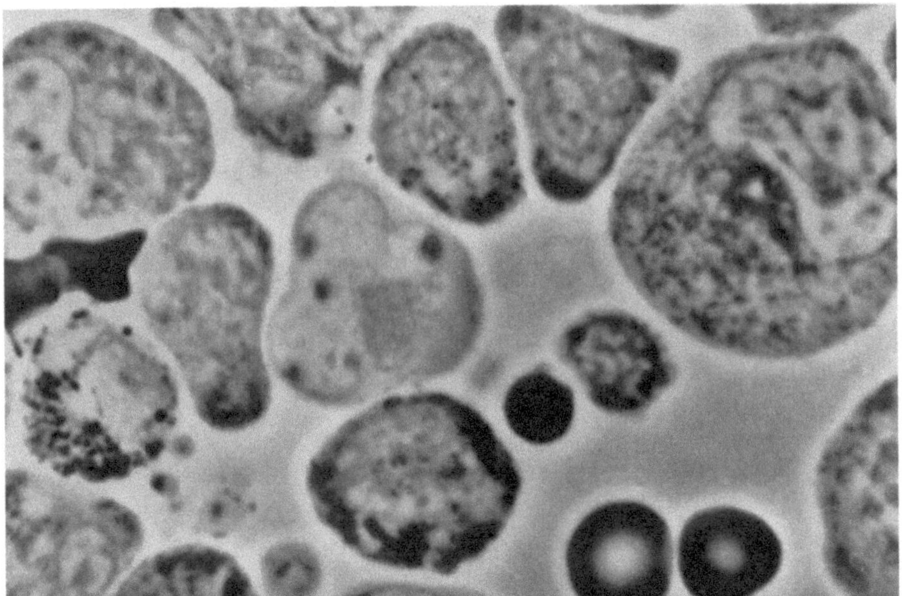

Abb. 84

Trotz laufender Produktion und gleichzeitigen Verbrauchs der Neutrophilen wird unter physiologischen Bedingungen ihre Zahl weitgehend konstant gehalten. Angebliche Tagesschwankungen der Neutrophilen durch Verdauung, Hautreize und körperliche Arbeit wurden bisher vorwiegend durch eine Regulation ihrer Verteilung im Gefäßsystem erklärt *(E.F. Müller)*. Das „sticking-phaenomen" *(Wood)* läßt auch andere Erklärungen zu. Eine deutliche reaktive Neutrophilenvermehrung im Blut ist stets Folge einer verstärkten Einwanderung reifer Zellelemente aus dem Markorgan. Tagelang anhaltend ist dies auch ein Zeichen einer vermehrten Produktion mit Vermehrung neutrophiler Metamyelozyten und Stabkerniger. Durch die Untersuchungen von *Hoff*, *Komija* u. a. ist bewiesen, daß der Nachschub der zellulären Blutbestandteile vom vegetativen Nervensystem reguliert wird. *Schilling* richtete als erster die Aufmerksamkeit auf die gesetzmäßige Regulierung des Blutbildes als Reaktion des Organismus auf verschiedenartigste Reize. Die Veränderungen der absoluten Leukozytenwerte und der in relativen Zahlen angegebenen Werte der verschiedenen weißen Blutzellen im Hämogramm wurden von *Schilling* kurvenmäßig registriert und führten zur Aufstellung der „biologischen Leukozytenkurve", die sich folgendermaßen aufgliedert:

a) Eine kurze, schwankende und ungleiche Vorphase,

b) eine neutrophile lympho- und eosinopenische (Kampf-) Phase I,

c) eine monozytäre (Abwehr- oder Überwindungs-) Phase II,

d) eine lymphozytär-eosinophile (Heil-) Phase III.

Die im Rahmen des Adaptationssyndroms ablaufenden zellulären Blutveränderungen *(Dalton und Selye)* entsprechen vollkommen diesen lange bekannten Regeln der biologischen Leukozytenkurve, die auch mit der vegetativen Gesamtumschaltung nach *Hoff* vergleichbar ist.

Noch innerhalb reaktiver Neutrophilenvermehrungen sind Werte von 15000 bis 25000/mm³, aber auch höhere Werte wie 40000/mm³ nicht ungewöhnlich. Gelegent-höhere Zahlen ergeben ein leukämieähnliches Bild (leukämoide Reaktion).

Die auslösenden Ursachen einer Neutrophilie sind vielfältig: Akute und chronische, lokalisierte und generalisierte Infektionen, Intoxikationen endogener (Azidose bei

Abbildung 85

Sternalmark, *Pappenheim*-Färbung

Chronische myeloische Leukose

Im gesamten Markausstrich fast kein Fettmark und weitgehender Schwund der Erythropoese bei Wucherung der dichtgedrängten Granulopoese.

Abbildung 86

Peripheres Blut, *Pappenheim*-Färbung

Chronische myeloische Leukose

Linke Bildhälfte: 3 neutrophile Promyelozyten; am linken und oberen Bildrand: Je 1 neutrophiler Myelozyt. In der Mitte der rechten Bildhälfte: 2 Myeloblasten; darunter: 2 neutrophile Stabkernige.

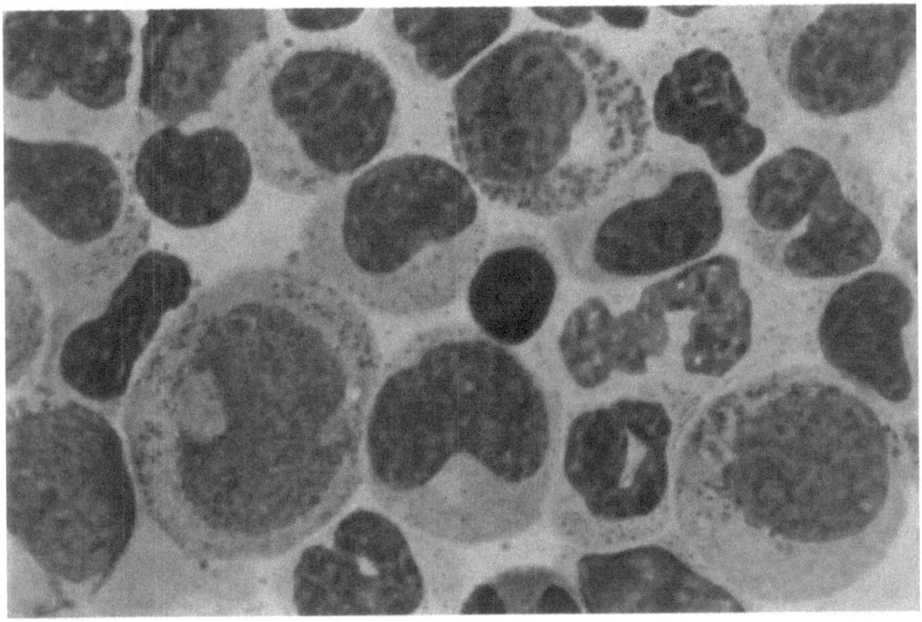

Abb. 85

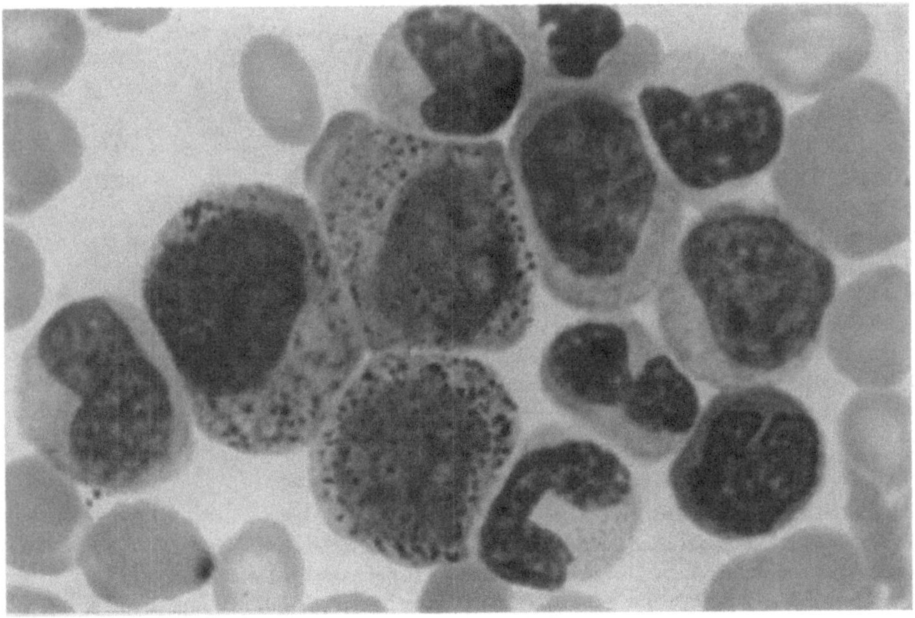

Abb. 86

Urämie und Diabetes mellitus) oder exogener (Chemikalien, Verbrennungen u. a.) Genese, akute Blutungen, postoperative Zustände, Nekrosen (z.B. Herzmuskelinfarkt), Karzinome und Sarkome, plötzliche intra- oder extravasale Hämolyse sind nur wenige Beispiele, die eine reaktive Neutrophilie zur Folge haben.

Die Intensität der neutrophilen Leukozytose kann niemals Maßstab der Schwere einer Erkrankung sein. So gehen toxische Pneumonien gelegentlich mit Neutropenie einher. Bekannt ist auch die Neutropenie (bei Leukopenie) beim Typhus abdominalis und anderen Infektionen der Salmonella-Gruppe. Neutropenien finden sich bei den unbehandelten M.-*Biermer*-Kranken und weisen auf die Reifungsstörung auch im Bereich der Granulopoese hin. Weiterhin sind Neutropenien bei Splenomegalie verschiedenster Ursache (z. B. Leberzirrhose) bekannt, jedoch schwer deutbar (splenopathische Markhemmung?). Auch nach Verabfolgung sogenannter Zystostatika (Stickstoff-Lost, TEM, Urethan u. a.) sind langanhaltende Leukopenien zu erwarten, die ebenfalls nach Einwirkung kurzwelliger Strahlung eintreten.

Wichtig ist bei der Neutropenie stets die grundsätzliche Trennung der beiden pathogenetischen Mechanismen: a) Neubildung im Mark vermindert, Verbrauch in der Peripherie normal, b) Neubildung im Mark normal, Verbrauch in der Peripherie verstärkt.

Zur Unterscheidung echter Knochenmarkschäden und dysregulativer Neutropenien hat sich die Funktionsprüfung der Leukopoese mit gut dosierbaren Lipopolysacchariden als geeignet erwiesen *(J. Heilmeyer)*.

Der Extremfall der Neutropenie bzw. Granulozytopenie stellt die *Agranulozytose* dar.

Abbildung 87

Peripheres Blut, *Pappenheim*-Färbung

Chronische myeloische Leukose

In der linken Bildhälfte: 2 Myeloblasten; daneben, in Bildmitte von oben nach unten: Neutrophiler Metamyelozyt, neutrophiler Myelozyt, basophiler Myelozyt.

In der rechten Bildhälfte: Der neutrophile Promyelozyt mit sehr großem Nukleolus stellt die größte Zelle dieses Ausschnittes dar. An diesen Promyelozyten grenzen 2 neutrophile Stabkernige und 1 neutrophiler Segmentkerniger an.

Abbildung 88

Peripheres Blut, *Pappenheim*-Färbung

Chronische myeloische Leukose

Oberste Zellreihe von links nach rechts: Neutrophiler Myelozyt, neutrophiler Myelozyt, neutrophiler Metamyelozyt, nicht differenzierbare Zelle (Myeloblast?), neutrophiler Metamyelozyt.

Mittlere Zellreihe von links nach rechts: Neutrophiler Metamyelozyt, neutrophiler Myelozyt mit Resten der Promyelozytengranulation, Myeloblast mit Riesennukleolus, neutrophiler Metamyelozyt, neutrophiler Promyelozyt.

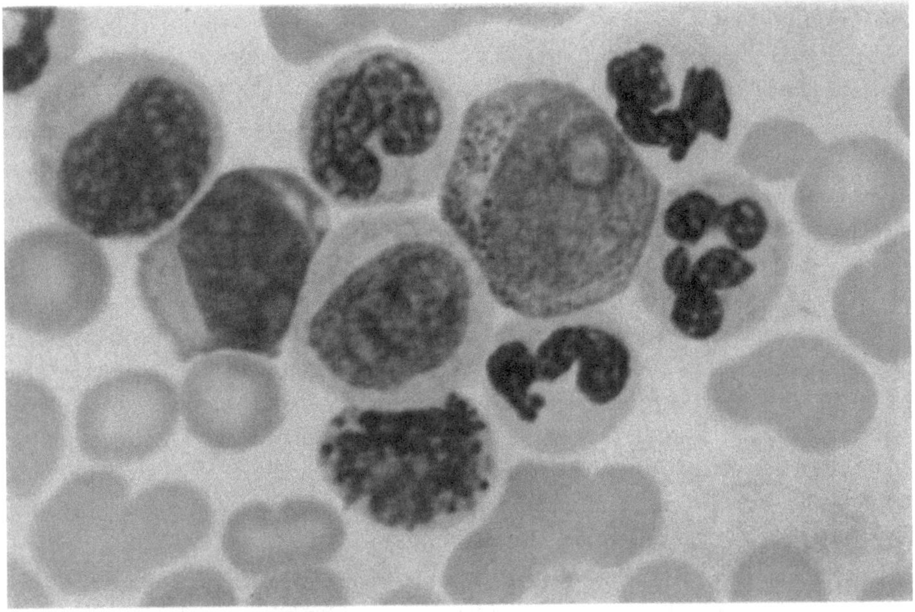

Abb. 87

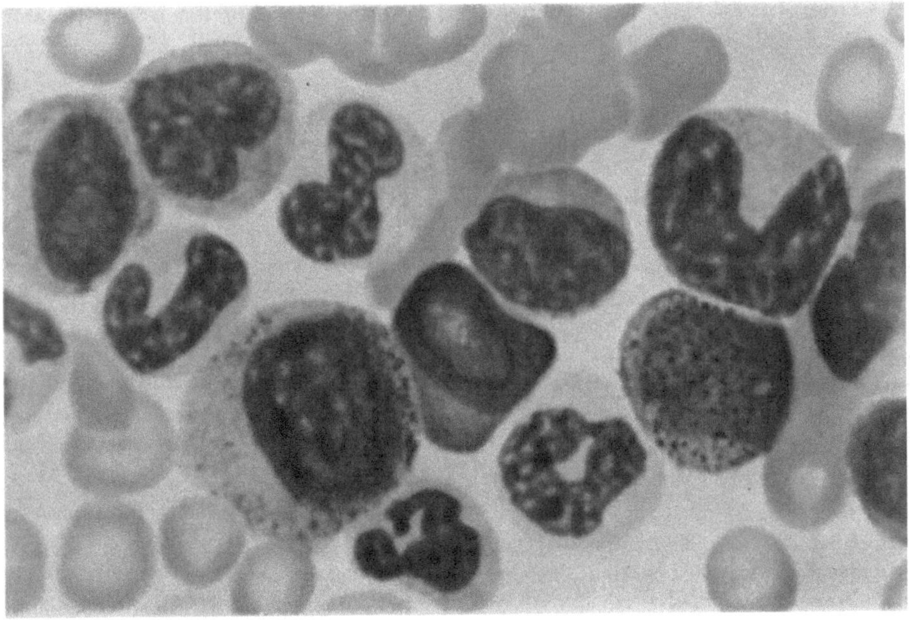

Abb. 88

Die Agranulozytose

Auf dieses vorwiegend akute, seltener subakute oder chronisch auftretende Krankheitsbild hat *W. Schultz* (1938) die Aufmerksamkeit gelenkt. *Moeschlin* hat später den rein toxisch verursachten oder durch Bestrahlung bedingten Agranulozytosen und Granulozytopenien die Gruppe der Immuno-Agranulozytosen und Immuno-Granulozytopenien gegenübergestellt. Bei diesen spielen gegen die Granulozyten gerichtete, im eigenen Organismus gebildete Antikörper eine wesentliche Rolle. Die Sensibilisierung kann durch Medikamente, Bakterien, Viren, Paraproteine, im Verlaufe von Kollagenerkrankungen oder nach Bluttransfusionen auftreten, doch bleiben noch immer eine größere Reihe von akuten Agranulozytosen ätiologisch ungeklärt. Die Wirkung der sich bildenden Leukozyten-Agglutinine richtet sich in erster Linie gegen die Zellen des strömenden Blutes, so daß bei einem ungewöhnlich starken Verbrauch in der Peripherie sehr rasch eine Hyperplasie der Granulopoese im Knochenmark eintritt. Im Markorgan ist in diesem Stadium eine eindrucksvolle Vermehrung der Promyelozyten sowie der Plasmazellen festzustellen (Promyelozytenmark bei Agranulozytose; siehe Abb. 59).

Vielleicht liegt die wesentliche Ursache der oft zu beobachtenden „Leere des Knochenmarks" bei den Agranulozytosen letztlich in der Erschöpfung der Blutbildungsstätten durch die starke Belastung einer anhaltenden, übermäßigen Granulozytenproliferation. Oft herrscht jedoch zytomorphologisch eher der Eindruck einer Reifungshemmung der Granulopoese vor. Klinisch ist das Krankheitsbild durch das Zusammenbrechen des zellulären Abwehrmechanismus, vorwiegend in Form schwerster Infektionen der Schleimhäute, besonders im Bereich des stark keimbesiedelten Magendarmkanals, gekennzeichnet.

Abbildung 89a, b

Peripheres Blut, Nativpräparat (Phasenkontrastoptik)

Chronische myeloische Leukose

a) Neutrophiler Myelozyt.

b) Obere Zelle: Atypische Kernform eines Metamyelozyten mit zentralem Zytozentrum; darunter: 3 neutrophile Myelozyten unterschiedlicher Reife. Kräftige Kernmembran, schollige Chromatinsubstanz, deutliche Kernkörperchen, reichliche Zytoplasmagranulation.

Abbildung 90

Sternalmark, Nativpräparat (Phasenkontrastoptik)

Chronische myeloische Leukose

In Bildmitte: Proerythroblast mit großem rundem Kern und teilweise bandförmigen Kernkörperchen. Um diese Zelle 4 neutrophile Myelozyten, teilweise mit vorzeitig beginnender Kernkerbung als Ausdruck der Reifestörung.

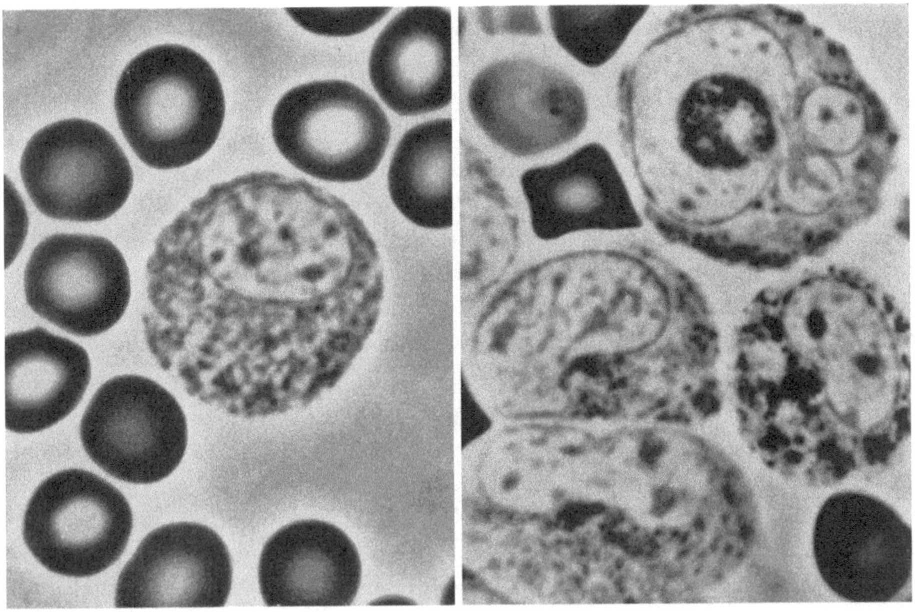

Abb. 89a, b

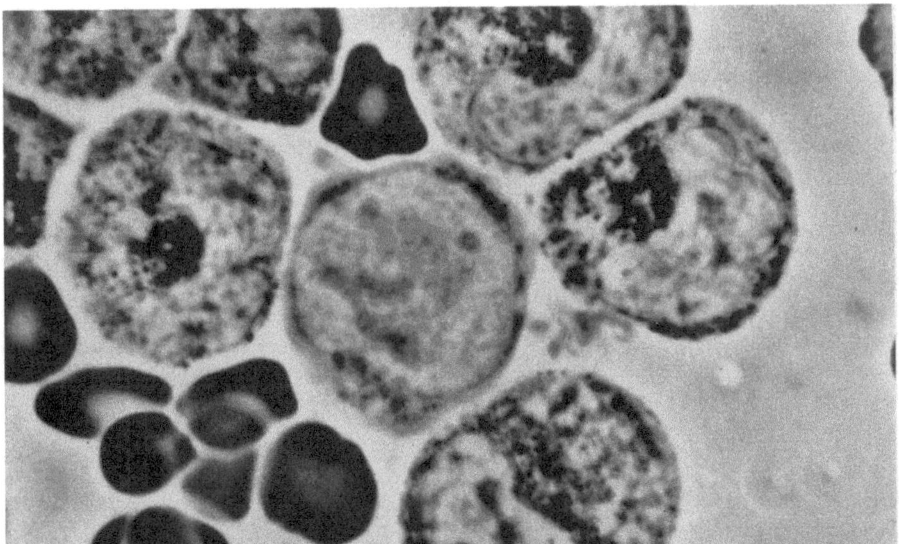

Abb. 90

Die chronische myeloische Leukose (Abb. 79 bis 94 und 118)

Der Krankheitsbegriff „Leukämie“ stammt von *Virchow*, der bereits eine lympathische und eine lienale Form unterschied. Schon *Cohnheim* stellte fest, daß es nicht so selten „Leukämien ohne leukämisches Blutbild“ gibt. Der korrekte Ausdruck „Leukose“ wurde durch *Rohr* eingeführt. Ihm wird erklärend als Adjektiv aleukämisch (qualitativ und quantitativ *kein* Hinweis für das Vorliegen einer Leukose im Blut), subleukämisch (qualitativ, aber nicht quantitativ Hinweis für das Vorliegen einer Leukose im Blut) oder leukämisch zugefügt. Für die Klassifizierung der Leukosen wird einmal die Verlaufsdauer (chronisch oder akut), zum anderen der vorherrschende Zelltyp (myeloische, lymphatische oder Paraleukoblastenleukose) benutzt.

Das *Wesen der Leukosen* ist heute noch immer heftig umstritten. Der Auffassung der Leukose als hyperplastische Systemerkrankung bzw. systematisierte Hyperplasie steht die Lehre von der Leukose als maligne Neoplasie, als „Blutkrebs“ gegenüber. In die Reihe der „Hyperplasien mit Neubildung“ waren die Erkrankungen schon durch *Virchow* eingeordnet worden. Die Wucherung der Blutzellen mit autonomem Wachstum, die funktionelle Minderwertigkeit und die morphologischen Abnormitäten der leukotischen Zellen sowie der progressive Charakter der Erkrankung bis zum unaufhaltsamen Ende werden als wesentliche Gründe für die Tumornatur der Leukosen angeführt, zu denen die Ergebnisse der experimentellen Leukoseforschung der jüngsten Zeit kommen.

Da eine gleichzeitige maligne Entartung eines ganzen Zellsystems bisher nicht bekannt ist, bliebe der leukotische Prozeß entsprechend unserer heutigen Vorstellung demnach an *eine* Zelle geknüpft, die eine Entdifferenzierung im Sinne der Malignität erfährt. So spricht vieles dafür, daß die myeloische Leukose stets von einem einzigen Zellstadium, dem Myeloblasten ausgeht *(Lenaz, Piney)*. Dementsprechend sind auch bei den Leukosen die morphologischen und funktionellen Momente im Sinne der von *Rössle* postulierten „Stufen der Malignität“ von dem Grade der Anaplasie der Stammzelle abhängig.

Abbildung 91
Peripheres Blut, *Pappenheim*-Färbung
Chronische myeloische Leukose
Obere Zellreihe von links nach rechts: Neutrophiler Myelozyt (Zelle nur teilweise im Bild), neutrophiler Stabkerniger, neutrophiler Metamyelozyt, neutrophiler Myelozyt, neutrophiler Metamyelozyt, basophiler Promyelozyt; darunter: Neutrophiler Promyelozyt I.
In Bildmitte: Neutrophiler Myelozyt in Mitose (Anaphase).

Abbildung 92
Peripheres Blut, *Pappenheim*-Färbung
Chronische myeloische Leukose
In Bildmitte: 3 Myeloblasten, davon der untere in beginnender Teilung (Prophase).
Linke Bildseite: Neutrophiler Promyelozyt I.
Rechte Bildseite: 2 neutrophile Segmentkernige; darunter: Neutrophiler Metamyelozyt und Erythroblast.

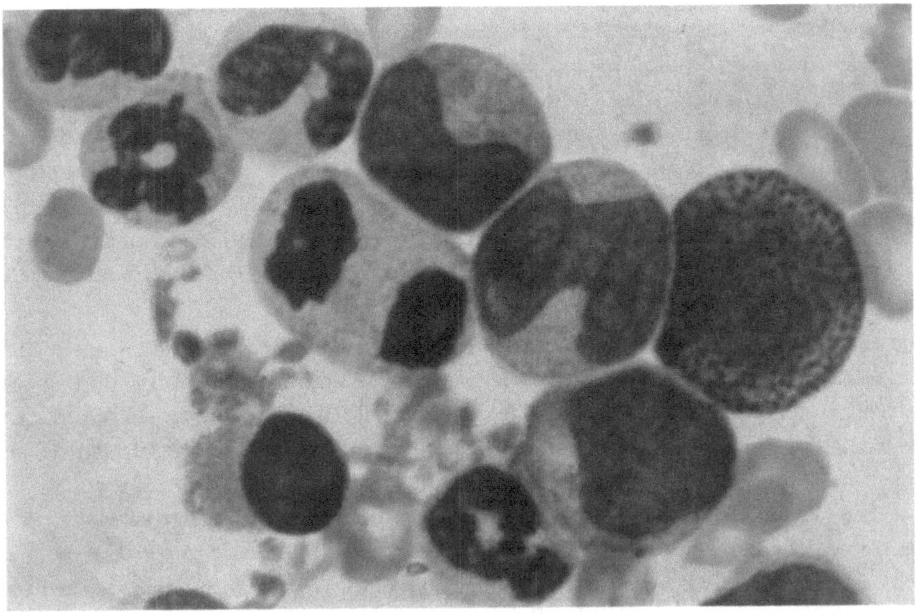

Abb. 91

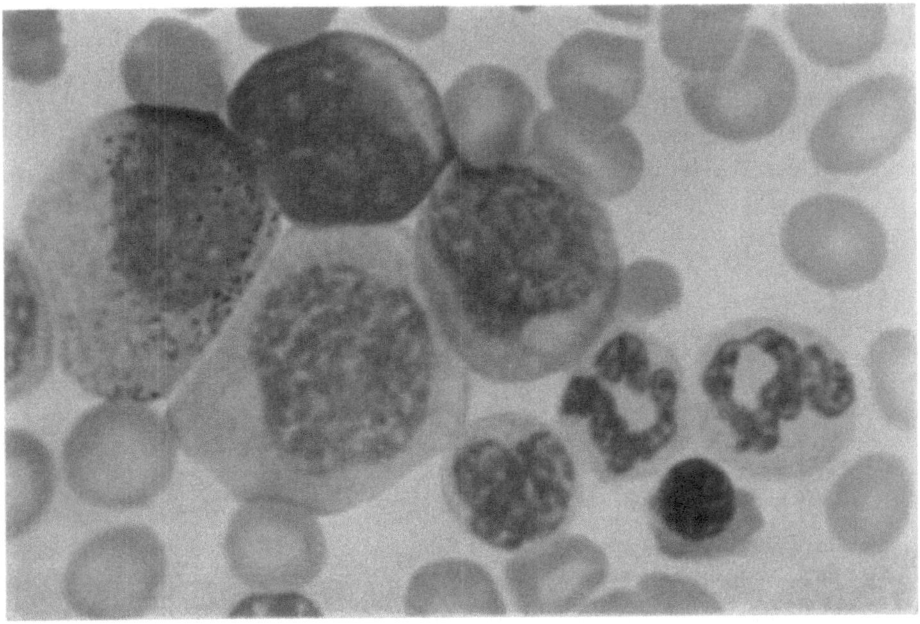

Abb. 92

Die myeloischen Leukosen mit fast ungestörter Ausreifungstendenz zu leidlich funktionstüchtigen Granulozyten treten klinisch bei einem Verlauf von 2 bis 5 Jahren als *chronische* Leukosen in Erscheinung. Leukoseformen, bei denen die Entdifferenzierung so stark ist, daß morphologisch starke Atypien zu beobachten sind und diese Zellen auch keine Möglichkeit zur Ausreifung besitzen, weisen vorwiegend einen *akuten* Verlauf von Wochen oder Monaten auf. Der Ausdruck „Paraleukoblasten" *(Rohr)* für derartige anaplastische Zellen soll ausdrücken, daß zytomorphologisch eine sichere Einordnung in die Reihen der Granulo-, Lympho- oder Monozytopoese nicht immer möglich ist.

Die *Häufigkeit der Leukosen* hat in den Jahren nach 1945 erheblich zugenommen. An dieser Zunahme sind sowohl akute wie chronische Verlaufsformen beteiligt. Nach U. S. Vital Statistics, U. S. Dept. of Health, wird der Anstieg der Leukosen in den letzten 10 Jahren in den USA mit 100% angegeben. In den Geschwulststatistiken stehen die Leukosen an 4. bis 5. Stelle. In den meisten Kliniken kommen etwa 50 bis 200 Leukosepatienten auf 10000 Kranke. Statistiken über die relative Häufigkeit der verschiedenen Leukoseformen hatten unterschiedliche Ergebnisse. Eine große Leukosesammelstatistik, die durch eine Umfrage von *Guasch* an zahlreiche Hämatologen der Welt entstand, gibt die *Relation der verschiedenen Formen* von 4705 Leukosen folgendermaßen wieder.

Weltumfrage *(Guasch)*	Chronische Lymphadenose	Chronische Myelose	Akute Leukose
4705 Leukosen	1053	1204	2448
(Grobe Verhältniszahlen:	1	1	2)

Das Verhältnis der männlichen zu den weiblichen Kranken beträgt bei der chronischen Lymphadenose etwa 3:1, bei der chronischen Myelose und der akuten Leukose 1:1. Die akuten Verlaufsformen dominieren in den jüngeren Lebensjahren. Von den

Abbildung 93
Peripheres Blut, *Pappenheim*-Färbung
Chronische myeloische Leukose, Myeloblastenschub
Linke Bildseite: 3 Myeloblasten und 1 neutrophiler Stabkerniger.
Rechte Bildseite: obere Zellreihe von links nach rechts: Neutrophiler Myelozyt, neutrophiler Metamyelozyt, neutrophiler Stabkerniger.
Rechte Bildseite, unten: Neutrophiler Promyelozyt; darunter: Neutrophiler Segmentkerniger.

Abbildung 94
Peripheres Blut, Peroxydasefärbung nach *Graham*
Chronische myeloische Leukose
Rechts oben: 2 peroxydase-negative Myeloblasten. Alle anderen Zellen der Abbildung sind peroxydase-positiv (Promyelozyten bis Segmentkernige).

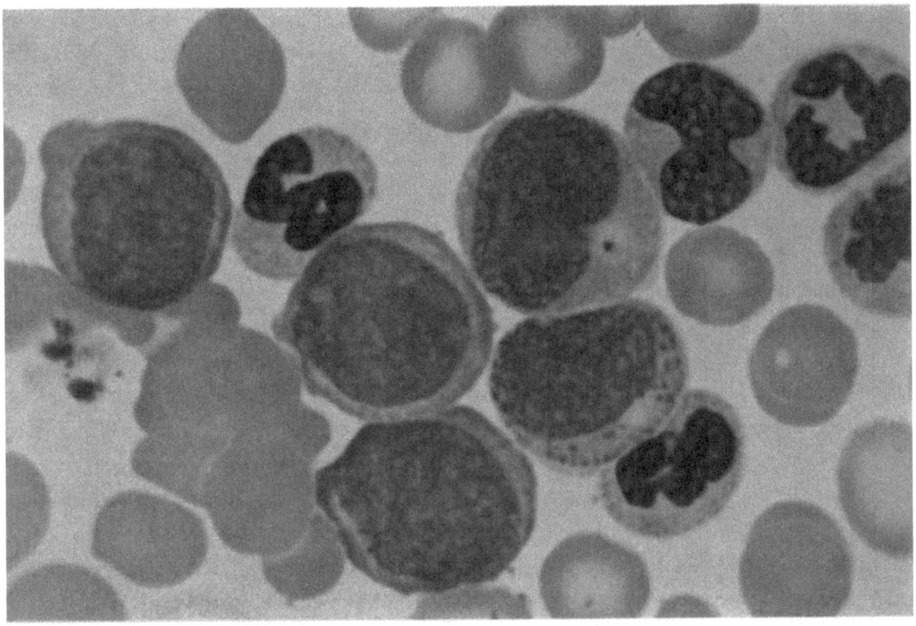

Abb. 93

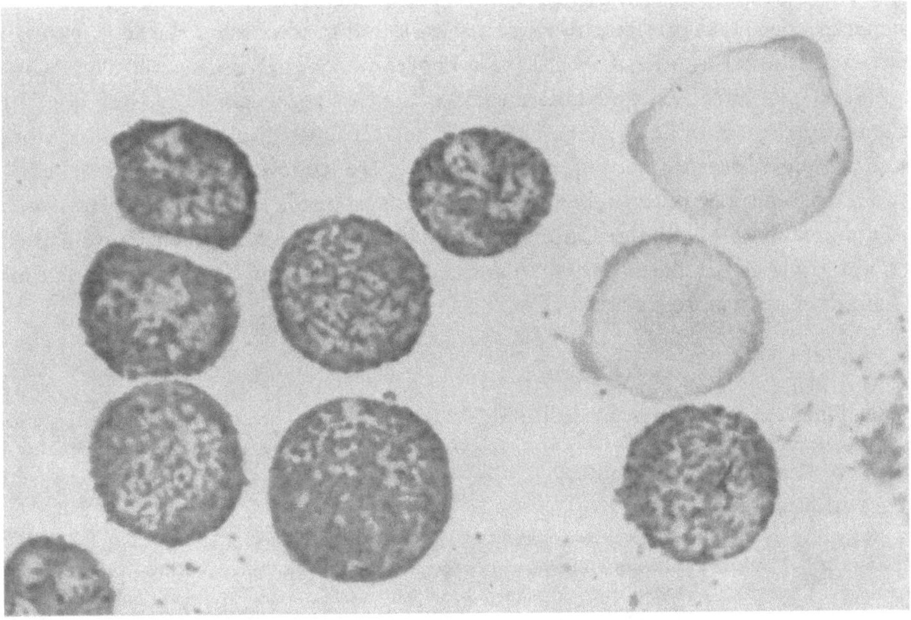

Abb. 94

chronischen Myelosen sind die mittleren Altersklassen stärker befallen als die älteren Jahrgänge, die mehr von der chronischen Lymphadenose betroffen sind. Im Alter über 60 Jahre ist die lymphatische Leukose 2- bis 3mal so häufig wie die chronische Myelose *(Hennemann und Döring)*.

Rückschlüsse auf die *Pathogenese* können aus den bisher mitgeteilten Einzelfällen von familiären Leukosen im Hinblick auf die Erblichkeit wegen ihrer kleinen Zahl nicht gezogen werden *(Videbaek, Guasch, Stobbe)*. Die statistische Erbforschung und die Zwillingsforschung haben bekanntlich auch für die Erblichkeit des Krebses bisher zu keinem befriedigenden Ergebnis geführt. In letzter Zeit lenkten die exogenen leukoseerzeugenden Faktoren die Aufmerksamkeit auf sich. Zunahme der Leukosen in Atombombenabwurfgebieten, vermehrte Erkrankungsfrequenz bei Röntgenärzten und im Gefolge chronischer Strahlenkrankheiten sollten noch mehr auf die Notwendigkeit einer Strahlenprophylaxe hinweisen. An mehreren unserer Leukosepatienten waren in früheren Jahren 50 und mehr (!) Röntgenuntersuchungen durchgeführt worden. Die experimentelle Leukoseforschung gab durch die gelungenen Übertragungen von Leukosen mit zellfreien Filtraten auch bei Säugetieren neue Gesichtspunkte. So gelang *Groß* die diaplazentare Übertragung des leukoseerregenden Agens von Generation zu Generation („vertikale Übertragung" onkogener Viren?). *Graffi* erzeugte durch Verimpfung zellfreier Sarkomfiltrate myeloische Leukoseformen (Chloroleukämien), die sich weiter verimpfen ließen, so daß ein endogen entstandenes virusartiges Agens (Mitochondrien- oder Mikrosomen-Mutationen?) in Betracht gezogen wird.

Bei der *chronischen myeloischen Leukose* (chronische Myelose) liegt eine progressive Wucherung der Granulozyten im Knochenmark und in wechselnd starkem Ausmaß auch extramedullär in Milz, Leber, Lymphknoten und weiteren Organen vor. Während *Rohr* stets einen extramedullären leukotischen Prozeß als Voraussetzung für ein leukämisches Blutbild fordert, ist *Fresen* auf Grund pathologisch anatomischer Untersuchungen der Auffassung, daß extramedulläre leukotische Herde nicht regelhaft ein leukämisches Blutbild bedingen. Die Milzgröße als summarischer Ausdruck der extramedullären Kolonisation und die durchschnittliche Krankheitsdauer weisen zwar ein gewisses paralleles Verhalten auf, jedoch ist die Krankheitsdauer ohne Einfluß auf die Erscheinungsform *(Fresen)*.

Abbildung 95

Peripheres Blut, *Pappenheim*-Färbung

Unreifzellige Leukose. Zahlreiche annähernd gleichförmige Paraleukoblasten mit schmalem, granulafreiem, basophilem Zytoplasmasaum, großem rundem, relativ lockerem Kern, in dem sich 2 bis 4 große, helle Kernkörperchen befinden.

Abbildung 96

Peripheres Blut, Nativpräparat (Phasenkontrastoptik)

Unreifzellige Leukose. Die polymorphen Zellen enthalten reichlich Granula, die hier nur phasenoptisch nachweisbar sind und sich färberisch auch mit Peroxydasereaktion nicht darstellen. In den hellen, unregelmäßig geformten Kernen 2 bis 4 runde, große Kernkörperchen. In einem Paraleukoblasten (rechts oben) einzelnes *Auer*-Stäbchen.

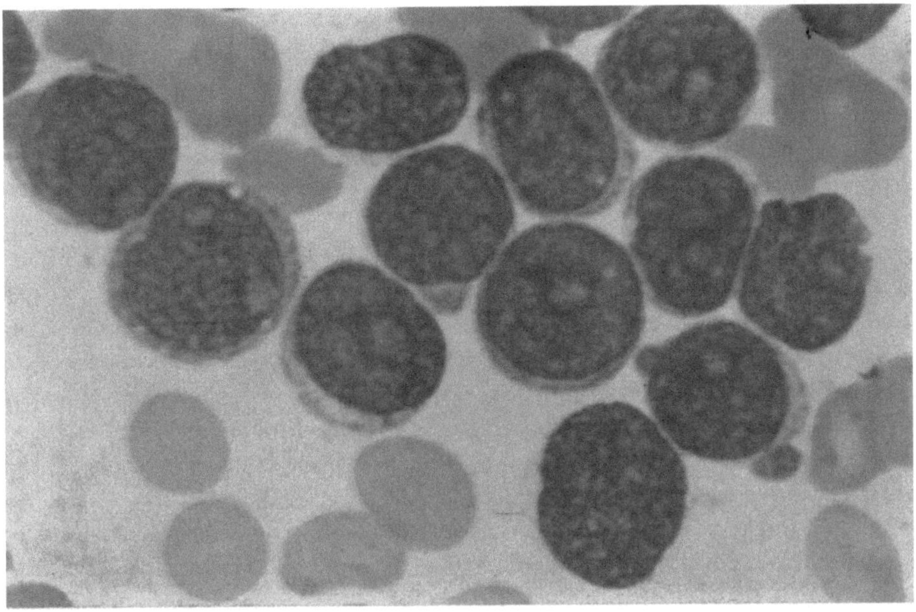

Abb. 95

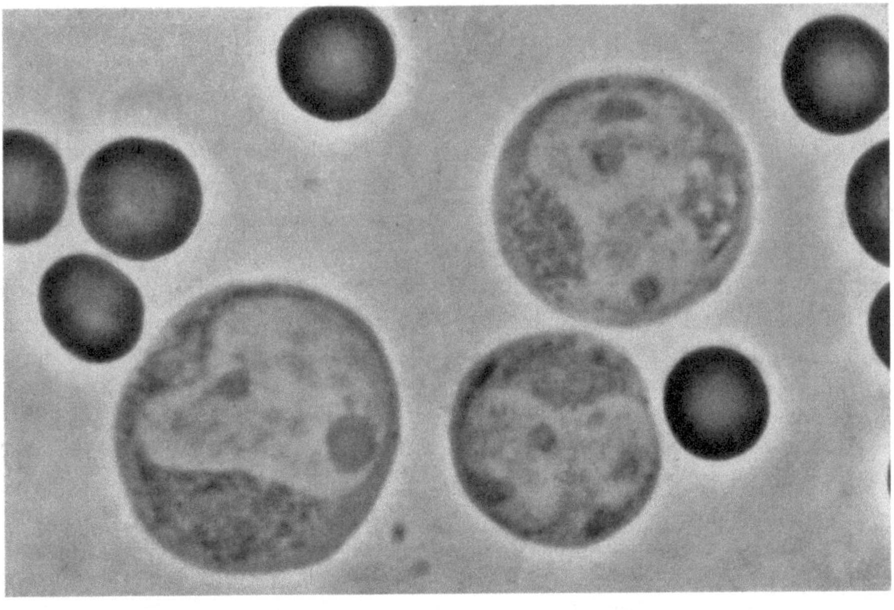

Abb. 96

Klinisch steht eine große Milz, die nicht selten bis in den Unterbauch reicht, im Vordergrund, während Lebervergrößerung und Lymphknotenschwellungen nicht so eindrucksvoll wie bei der chronischen Lymphadenose sind. Zunehmende Infektabwehrschwäche, rapide Gewichtsstürze, Auftreten vermehrter Myeloblasten im peripheren Blut (sogenannter terminaler Myeloblastenschub) und Blutungsbereitschaft sind sichere Anzeichen dafür, daß die Erkrankung in das Endstadium eingetreten ist.

Vom Knochenmark werden sehr zellreiche Ausstriche erhalten. In ihnen liegt überwiegend Granulopoese vor. Gegenüber dem normalen Knochenmarkbild ist im weiteren Verlauf der Erkrankung immer wieder eine Verschiebung zugunsten der unreiferen Zellen festzustellen. In fortgeschrittenen Fällen tritt eine Reduktion der anderen Knochenmarkzellsysteme einschließlich des Fettmarkes auf. Der charakteristische starke Zellreichtum des Markorgans an Granulozyten wird gerade bei aleukämischen und subleukämischen Verlaufsformen diagnostisch hinweisend sein können und schließt eine Osteomyelosklerose aus. Myeloische (reversible) Reaktionen im Verlauf akuter Infekte sind differentialdiagnostisch besonders in den Anfangsstadien einer chronischen Myelose gelegentlich im Knochenmarkbild schwer abzugrenzen.

Im peripheren Blut ist ein subleukämisches oder aleukämisches Verhalten bei der chronischen myeloischen Leukose seltener als bei unreifzelliger und chronischer lymphatischer Leukose zu beobachten. Die leukämischen Verläufe gehen oft mit ausgeprägter „Weißblütigkeit" einher ($>$ 300000/mm³). Auch in den Anfangsstadien werden im Differentialblutbild stets schon Myelozyten und Promyelozyten registriert. Eosinophile und Basophile sind meistens absolut vermehrt, während sich Lymphozyten und Monozyten uncharakteristisch verhalten. Thrombozyten- und Erythrozytenwerte liegen oft über längere Zeit, manchmal sogar über mehrere Jahre, in normaler Höhe.

Morphologische und funktionelle Differenzierungsmerkmale der Zellen der chronischen myeloischen Leukose gegenüber normalen Zellen wurden erst in letzter Zeit ausgearbeitet. Dabei sind die morphologischen Kennzeichen nicht sehr eindrucksvoll. *Remy* hat auf Grund der Feststellung der Durchmesserwerte reifer Granulozyten (in Verteilungskurven analog den *Price-Jones*-Kurven der Erythrozyten) eine Verkleinerung des normalen Neutrophilendurchmessers von 13,9 μ auf 12,5 μ bei den Zellen der chronischen Myelose festgestellt. Diese Veränderung führt *Remy* auf zytogenetische

Abbildung 97

Peripheres Blut, *Pappenheim*-Färbung

Unreifzellige Leukose. Mehrere Paraleukoblasten uniformen Aussehens. Unter ihnen 1 basophiler Myelozyt. Linke obere Bildecke: Lädierte Zelle.

Abbildung 98a, b

Peripheres Blut, Nativpräparat (Phasenkontrastoptik)

Unreifzellige Leukose. Zellkerne der Paraleukoblasten unregelmäßig geformt, oftmals eingekerbt. Kräftige Kernmembran und runde, teilweise ausgezogene Kernkörperchen. Dichte Granulation im Zytoplasma.

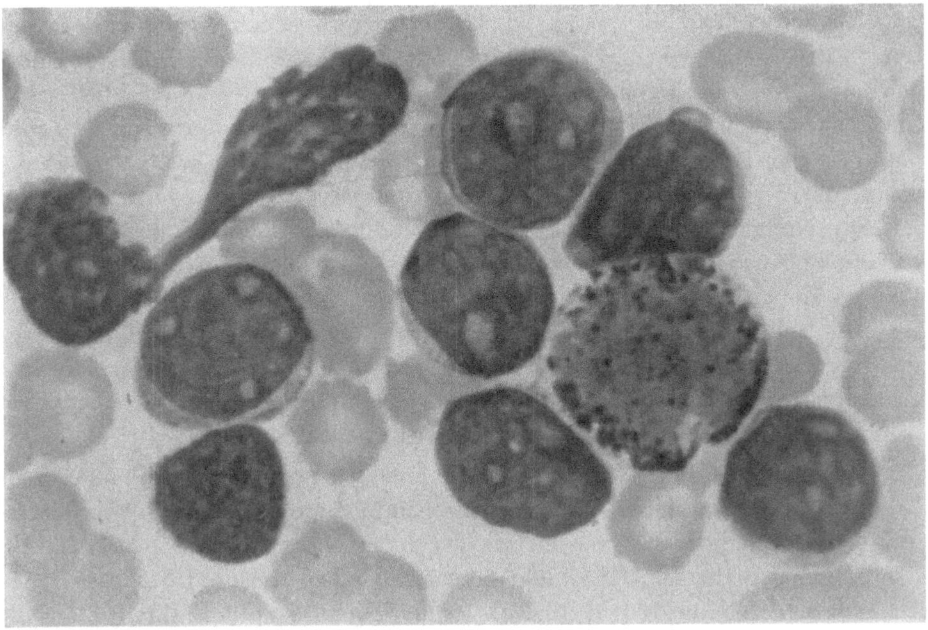

Abb. 97

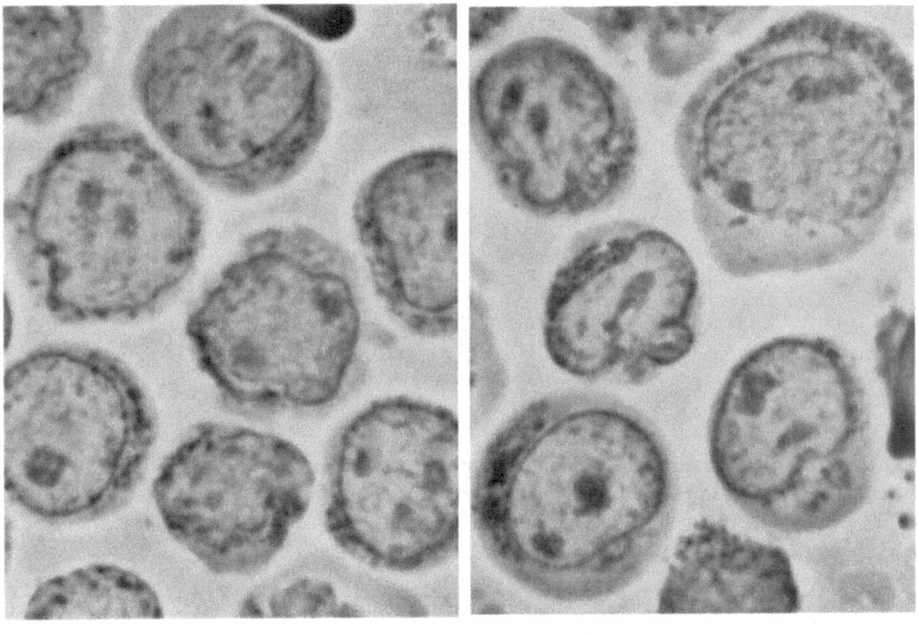

Abb. 98a, b

Ursachen zurück. Die Myeloblasten der Leukosen sind jedoch gegenüber normalen Myeloblasten im Durchschnitt vergrößert. Weitere zytomorphologische Unterschiede sind unwesentlich und besonders wechselnd, so daß sich keine Regeln aufstellen lassen. Die Zellbeweglichkeit segmentkerniger Neutrophiler ist im Vergleich zu Zellen eines gesunden Menschen geringer. Die von *Sandkühler und Wagner* bereits festgestellte erniedrigte Phagozytoseaktivität bei chronischen Myelosen wurde von *Remy* bestätigt. Nach Reizstoffgaben bleibt im Gegensatz zum Gesunden beim Myelosekranken ein Anstieg der Granulozyten aus. Die Angaben von *Ackerman und Bellios* über die Entwicklung und Anordnung der Zytoplasmagranula mit Verklumpung der Granula im Bereich des Zytozentrums und der Reduzierung der Zytoplasmagranula sowie der vorzeitigen Kernlappung bei den Zellen der chronischen Myelose können von uns nicht bestätigt werden. Diese Merkmale sind bei den Leukosen nicht regelmäßig und finden sich auch bei reaktiven Neutrophilien.

Die Bestimmung der Phosphatasen in den Granulozyten ergibt erniedrigte Werte für die alkalische Phosphatase bei der chronischen Myelose (*Wachsstein*). Die Serumphosphatasen sind jedoch nicht wesentlich verändert. *Remy* erörtert die Möglichkeit, daß die Infektanfälligkeit der Kranken mit chronischer Myelose trotz ihrer hohen Granulozytenzahlen im Blut neben der verminderten Phagozytoseaktivität auf die regelmäßig erfaßbare Aktivitätsverminderung weiterer intrazellulärer Fermente, beispielsweise der Milchsäure-Dehydrogenase, zurückzuführen sei.

Abbildung 99

Peripheres Blut, Nativpräparat (Phasenkontrastoptik)

Unreifzellige Leukose. Kerne dieser Paraleukoblasten fast stets nierenförmig. Verhältnismäßig reichlicher Zytoplasmaanteil, der eine unterschiedliche Granulation enthält. Einzelne Zellen ähneln phasenoptisch den Promyelozyten I (siehe auch Abb. 56).

Abbildung 100

Peripheres Blut, *Pappenheim*-Färbung

Unreifzellige Leukose (gleicher Fall wie Abb. 99).

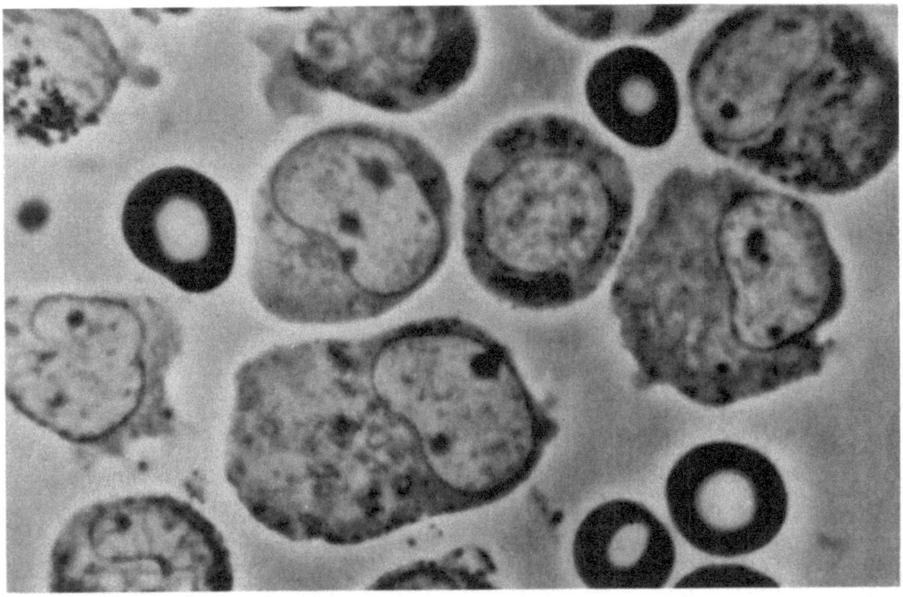

Abb. 99

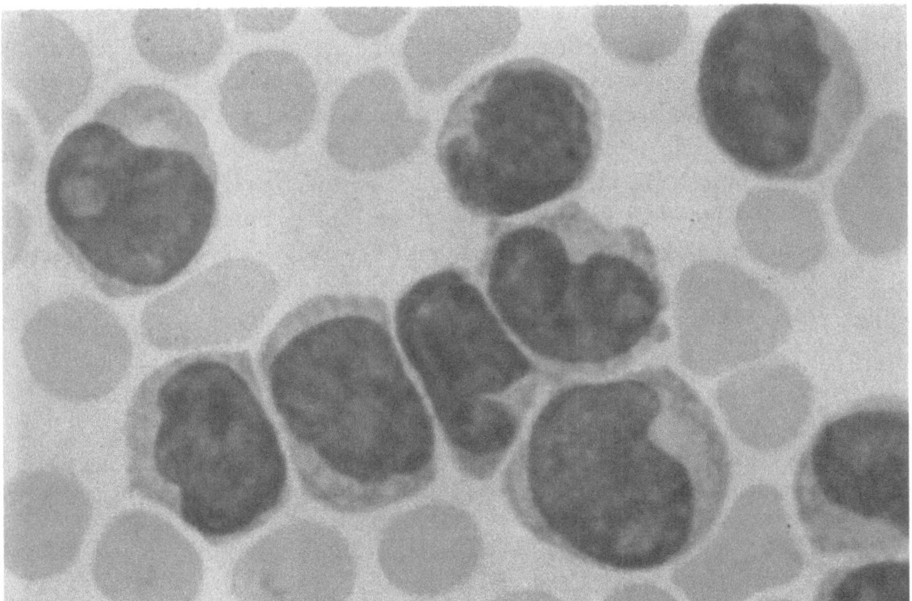

Abb. 100

Die unreifzellige Leukose oder „Stammzellenleukose" (Abb. 95 bis 108)

Die Leukosestatistik von *Guasch* zeigt, daß die unreifzellige Leukose die stärkste Gruppe unter den Leukosen darstellt. Im Kindesalter sind reifzellige Leukosen sogar Ausnahmen. Im Vergleich zu chronischer Myelose und chronischer Lymphadenose sind Milzschwellung und Lymphknotenvergrößerungen bei einem Großteil der Fälle klinisch nicht eindrucksvoll oder fehlen anfangs vollkommen. Exzessive Milztumoren sind jedoch in Einzelfällen immer wieder zu beobachten. Im Gegensatz zu Befunden bei Erwachsenen werden die sub- und aleukämischen Verlaufsformen bei Kindern häufiger gesehen. Zwei Drittel der unreifzelligen Leukosen der Leipziger Universitätskinderklinik gehörten bei Beginn der stationären Behandlung in diese Gruppe *(Oehme)*. Das klinische Bild wird durch die Folgen von Granulozytopenie bzw. Agranulozytose, Anämie oder Thrombozytopenie geprägt, die einzeln oder gemeinsam (Panzytopenie) im Vordergrund stehen können. In diesem Zusammenhang ist differentialdiagnostisch erwähnenswert, daß die immunologisch bedingten akuten Agranulozytosen weder mit Anämie noch mit Thrombozytopenie vergesellschaftet sind *(Schulten)*. Auch bei der unreifzelligen Leukose hängt der Verlauf nicht von der Zahl der Leukosezellen im peripheren Blut ab. Oftmals ist eine aleukämische Verlaufsform bei Beginn der Erkrankung, gelegentlich auch erst präterminal, zu beobachten. Durch Behandlung, gelegentlich auch spontan, treten kurzfristige Remissionen mit Besserung des Allgemeinbefindens und weitgehender Normalisierung des peripheren Blutbildes auf.

Die Leukosezellen haben bei fast jedem Kranken ihren eigenen Formtypus *(Rohr)*. Trotz einer gewissen Variationsbreite der Einzelzelle wirken Knochenmark- und Blutausstriche leukämischer Fälle recht eintönig. Das Knochenmark besteht fast immer aus gewucherten unreifen Zellen, den Paraleukoblasten, während Fettmark und Blutzellsysteme weitgehend zurückgedrängt sind; dagegen finden sich Plasmazellen oft vermehrt. Die Aspiration von Markbröckeln gelingt bei den unreifzelligen Leukosen nicht immer. Bei aleukämischen Leukoseformen darf deshalb trotz Panzytopenie im Blut dann nicht voreilig die Diagnose Panmyelophthise gestellt werden. Im Blut sind die Paraleukoblasten mitunter so vereinzelt, daß sie von Ungeübten leicht übersehen bzw. in die Gruppe der Lymphozyten oder Monozyten eingeordnet werden. Das Nebeneinander pathologischer Paraleukoblasten und ausgereifter

Abbildung 101
Peripheres Blut, *Pappenheim*-Färbung
Unreifzellige Leukose. Verhältnismäßig kleine Paraleukoblasten mit Zytoplasmaausstülpungen. Vereinzelt enthalten die Zellen feine Granulation. Viele „nacktkernige" Zellen fast ohne sichtbares Zytoplasma.

Abbildung 102
Peripheres Blut, *Pappenheim*-Färbung
Unreifzellige Leukose. Promyelozytoide Zellen ohne weitere Ausreifungstendenz. Links unten: Neutrophiler Myelozyt.

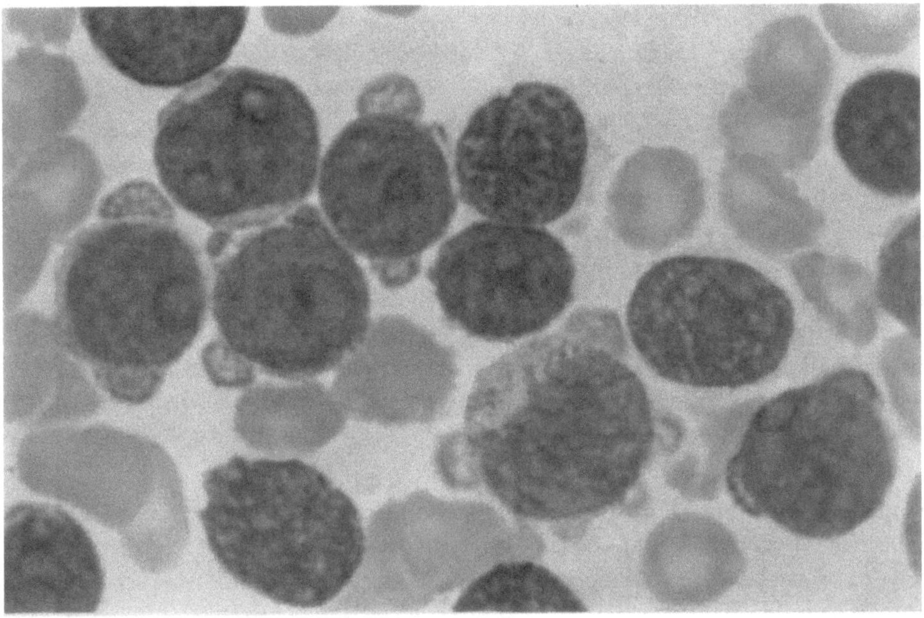

Abb. 101

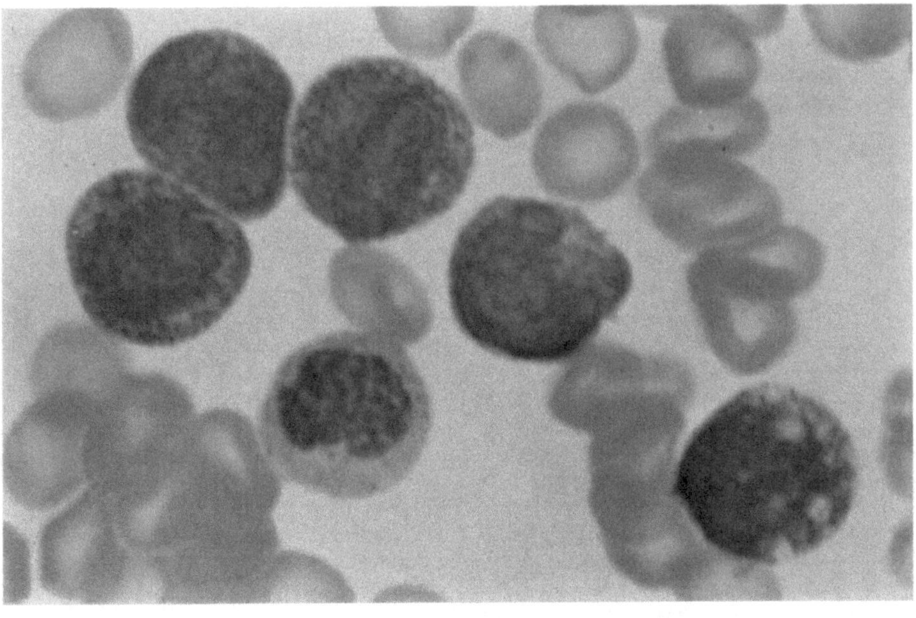

Abb. 102

normaler Granulozyten stellte *Naegeli* als besonderes Merkmal bei unreifzelligen Leukosen hin und bezeichnete dies als „Hiatus leucaemicus", während bei chronischen Myelosen im Blut stets alle Reifestufen der Granulopoese vorhanden sind.

Immer wieder wird versucht, Paraleukoblasten näher zu charakterisieren und sie nach verschiedenen Typen aufzuteilen. Ihre Entdifferenzierung ist jedoch meist derart, daß Granulo-, Lympho- oder Monozytopoese als Matrix allenfalls nur *vermutet* werden kann. *Rohr* unterscheidet monozytoide Formen (Paramonozyten), promyelozytoide Formen (Parapromyelozyten) und myeloblastoide Formen (Paramyeloblasten). Er schlägt jedoch schließlich für diese Zellen den nichts vorwegnehmenden Begriff „Paraleukoblasten" vor. *Uhlmann* wies darauf hin, daß im Endstadium chronischer Lymphadenosen Paraleukoblasten auftreten können, so daß die Möglichkeit auch akuter lymphatischer Leukosen nicht von der Hand gewiesen werden kann. Besonders die „Mikromyeloblasten" sind vielleicht in Einzelfällen auf eine lymphatische Abstammung zurückzuführen.

Neben der Erfassung der Morphe ist phasenoptisch auch Motilität und Granulakinetik der gut von normalen Zellen abtrennbaren Paraleukoblasten zu beobachten. *Rind* hat Kern-, Nukleolusbeschaffenheit und Granulamenge nach Gesichtspunkten der Vitalzytomorphologie bei den Paraleukoblasten registriert. Die Atypien entdifferenzierter Zellen mit ihrer wechselnden Kern-Plasma-Relation, unterschiedlichen Zellgrößen und Mitochondrienzahl, differenten Kern-Plasma-Dissoziation, verschiedener Kernkörperchenzahl und -größe, abnormen Mitosefiguren und anderen Merkmalen sind unserer Erfahrung nach zumindest beim Erwachsenen schlecht einzuordnen.

Die Unterschiede der Zellstruktur der Paraleukoblasten können kaum prognostische Anhaltspunkte im Sinne einer relativen Malignität geben. Die lymphozytoiden Zellen sollen gegenüber den nach Färbung granulierten Paraleukoblasten einen wenig längeren Krankheitsverlauf haben *(McMahon und Forman)*.

Abbildung 103
Peripheres Blut, *Pappenheim*-Färbung
Unreifzellige Leukose. Verhältnismäßig kleine Zellen mit dichter, grober Granulation, etwa der Promyelozytengranulation vergleichbar. Im Zytoplasma einzelner Zellen Kristalle **(Auer-Stäbchen)**. Am linken Bildrand: Doppelkernige Zelle.

Abbildung 104a, b
Peripheres Blut, *Pappenheim*-Färbung
Unreifzellige Leukose (gleicher Fall wie Abb. 103 und 105).
a) Im Zytoplasma dichtliegende *Auer*-Stäbchen.
b) Mitose (Anaphase) eines Paraleukoblasten, der *Auer*-Stäbchen, jedoch keine Granula enthält.

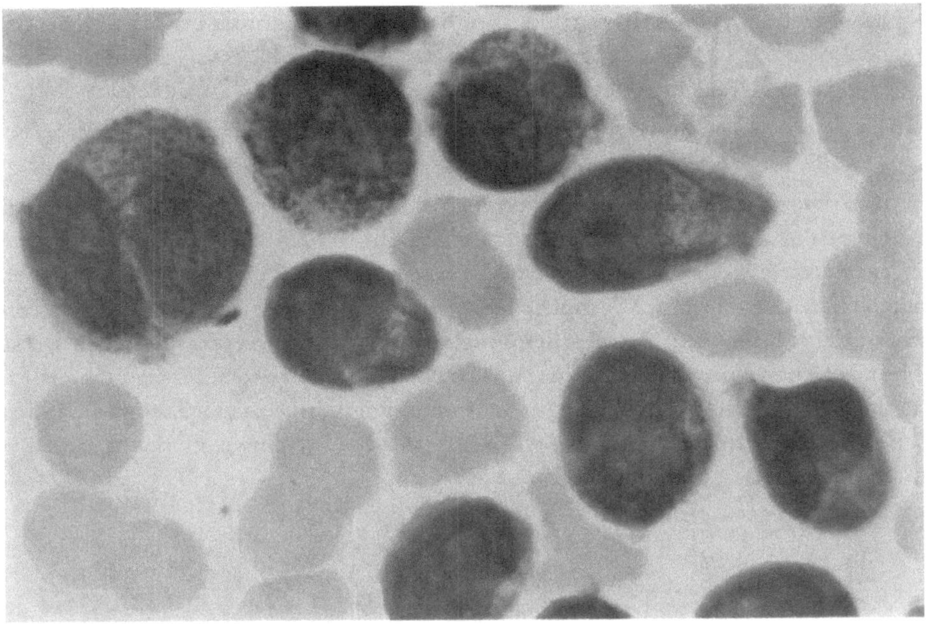

Abb. 103

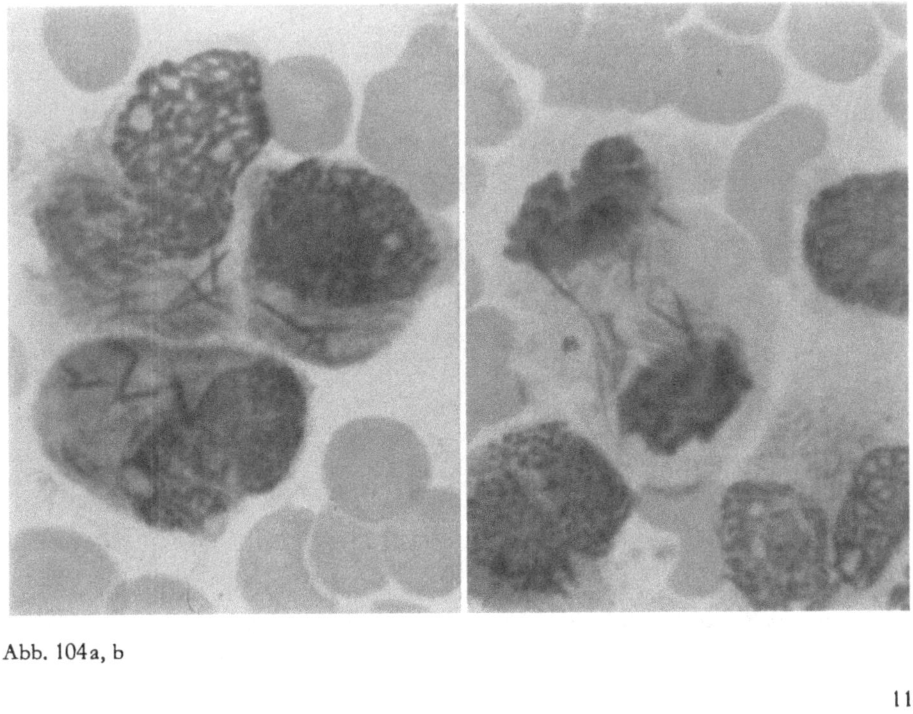

Abb. 104a, b

Nicht selten liegen einzelne kristalline, längliche Einschlußkörper im Zytoplasma der Paraleukoblasten vor (*Auer*-Stäbchen). Manchmal finden sie sich in einer Zelle sogar reichlich, büschelförmig; gelegentlich haben sie Tropfen- oder Kugelform.

Schwierig oder sogar unmöglich ist eine aleukämische Paraleukoblastenleukose zu erkennen, die anfangs unter dem Bilde einer *Panmyelophthise* verläuft.

Besonders im Kindesalter muß bei Verminderung der 3 Blutzellsysteme in Mark und Blut zuerst an das Vorliegen einer Leukose gedacht werden. Beim Erwachsenen sind dagegen andere Ursachen der Panmyelophthise häufiger. „Toxische“ totale Aplasien durch akute oder chronische exogene Intoxikationen, im Gefolge akuter oder chronischer Strahlenkrankheit, markverdrängender reaktiver oder neoplastischer Prozesse (fibrotische und sklerosierende Vorgänge bei Osteomyelosklerose, Karzinommetastasierung, Plasmozytom, Leukosen) und immunologisch bedingte Panmyelopathien neben vorläufig noch unerklärlichen „idiopathischen“ Panmyelophthisen sind die ätiologisch wichtigsten Gruppen.

Abbildung 105a, b
Peripheres Blut, *Pappenheim*-Färbung
Unreifzellige Leukose (gleicher Fall wie Abb. 103 und 104). Zahlreiche *Auer*-Stäbchen.

Abbildung 106
Peripheres Blut, *Pappenheim*-Färbung
Unreifzellige Leukose. Kleine einförmige Zellen mit mehreren hellen Kernkörperchen und stark vakuolenhaltigem Zytoplasma. Keine Granulation. Eine der Zellen (etwa in Bildmitte) enthält rote Eiweißkugel. Diese Fälle werden gelegentlich auch als „Mikromyeloblastenleukosen“ bezeichnet.

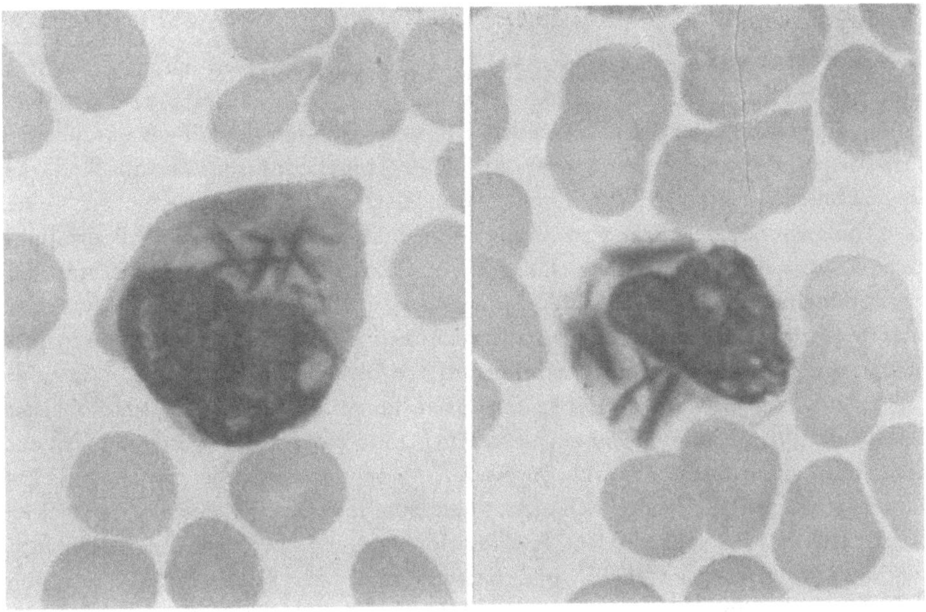

Abb. 105a, b

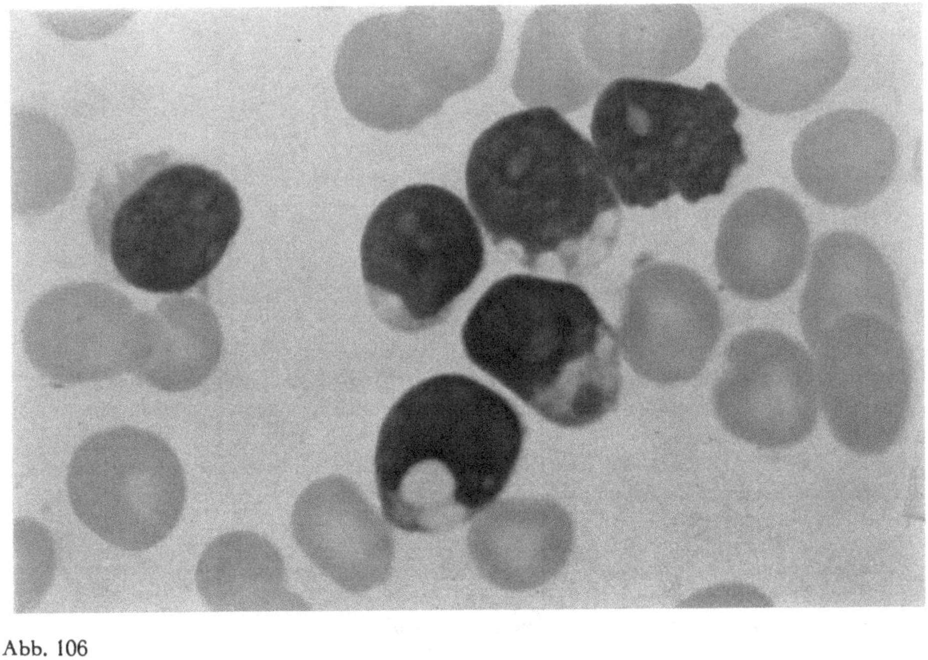

Abb. 106

Die Erythroleukose

Nach der Definition *di Guglielmos* stellen die Erythroleukosen eine kombinierte Wucherung entdifferenzierter Zellen der weißen *und* roten Zellreihe, also von Paraleukoblasten *und* Paraerythroblasten dar. Klinisch verhalten sie sich wie unreifzellige Leukosen. Die sichere zytomorphologische Abgrenzung der Erythroleukosen (sogenannter gemischter Leukosen) von Paraleukoblastenleukosen mit einer erythroblastischen Reaktion wird kaum gelingen. Das Blutbild ist bei der Beurteilung nicht so wesentlich wie der Knochenmarkbefund, der bei den „echten“ Erythroleukosen mit einer quantitativ stark überwiegenden, qualitativ „para“-erythrozytär veränderten Erythropoese einhergehen soll. Die reaktive Ausschwemmung von Erythroblasten aus kompensatorischen, extramedullären Blutbildungsstätten bei Paraleukoblastenleukosen wird früher oder später durch die einförmige, aus Paraleukoblasten bestehende Wucherung wieder abgelöst. Ausgeprägte Megaloblastosen in Mark und Blut sind anzutreffen, obwohl normazide Magensaftverhältnisse vorliegen. Die Zusammenhänge sind heute noch nicht völlig zu übersehen. Möglicherweise werden durch den rapiden leukotischen Proliferationsvorgang die für die Nukleinsäuresynthese notwendigen Wuchs- und Reifungsstoffe der Erythropoese entzogen. Jedoch erfolgt selbst auf intensive Behandlung mit dem Antiperniziosaprinzip keine Normalisierung des megalozytären Blutbildes. Wir haben dieses eigenartige Verhalten in den letzten beiden Jahren bei mehreren einschlägigen Fällen bestätigen können. (Siehe auch „Erythroblastosen des Erwachsenen“ Seite 42.)

Abbildung 107a–d

Peripheres Blut, Nativpräparat (Phasenkontrastoptik)

Paraleukoblasten bei unreifzelliger Leukose

a) Paraleukoblast. Deutliche Verschiebung der Kern-Plasma-Relation zugunsten des Zellkerns.

b) Paraleukoblast mit hellem, strukturarmem, teilweise gelapptem Zellkern (vergl. auch Abb. 107a und c). Perinukleär neben undeutlichen Mitochondrien mehrere glanzkornartige Zytoplasmaorganellen.

c) Paraleukoblast mit kristallinem Einschluß im Zytoplasma (bei 12h). Diese *Auer*-Stäbchen entstehen nicht erst durch die Fixierung der Zelle.

d) Zelle bei unreifzelliger Leukose. Sicher kein Paraleukoblast; wahrscheinlich Blutbasophiler.

Abbildung 108

Sternalmark, *Pappenheim*-Färbung

Unreifzellige Leukose. Starke Polymorphie dieser Paraleukoblasten. Beachte die ungewöhnlich hellen Kernkörperchen! Verdrängung der normalen Blutzellsysteme im Mark.

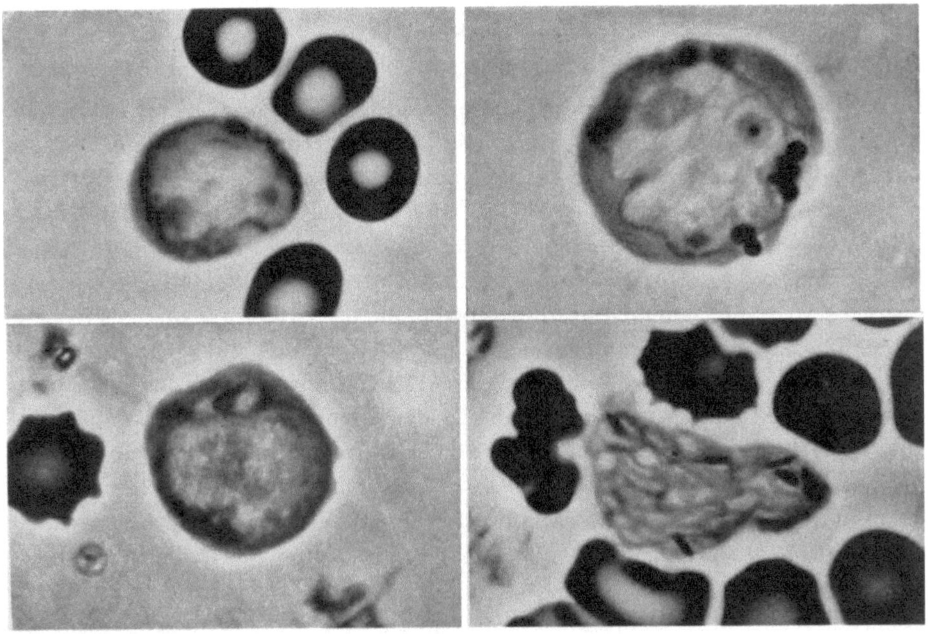

Abb. 107a–d

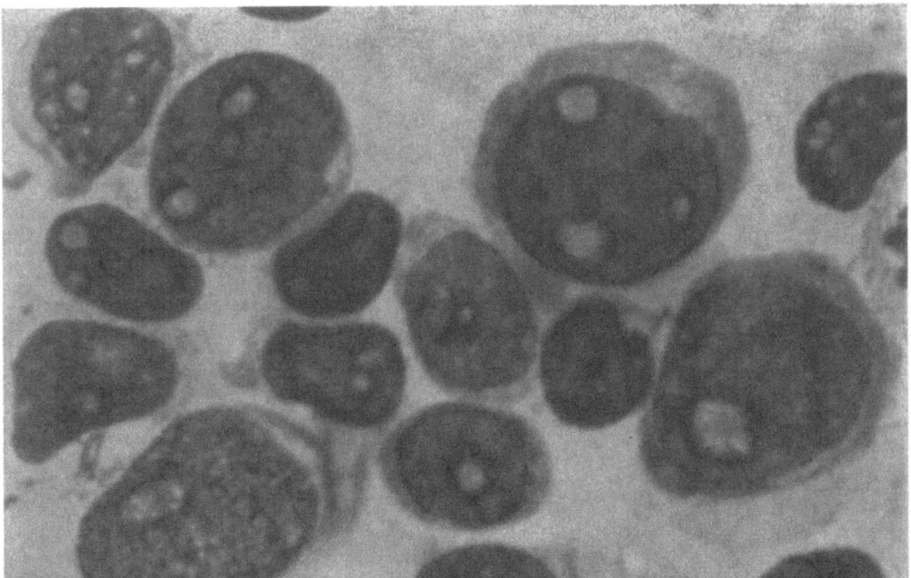

Abb. 108

Entwicklungsstadien der Blutbasophilen (Abb. 80, 87, 97, 109 und 110)

Die Blutbasophilen durchlaufen die gleiche Entwicklung wie die Neutrophilen. Eine sichere Differenzierung der Zellen ist unseres Ermessens erst beim basophilen Myelozyten möglich. In seltenen Fällen mag es auch gelingen, basophile Promyelozyten – besonders bei chronischen myeloischen Leukosen – zu erkennen. Das Endstadium stellt der basophile Segmentkernige dar. Er ist kleiner als ein reifer Neutrophiler. Der Durchmesser ist mit 12 bis 14 μ anzugeben, oft ist er kleiner (10 μ). Das Zytoplasma ist rosa, die Granulation von dunkelvioletter Farbe und ungleichmäßiger Größe. Die stets runden Granula sind meistens größer als die der Eosinophilen. Sie geben die Oxydase- und Peroxydasereaktion. Die Granulation wird bei der *Giemsa*-Färbung teilweise ausgewaschen. An Stelle der Granula können dann Vakuolen treten. Der Kern ist beim Vorliegen einer dichten Granulation schlecht abgrenzbar. Eine vollständige Segmentierung des Kernes ist selten, es liegt meist eine Lappung vor. Die kleeblattförmigen, oft verklumpten Kerne lassen keine Nukleolen erkennen. Phasenoptisch stellen sich die Granula als phasenpositive Gebilde dar, die den starken Zytoplasmaströmungen unterworfen sind. Die Motilität der Zellen entspricht etwa derjenigen der Eosinophilen. Bei einer Bewegung werden granulafreie Zytoplasmasäume vorgeschoben, denen der Kern folgt.

Die Vermehrung der Blutbasophilen

Blutbasophile werden unter normalen Verhältnissen beim Differenzieren nur in höchstens 1 bis 2% aller Leukozyten gefunden. Nach *Alder* beträgt der durchschnittliche Relativwert 0,45%. Absolutwerte der Basophilen sind im Zählkammerverfahren nach *Moore und James* zu erhalten (siehe Methodik). Wir erhielten Absolutwerte im mm^3 zwischen 20 und 40 bei gesunden Erwachsenen. Die Aufgabe der Zellen ist noch unbekannt. Ihre spezifische Anfärbbarkeit mit Toluidinblau stellt sie in die Nähe der Gewebsbasophilen, von denen sie sich nicht nur morphologisch, sondern auch histochemisch unterscheiden (Peroxydasereaktion bei Gewebsbasophilen negativ; keine Auswaschbarkeit der Granulation mit Methylalkohol bei den Gewebsbasophilen). Eine Verminderung der Zellen wird beispielsweise im Rahmen der Leukopenie beim M. *Biermer* und bei Hyperthyreose registriert. Eindrucksvolle Vermehrungen lassen sich bei chronischen myeloischen Leukosen und Polycythaemia vera feststellen. Eine Zunahme findet sich auch bei Diabetes mellitus, bei Myxödem und im akuten Stadium immunologisch bedingten Thrombopenien *(Braunsteiner und Thumb)*.

Abbildung 109a–c
Peripheres Blut, *Pappenheim*-Färbung
Basophile Stab- und Segmentkernige mit wechselnd stark ausgewaschener Granulation

Abbildung 110 a–d
Peripheres Blut, Nativpräparat (Phasenkontrastoptik)
Basophile Stab- und Segmentkernige in Ruhe und in Bewegung

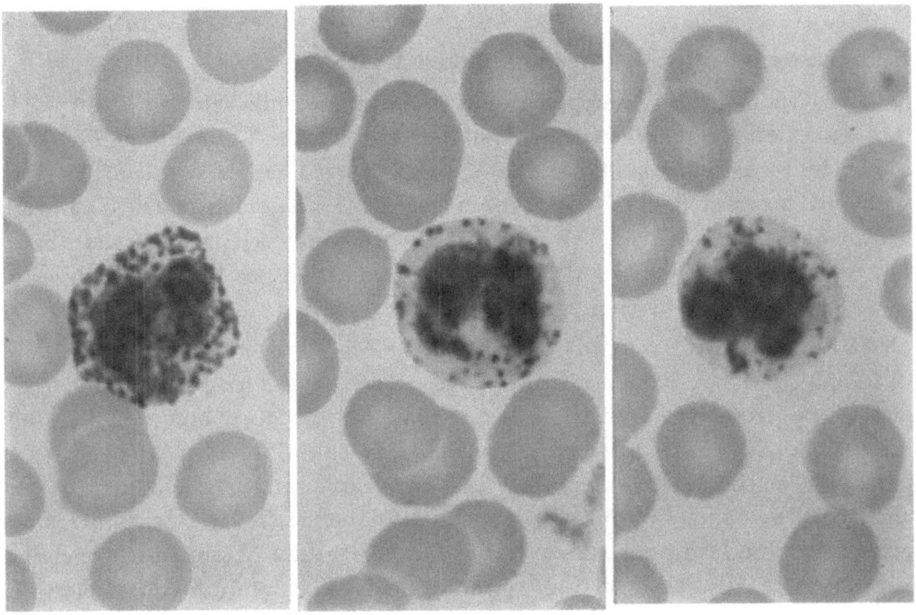

Abb. 109a–c

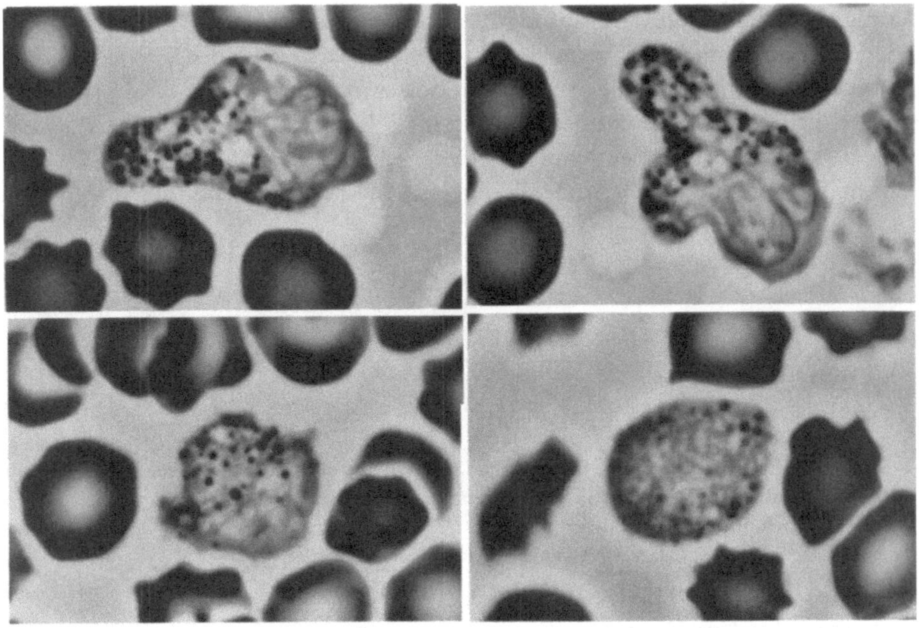

Abb. 110a–d

Entwicklungsstadien der Eosinophilen (Abb. 111 bis 116)

Die Entwicklung der Eosinophilen entspricht im wesentlichen den Neutrophilen. Ihre morphologische Eigenart liegt in der besonderen Granulation. Bei Eosin-Methylenblau-Färbung sind die Zellen angefüllt mit Granula von leuchtend roter Farbe, bei panoptischer Färbung dagegen erscheinen diese braunrot. Die Granula sind grob, kugelig, oft auch länglich geformt, einem Rotationsellipsoid vergleichbar. Es besteht die Auffassung, daß sich die Spezialgranulation der Eosinophilen von der azurophilen Promyelozytengranulation herleitet; jedoch ist dies nicht sicher.

Der eosinophile Promyelozyt ist die unreifste Zelle, welche sich in der Reihe der Eosinophilen sicher differenzieren läßt. Neben der groben, dunkelazurophilen Promyelozytengranulation enthält sie bereits einzelne Gruppen braunroter Granula. Ein eosinophiler Promyelozyt I wird von dem reiferen eosinophilen Promyelozyten II durch die reichlicheren Promyelozyten- und Eosinophilengranula des letzteren unterschieden, der meist größer ist. Auch die eosinophilen Myelozyten besitzen noch vereinzelte grobe azurophile Granula. Die Grundfarbe des Zytoplasmas ist bei dieser Zelle bereits zartrötlich. Die Teilung fähigkeit des Eosinophilen endet beim Metamyelozyten. Mit weiterer Reifung wird der beim eosinophilen Metamyelozyten bereits eingebuchtete Kern beim Stabkernigen dichter in der Chromatinstruktur und weist außerdem einzelne Kerben auf. Kennzeichnend für die ausgereiften Eosinophilen ist das Überwiegen zweisegmentierter Formen, so daß hier bereits normalerweise eine Art „*Pelger*-Form" vorliegt. Der Ausdruck „Brillenform" für den Kern des segmentkernigen Eosinophilen weist auf die Besonderheit hin, daß nur 2 annähernd runde oder tropfenförmige Kernsegmente durch einen kurzen Faden verbunden sind. Höhere Kernsegmentierungen sind selten. Eosinophile mit 3, 4 und 5 Kernsegmenten werden beim M. *Biermer* festgestellt. In sehr seltenen Fällen liegt die Ursache für eine derartige Hochsegmentierung in einer erblich-konstitutionellen, nur auf die Eosinophilen beschränkten Anomalie, die bisher fast nur in Skandinavien aufgetreten ist.

Abbildung 111a–c

Sternalmark, *Pappenheim*-Färbung

a) **Eosinophiler Promyelozyt.** Im lockeren Zellkern 3 helle Kernkörperchen. Das basophile Zytoplasma enthält dunkelazurophile und schwarzbräunliche Granulation.

b und c) **Eosinophile Myelozyten** mit dichter Eosinophilengranulation (diese nur im kernnahen Zytozentrum ausgespart) und wenig schwarzbraune Granula.

Abbildung 112

Sternalmark, *Pappenheim*-Färbung

Markeosinophilie bei Periarteriitis nodosa. Im Bilde: **4 eosinophile Myelozyten.**

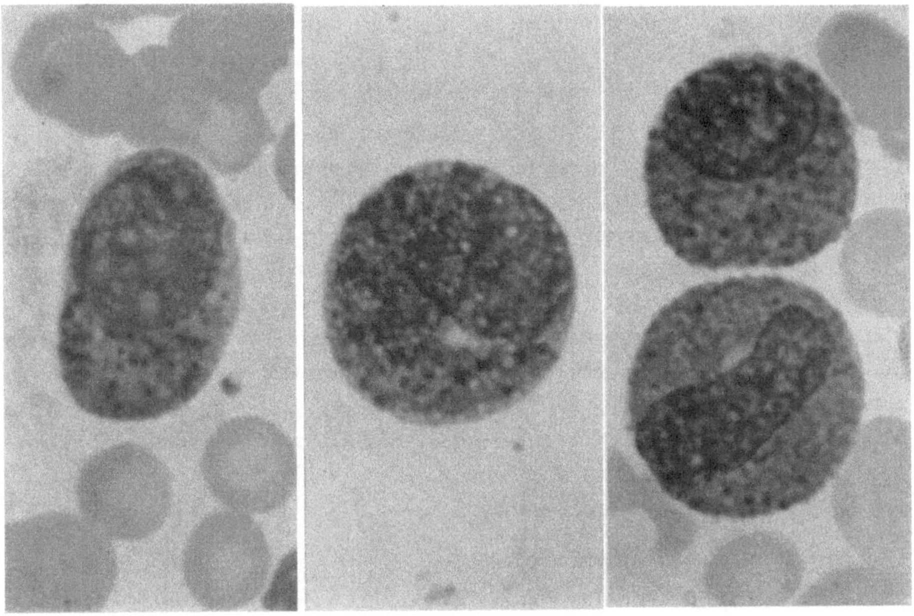

Abb. 111a–c

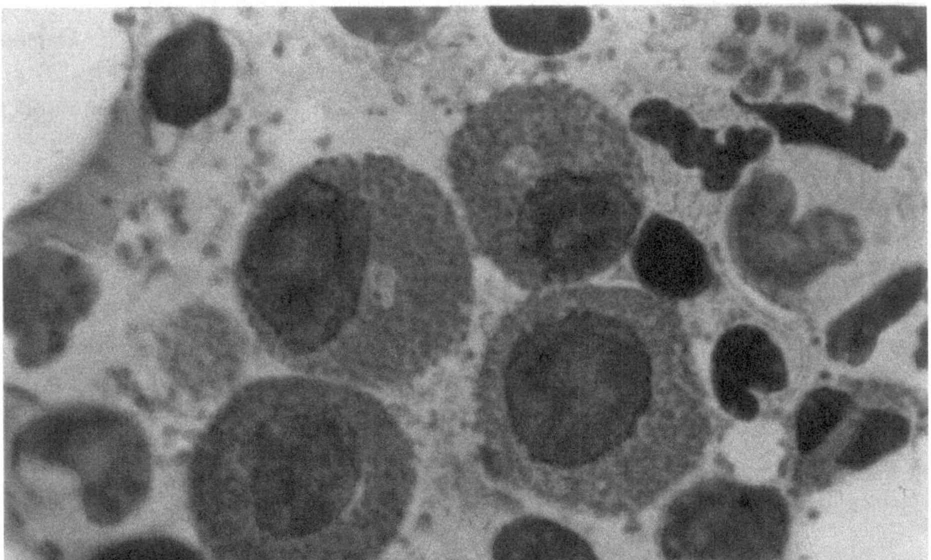

Abb. 112

Die Größe des reifen Eosinophilen entspricht etwa der des Neutrophilen. Bei einer starken Vermehrung der Eosinophilen ist die Dichte der Granulation oft reduziert, so daß der Grundton des Zytoplasmas sichtbar wird. Die Peroxydasereaktion ist bei den Eosinophilen stark positiv.

Phasenoptisch lassen sich alle Reifestadien im Nativpräparat ohne Schwierigkeiten differenzieren. In Kernnähe liegt bei den lebenden Eosinophilen stets ein umschriebenes granulafreies, phasennegatives Gebiet, das als Zytozentrum anzusprechen ist. Hier befindet sich das Zentrosom. Oft läßt sich auch eine zarte Gerüstsubstanz (*Golgi*-Apparat) nachweisen. In den benachbarten zentralen Abschnitten liegen die kleineren, phasenpositiven, stark lichtbrechenden Granula, während die größeren in die Randgebiete der Zelle gedrängt sind. Vom Stadium des Metamyelozyten an ist bei einem großen Teil der Zellen eine Fortbewegung gut erkennbar. Diese geht meistens mit dem Vorschieben eines granulafreien Zytoplasmasaumes einher und entspricht der Bewegungsform der Neutrophilen. Die Beweglichkeit der Zellen ist gegenüber den Neutrophilen ein wenig langsamer.

Die Funktion der Eosinophilen

Der sich von den Neutrophilen unterscheidende Bau der Eosinophilen wird als Ausdruck ihrer besonderen Aufgaben aufzufassen sein. Wie den Neutrophilen, so ist ihnen nicht nur Bewegung, sondern auch Phagozytose und hiermit verbundene Fermenttätigkeit eigen. Der Nachweis phagozytärer Eigenschaften und die Chemotaxis der Eosinophilen wurden schon Ende des vorigen Jahrhunderts von *Mesnil* demonstriert. *Weinberg und Séguin* zeigten, daß die toxischen Eigenschaften kleiner Mengen von Hydatidenflüssigkeit in vitro durch Eosinophile neutralisiert werden können. Danach ist experimentell die Annahme von *Chauffard und Boidin* bestätigt, daß die in der unmittelbaren Nähe von Hydatidenzysten stark angereicherten Eosinophilen kleine, durch den Zystenwall diffundierte Toxinmengen unschädlich machen. Im Rahmen der Abwehr haben die Eosinophilen demnach spezielle Aufgaben. Ihnen obliegt die Beseitigung fremder Eiweißkörper, Öle und anderer hochmolekularer Stoffe, die in den Körper gelangt sind oder an Haut und Schleimhäuten wirksam werden. Ihre Funktion ist also am ehesten in der Verarbeitung anaphylaktischer und allergischer Antigene (sogenannter Allergene) zu suchen. Schon *Ehrlich* kannte die Beziehungen der von ihm entdeckten Eosinophilen mit allergischen Zuständen.

Abbildung 113a–c
Peripheres Blut, *Pappenheim*-Färbung
Eosinophile Segmentkernige
a) Obere Zelle: Riesenform. c) Kern mit Kernanhang („drumstick“).

Abbildung 114
Peripheres Blut, *Pappenheim*-Färbung
Starke Eosinophilie bei Lymphogranulomatose (M. *Hodgkin*). 2 eosinophile Stab- und 2 eosinophile Segmentkernige mit teilweise mäßiger Granuladichte.

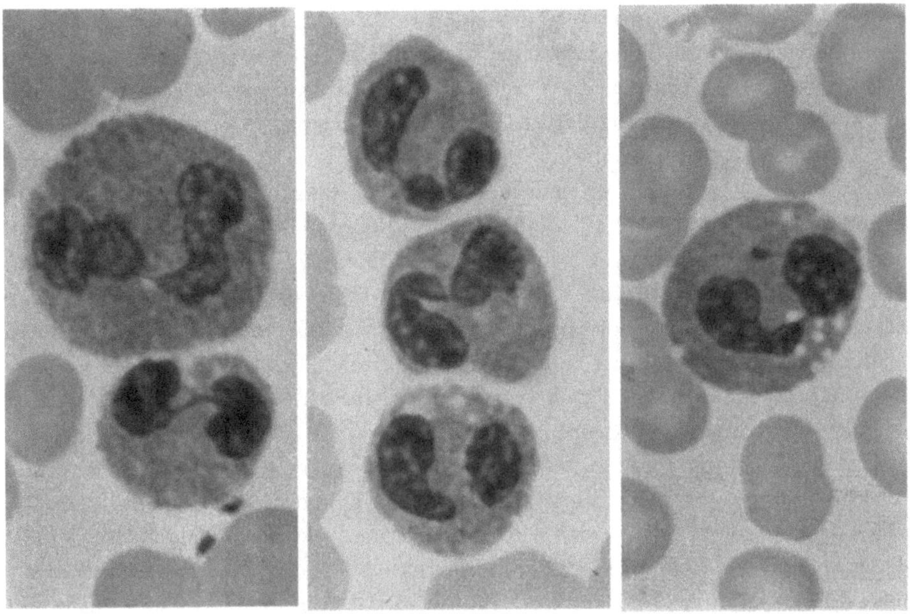

Abb. 113a—c

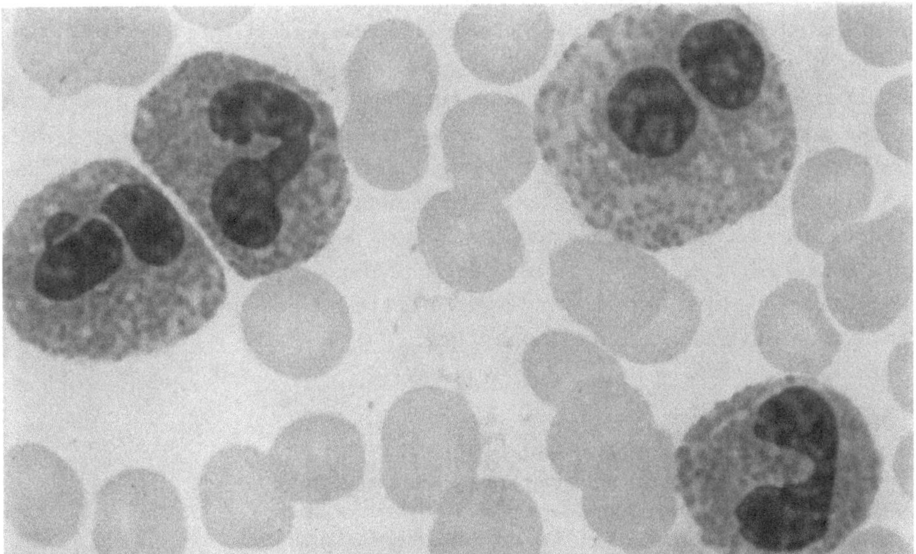

Abb. 114

Vermehrung und Verminderung der Eosinophilen

Im peripheren Blut sind Zahlen zwischen 100 und 350 Eosinophilen/mm^3 (entspricht 2 bis 3 %) noch als Normbereich anzusehen. Im Hinblick auf diese niedrigen Prozentsätze empfiehlt sich die Ermittlung absoluter Zahlen durch die Eosinophilenzählung in der Zählkammer (siehe Methodik).

Die Zahl der Eosinophilen im peripheren Blut bleibt normalerweise weitgehend konstant. Dabei sind sie dort lediglich im mittleren Abschnitt ihres Lebens auf dem Wege vom Knochenmark, dem Orte ihrer Bildung, zu den verschiedenen Orten ihres physiologischen Aufbrauchs zu erfassen. Die Höhe der Bluteosinophilie sowie der Grad der Knochenmarkeosinophilie ist als Ausdruck der jeweiligen, momentanen Gleichgewichtslage zwischen eosinotaktischen Reizen, der Produktion der Eosinophilen, ihres Verbrauchs in der Peripherie und ihrer auf 1 bis 2 Tage begrenzten Lebensdauer aufzufassen *(Essellier und Wagner)*.

Die Zahl der Eosinophilen im peripheren Blut ist weitgehend von der Steuerung durch das Hypophysen-Nebennierenrinden-System abhängig. Unter pathologischen Bedingungen wird im Rahmen des Streß-Syndroms bei vermehrter Ausschüttung von ACTH mit dadurch wiederum erhöhter Abgabe von Nebennierenrindenhormonen ein Eosinopenie und Lymphopenie bewirkt *(Selye)*. Die Abwanderung dieser Zellen aus dem Blut wird dabei beschleunigt. Diese offensichtliche Verstärkung eines physiologischen Vorganges dürfte der entscheidende Mechanismus des *Thorn*-Testes sein. Die starken Bindungen zwischen Eosinophilen und Retikulohistiozytärem System (RHS) drücken sich auch in der Rolle des RHS für diese eben dargestellte eosinopenische Reaktion nach Einwirkung von Nebennierenrindenhormonen aus. So verhindert in Speicherversuchen die Blockade des RHS mit Farbstoffen eine derartige Eosinopenie *(Essellier und Wagner; Kreßbach und Rabel)*.

Die Verteilung der Eosinophilen im Organismus ist sehr unterschiedlich. Nach *Groß* ist das Knochenmark das einzige Organ, das nicht nur den höchsten Gehalt an Eosinophilen, sondern auch ihre Vorstufen, ihre Mitosen bei gleichmäßiger Verteilung dieser Zellen enthält. Sehr reich an Eosinophilen sind ebenfalls die Schleimhäute des Magendarmkanals, besonders die Submukosa des Magens und des oberen Dünndarmes. Nicht so ausgeprägt ist ihre Häufigkeit in Lungen und Milz. Demgegenüber steht eine Gruppe von Organen (Leber, Herz und Nieren) mit ausgesprochen niedrigem Gehalt an Eosinophilen.

Abbildung 115

Sternalmark, Nativpräparat (Phasenkontrastoptik)

Eosinophilie bei Helminthiasis; Eosinophile verschiedener Reifestufen

Links: Eosinophiler Myelozyt; rechts: 2 eosinophile Metamyelozyten.

Am rechten Bildrand: Thrombozyt mit 2 stark lichtbrechenden Vakuolen.

Abbildung 116a, b

Peripheres Blut, Nativpräparat (Phasenkontrastoptik)

a) 2 eosinophile Stabkernige in Bewegung.

b) Eosinophiler Segmentkerniger mit sehr langem Zytoplasmafortsatz; in diesem Sekretvakuole.

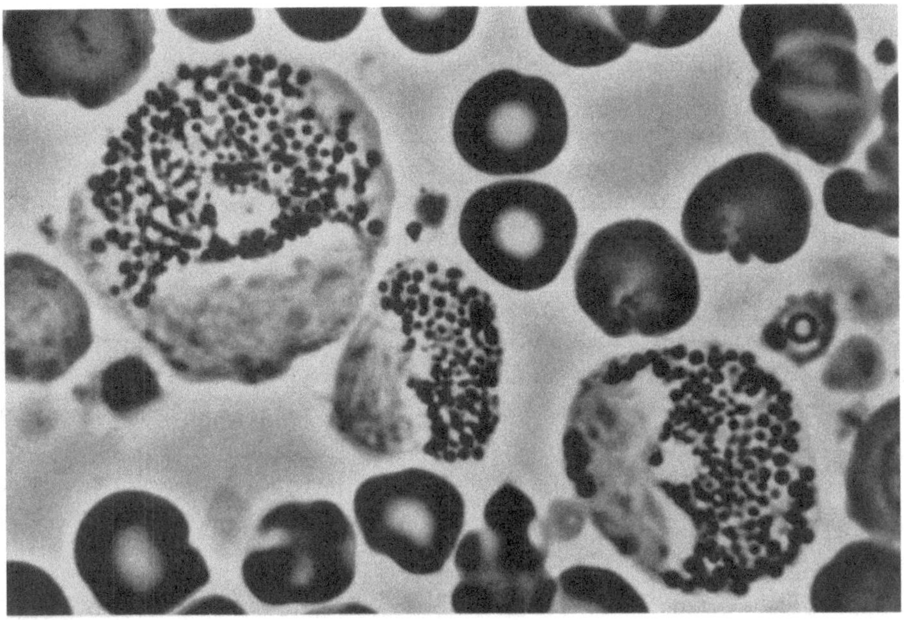

Abb. 115

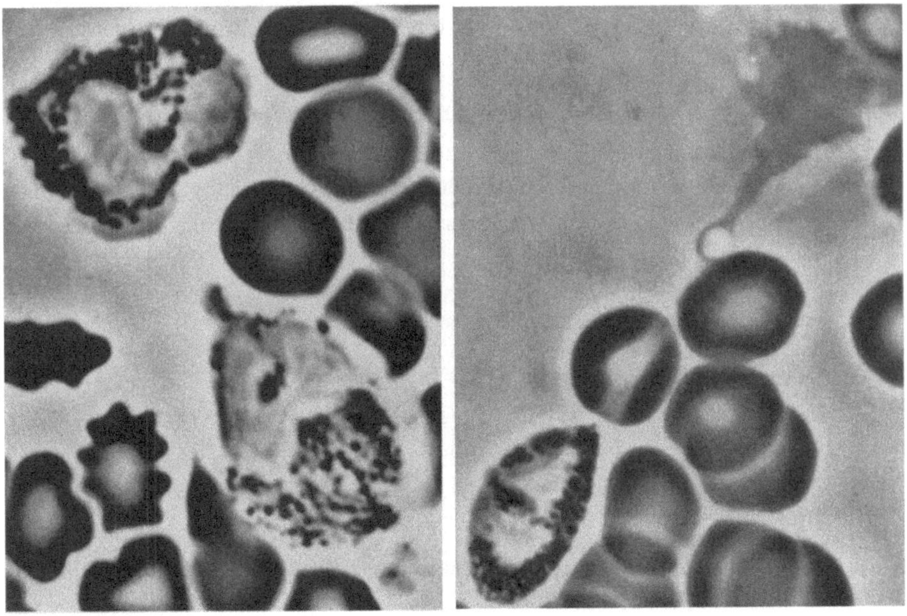

Abb. 116a, b

Eine *Bluteosinophilie* kann im wesentlichen auf folgende Ursachen zurückgeführt werden (nach *Groß*):

1. Eosinophilie bei allergisch-hyperergischen Reaktionen durch verschiedenste exogene Antigene (auch ohne Proteincharakter!) und endogene Stoffe (z. B. Eosinophilie bei Tumoren).
2. Eosinophilie bei chronischer myeloischer Leukose; im Extremfall: Eosinophile Leukose. Dagegen: Eosinophiles Leukämoid = stärkste, rückbildungsfähige eosinophile Reaktion verschiedenster Genese; gelegentlich dabei auch unreife Eosinophile im peripheren Blut (*Baumann; Hansen; Stobbe*).
3. Neurogen-parasympathische Eosinophilie (Eosinophilie des „vagotonen Blutbildes" (*Hoff*); auch nach Azetylcholin.
4. Eosinophilie bei Zoonosen; hierbei auch ohne vorherige Sensibilisierung zu beobachten.
5. Familiäre bzw. konstitutionelle Eosinophilie; meist wohl durch „familiäre Zoonosen" vorgetäuscht.

Die *Eosinopenien* des Blutes teilt *Groß* in 3 Gruppen ein:

1. Eosinopenien durch Abwanderung der Eosinophilen in das Gewebe.
2. Eosinopenien bei Aplasie oder Verdrängung des normalen Knochenmarks. Hierzu ist auch die anaphylaktische Agranulozytose zu rechnen. Diese tritt mit Eosinopenie auf (Typ der Aminophenazon-Agranulozytose) oder geht mit Eosinophilie, oft nur auf das Mark beschränkt, einher (Typ der Gold- und Salvarsan-Agranulozytose).
3. Eosinopenie bei Ausschüttung oder Verabfolgung von Kortikoiden im Rahmen des „Streß-Syndroms": Geburten, Operationen, akute Infektionskrankheiten u.a. Hierzu muß auch Morbus Cushing und Akromegalie gerechnet werden.

Abbau der Eosinophilen, Entstehung Charcot-Leydenscher Kristalle (Abb. 117)

Beim Zerfall der Eosinophilen entstehen unter bestimmten Voraussetzungen doppelbrechende, uniaxiale, anisotrope, hexagonale Kristalle von Doppelpyramidenform, die als *Charcot-Leyden*sche Kristalle bekannt wurden. Sie stellen ein kristallisiertes

Abbildung 117a, b
Eosinophilenkonzentrat im Deckglas-Nativpräparat (Phasenkontrastoptik)
Bildung Charcot-Leydenscher Kristalle:
a) 4 Minuten nach Quetschung des Präparates.
b) 1 Stunde nach Quetschung des Präparates.

Abbildung 118
Peripheres Blut, *Pappenheim*-Färbung
Chronische myeloische Leukose
Oben links: Eosinophiler Myelozyt.
Mittlere Zellreihe von links nach rechts: Neutrophiler Myelozyt, neutrophiler Myelozyt, neutrophiler Metamyelozyt, neutrophiler Promyelozyt.
Untere Zellreihe von links nach rechts: Neutrophiler Promyelozyt, neutrophiler Promyelozyt, neutrophiler Metamyelozyt, neutrophiler Stabkerniger.

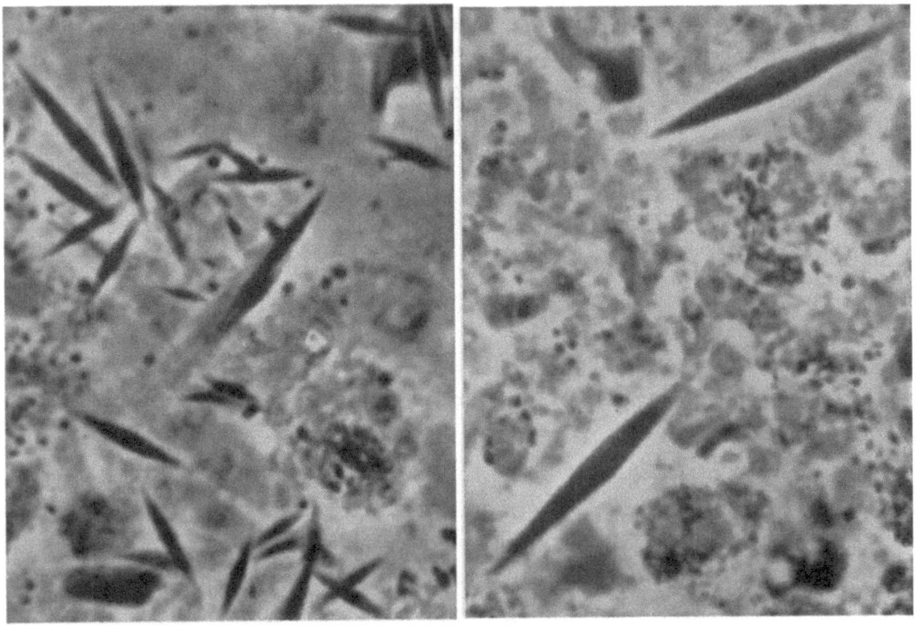

Abb. 117a, b

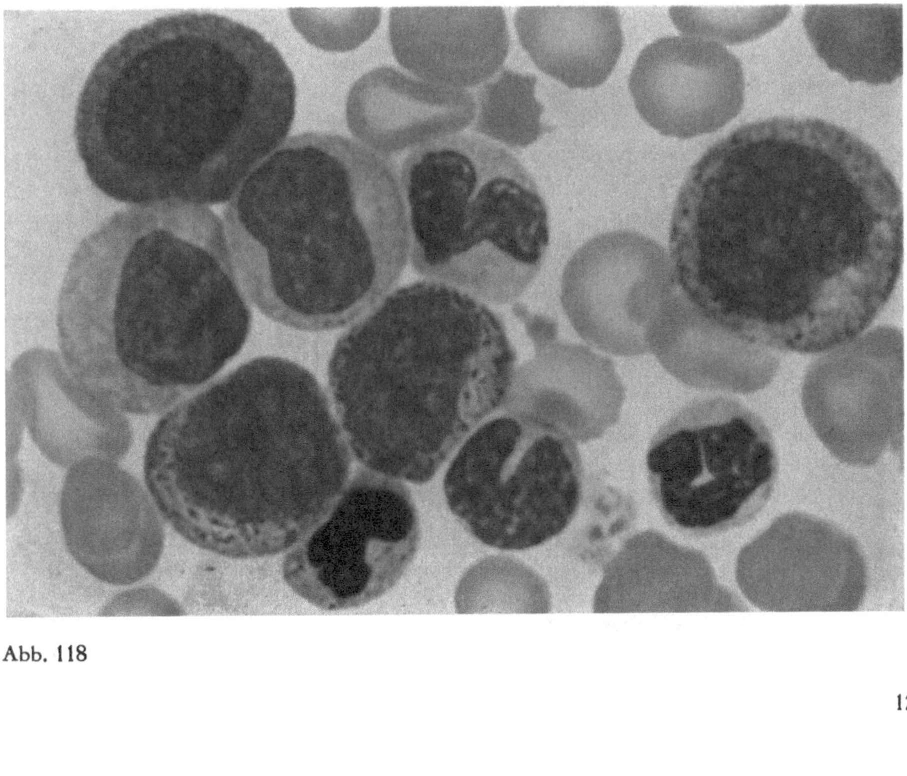

Abb. 118

Zwischenprodukt dar, das beim Zerfall eines labilen, eiweißartigen Stoffes aus Zellkern oder Zytoplasma, nicht jedoch aus der Spezialgranulation der menschlichen Eosinophilen entsteht *(Essellier, Marti und Morandi)*. Im Objektträger-Deckglaspräparat läßt sich die Bildung dieser Kristalle in wenigen Minuten nach artefizieller Quetschung einer Eosinophilenkonzentration gut verfolgen. So bilden sich Kristalle in Exsudaten, im Sputum und anderorts, wenn entsprechende Gegebenheiten vorliegen. *Charcot* entdeckte sie im Blutausstrich eines Leukämiepatienten. Im Sputum eines Asthmakranken sah sie *Leyden*.

IV. Die Lymphozyten

Entwicklungsstadien der Lymphozyten (Abb. 119 bis 126)

Die Lymphozyten des Blutes stammen aus Milz und Lymphknoten sowie kleinen, perivaskulären Lymphozytenanhäufungen. Die „Keimzentrenzellen" der Lymphknoten sind wahrscheinlich die Stammzellen der Lymphozyten (*Lennert*). Karyometrische Analysen (an Lymphknotenzellen) haben ein Verhältnis der Kernvolumina der großen basophilen Stammzelle, der Germinoblasten und reiferer lymphatischer Zellen wie 1:2:4:8:16:32 ergeben. So lassen sich Lymphoblasten ($K_{1/2}$), junge Lymphozyten ($K_{1/4}$) und alte Lymphozyten ($K_{1/8}$) kernvolumetrisch abgrenzen (72, 36 bzw. 18 μ^3).

Die *Lymphoblasten* sind Zellen von der Größe bis 20 μ Durchmesser, deren großer runder Kern lockere Struktur besitzt und einen, seltener 2 bis 3 mittelgroße, scharf begrenzte, bläuliche Nukleolen enthält. Das Zytoplasma ist von wechselnder Basophilie, nach *Undritz* von einer trüben, blauen Färbung.

Die *reifen Lymphozyten* sind von wechselnder Größe, meistens jedoch verhältnismäßig klein (bis maximal 12 μ Durchmesser). Im gefärbten Präparat sind die Zellen, wie auch ihr Kern, meistens rund. Nur selten ist der Kern nierenförmig eingedellt. Öfter findet sich eine leicht exzentrische Lage der Kerne, so daß der schmale, basophile Zytoplasmasaum sichelförmig wird. Bei panoptischer Färbung stellen sich bei einem Teil der Lymphozyten leuchtend rote Azurgranula dar. Ihre Größe liegt zwischen feinstem azurophilen Staub und auffällig groben Granula.

Abbildung 119a–c
Peripheres Blut, *Pappenheim*-Färbung
Lymphozyten verschiedener Reifestufen
a) Oben: Lymphoblast; unten: Lymphozyt mit zahlreichen azurophilen Granula.
b) Oben: Lymphoblast; unten: Doppelkerniger Lymphozyt.
c) 3 kleine Lymphozyten und 1 Lymphoblast mit 3 Kernkörperchen.

Abbildung 120a–c
Peripheres Blut, *Pappenheim*-Färbung
Lymphozyten verschiedener Größe; Abbildung 120a: Lymphozyt mit azurophiler Granulation.

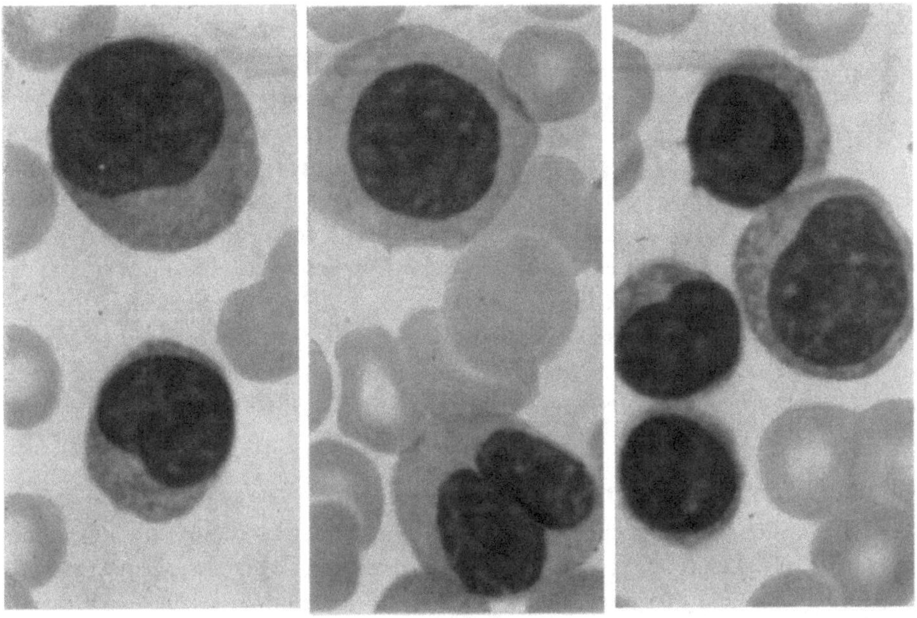

Abb. 119a–c

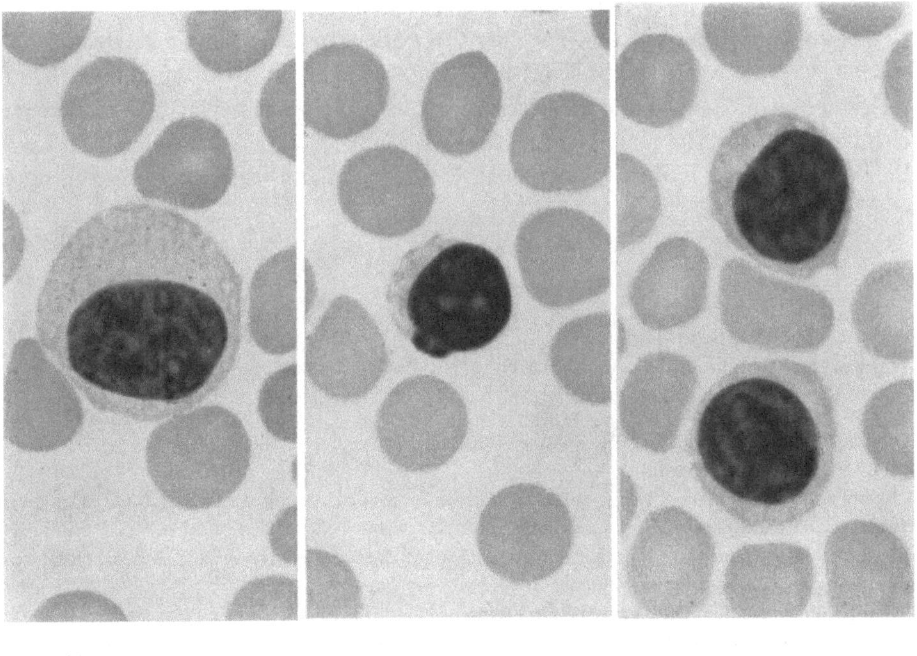

Abb. 120a–c

Phasenoptisch erkennt man am Kern der Lymphozyten ein mäßig dichtes, grobscholliges Chromatinmuster, von dem sich ein dunkler Nukleolus deutlich abhebt. Die Kernmembran ist kräftig, wie mit einem Stift nachgezogen. Auch bei ruhenden Zellen weisen die Kerne Nierenform auf. In der Einbuchtung des Kerns stellt sich das Zytozentrum mit mehreren (neutralrot-anfärbbaren) Granula dar. Außerdem sind kranzförmig um das Zytozentrum kugel-, stab- und fadenförmige (janusgrün-anfärbbare) Mitochondrien und Mikrosomen verteilt. Ältere Lymphozyten enthalten weniger Mitochondrien. In einem kleinen Prozentsatz der Lymphozyten werden einzelne „Glanzkörner" *(Nöller)* nachgewiesen, die als Lipochondrien aufzufassen sind. Besonders bei Leberschäden werden sie vermehrt gesehen (*Dost und Rind*). Eine auffällige Korrelation zwischen Lipoperoxydspiegel und „Glanzkornwert" (Prozentsatz von Lymphozyten, die 1 oder mehrere Glanzkörner tragen) fand *Wennig*.

Normale Lymphozytenwerte im Blut

Für das Säuglingsalter errechnete *Benjamin* einen Mittelwert von 50,7 % Lymphozyten bei 13000 Leukozyten/mm^3. Bei Kindern unter 10 Jahren werden Werte von 40 bis 60 %, seltener 70 % bei 7000 bis 9000 Leukozyten angegeben. *Naegeli* nahm als Normalzahl für Erwachsene bei etwa 7000 Leukozyten 20 bis 25 % Lymphozyten an; *Schilling* erweiterte diese Grenzwerte der Norm bei den Lymphozyten auf 21 bis 35 %. Bei einem Schwankungsbereich der Leukozytennormalwerte zwischen 4000 und 8000 sind dennoch absolute Lymphozytenwerte zwischen 1100 und 2800 denkbar. Die von *Kuhnke* 1957 gefundenen Normbereiche reichen für die Lymphozyten sogar von 21,5 bis 45,5 % bei einer Gesamtleukozytenzahl von 3500 bis 8400. Bei alten Menschen verschiebt sich häufig das Verhältnis in Richtung auf eine absolute Lymphopenie, so daß die unterste Grenze der Norm etwa bei 20 % Lymphozyten bei 7000 Leukozyten anzunehmen ist *(Grewe und Schlitter)*. Die Lebensdauer der Lymphozyten im Blut wurde bei neueren Untersuchungen auf einen Tag errechnet (*Hansen*).

Abbildung 121a–c
Peripheres Blut, *Pappenheim*-Färbung
Lymphozyten; Abbildung 121 a und b: Lymphozyten mit grober azurophiler Granulation.

Abbildung 122a–d
Peripheres Blut, Nativpräparat (Phasenkontrastoptik)
Lymphozyten in Bewegung
a) Lymphozyt mit feinscholligem, nierenförmigem Kern; in der Kerneinbuchtung Zytozentrum und zahlreiche stabförmige Mitochondrien.
b) Lymphozyt in Bewegung. Die Kernstruktur tritt auf dieser Abbildung nicht so deutlich hervor, weil eine andere Zellebene scharf eingestellt wurde.
c) Lymphoblast mit großem Nukleolus und feinscholliger Chromatinstruktur.
d) 2 Lymphozyten in Bewegung. Die linke Zelle (Handspiegelform) weist fingerförmige zarte Zytoplasmafortsätze auf.

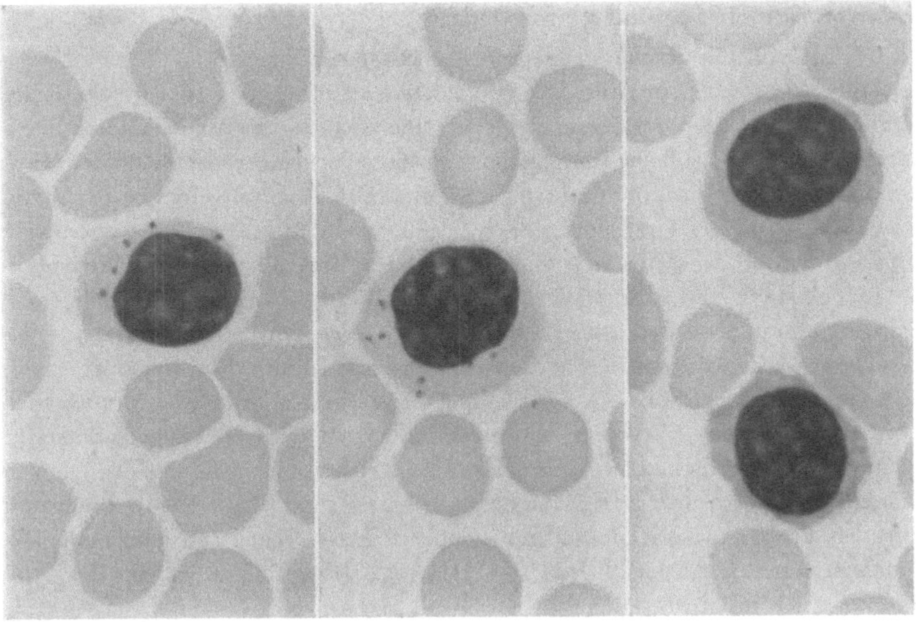

Abb. 121 a—c

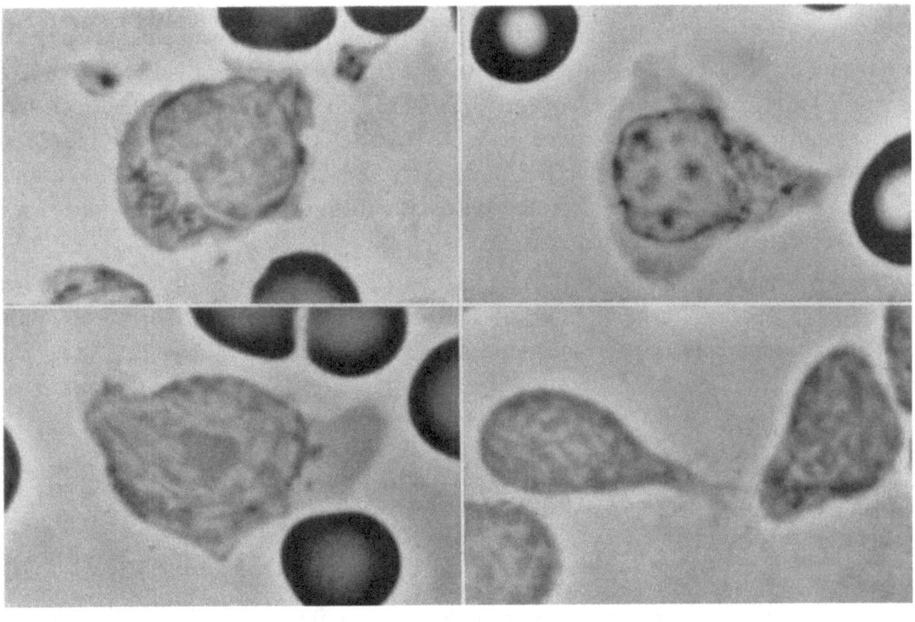

Abb. 122 a—d

Reaktive Vermehrung und Verminderung der Lymphozyten

Die übergeordneten Regulationen der Blutzusammensetzung auf humoral-vegetativem Wege spielen im Ablauf von Krankheitsprozessen eine wesentliche Rolle. Auch die Blutverteilungsänderungen weisen einen derartigen übergeordneten Regulationsmechanismus auf. Sie sind bestimmten biologischen Rhythmen unterworfen. Lymphozyten und Eosinophile folgen beispielsweise einem 24-Stunden-Rhythmus *(Halberg und Visscher)*. Im Rahmen des Verlaufs der biologischen Leukozytenkurve *(Schilling)* wird in der als Kampf- und Abwehrphase bezeichneten Phase I eine absolute Lymphopenie und Eosinopenie bei absoluter Vermehrung der Neutrophilen im peripheren Blut beobachtet (Leukozytose). Von *Hoff* wird dieser Abschnitt des Krankheitsgeschehens bei vegetativer Gesamtumschaltung des Organismus als ergotrope, sympathikotone Reaktion aufgefaßt, die mit abbauenden Stoffwechselprozessen verbunden ist. In der Alarmreaktion *(Selye)* wird die auftretende starke Lymphopenie als Folge einer histologisch nachweisbaren Schädigung des lymphatischen Systems gedeutet, die sich mit der nach ACTH- und Kortisoneinwirkung auftretenden Proliferationshemmung der lymphatischen Organe reproduzieren läßt. Andererseits tritt in der Heilphase (Phase III nach *Schilling*) eine Rückkehr der Lymphozytenwerte im strömenden Blut zur Norm bzw. oft eine Lymphozytose ein. Sie ist mit der durch aufbauende Stoffwechselvorgänge verbundenen trophotropen, parasympathischen Reaktion (Erholungsphase) nach *Hoff* identisch.

Dauernde *Lymphozytosen* sind kennzeichnend für prognostisch relativ günstig verlaufende chronische Infekte. Zu ungewöhnlich starker Vermehrung der Lymphozytenwerte kommt es besonders bei Kindern gelegentlich bei den lymphotropen Krankheiten *(Moeschlin)*. Diesen akuten Infektionen liegen vorwiegend Virusinfekte wie Keuchhusten, Viruspneumonie, Röteln, Parotitis epidemica, akute infektiöse Lymphozytose u. a. zugrunde. Gelegentlich werden bei Keuchhusten, häufiger aber bei der akuten infektiösen Lymphozytose bis 100000 (!) Lymphozyten gezählt. Diese Erkrankungen sind oft auch durch lymphozytäre Reaktionsformen, den Lymphoidzellen, charakterisiert. Hierbei können differentialdiagnostische Schwierigkeiten mit Paraleukoblastenleukosen auftreten.

Lymphopenien sind gelegentlich durch Strahlenschädigung oder durch Zytostatica bedingt. Bei Morbus *Hodgkin* oder in seltenen Fällen bei generalisierten Lymphknotenkarzinommetastasen könnte eine Lymphopenie durch Zurückdrängung des

Abbildung 123a–d
Peripheres Blut, Nativpräparat (Phasenkontrastoptik)
Lymphozyten. Im Ruhestadium der Zelle herrscht der nierenförmige Kern vor (der sich bei Fixierung abrundet). In der Kernbucht Hauptmasse der Mitochondrien.

Abbildung 124a–d
Peripheres Blut, Nativpräparat (Phasenkontrastoptik)
Lymphozyt in Bewegung. Aufnahmeserie mit Intervallen von 60 Sekunden, Exposition 1 Sekunde. Bewegungsrichtung von links nach rechts.

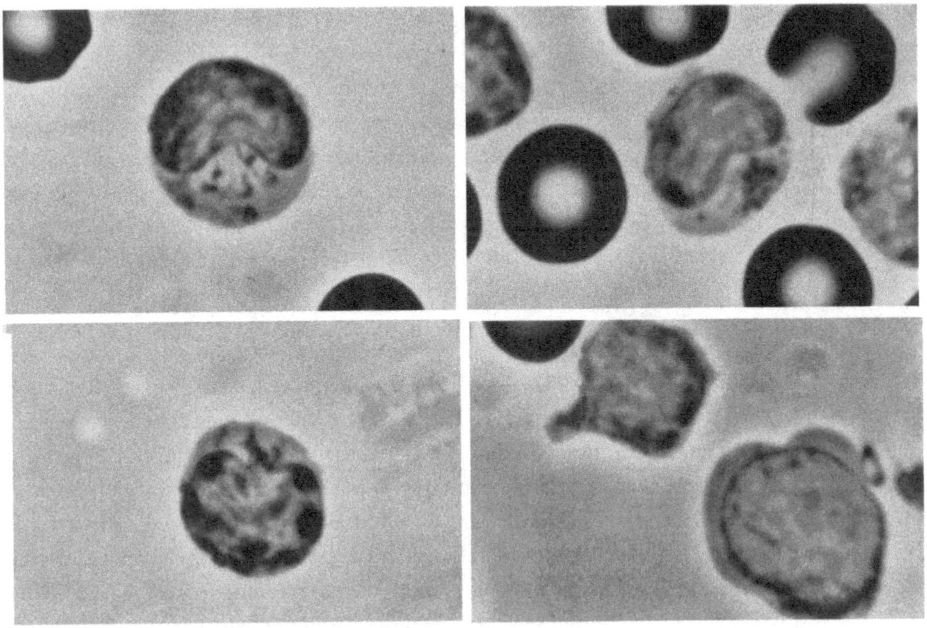

Abb. 123a–d

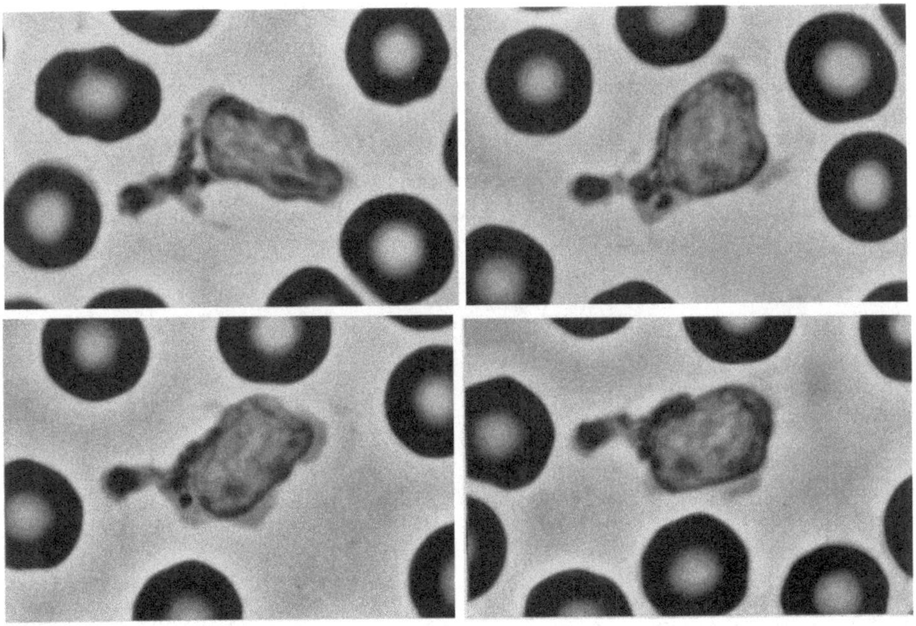

Abb. 124a–d

lymphatischen Systems erklärbar sein. Ungewiß blieben bisher die Ursachen für die von *Grote und Fischer-Wasels* sowie von *Glanzmann und Riniker* beschriebenen Alymphozytosen bzw. Lymphozytophthisen, die mit einer Aplasie der lymphatischen Organe einhergehen. Ein niedriger Lymphozytenstand unter den tiefsten Normalwerten lenkt nach *Schilling* stets auf eine schwere allgemeine Schädigung des Organismus hin. Das Differentialblutbild demonstriert die Reaktionsfähigkeit des hypophysär-adrenokortikalen Systems auf Erkrankungen. *Greve und Schlitter* fanden diese Regel für Karzinomkranke bestätigt, bei denen eine Lymphopenie häufig ist.

Die Bewegung der Lymphozyten (Abb. 122, 124 und 125a)

Die amöboide Bewegung der Lymphozyten fiel *Ranvier* bereits 1875 auf. Diese läßt sich im Phasenkontrastmikroskop besonders gut verfolgen. Mehr als zwei Drittel aller Blutlymphozyten gesunder Erwachsener sind bei Beobachtung auf dem geheizten Objekttisch kaum beweglich. Während einige Zellen nur eine geringe Zytoplasmabewegung erkennen lassen, bewegen sich andere langsamer als ausgereifte Neutrophile vorwärts. Die Zellen zeigen keine bestimmten Eigenarten in der Fortbewegung. Meistens schiebt sich ein granulafreier schmaler Zytoplasmasaum breit voraus, dann folgt der Kern. Wie auch beim Neutrophilen, so wird gelegentlich beim Lymphozyten ein „Schwanz“ gesehen, den die Zelle nachzieht (siehe Abbildung 125). Eine Fortbewegung ist sowohl unreifen als auch reifen Lymphozyten eigen; bei letzteren ist die Aktivität jedoch größer *(Harris)*. Dabei wechselt die Bewegungsintensität einer Zelle unter der Beobachtung in kurzer Zeit. Öfter finden sich einseitige Zytoplasmaausstülpungen, so daß sogenannte „Handspiegelformen“ entstehen. Immer wieder sind feine, fingerförmige Dendritenbildungen sichtbar (Abbildung 122d). Bakterienphagozytose durch Lymphozyten, wie sie von *Sandkühler* erfaßt wurde, konnten wir nicht bestätigen.

Lymphozyten im Knochenmark (Abb. 126)

Der Anteil der Lymphozyten in Knochenmarkausstrichen ist gewöhnlich gering (nach *Rohr* bis 10% Lymphozyten). Bei Kindern soll normalerweise der Prozentsatz lymphozytärer Zellelemente größer sein (nach *Videbaek* bis 25% aller Leukozyten).

Abbildung 125a
Peripheres Blut, Nativpräparat (Phasenkontrastoptik)
Lymphozyt in Bewegung. Bewegungsrichtung von links nach rechts. Die Zelle schiebt einen zarten Zytoplasmasaum dem Kern voraus und zieht einen langen „Schwanz“ nach.

Abbildung 125b–d
Peripheres Blut, Nativpräparat (Phasenkontrastoptik)
Lymphozyten mit 1 bis 3 glanzkornartigen Lipochondrien neben Mitochondrien

Abbildung 126
Sternalmark, *Pappenheim*-Färbung
Morbus *Biermer*. Ausschnitt aus einem **Lymphknötchen im Mark.** Andere Abschnitte dieses Markausstriches zeigen das typische Megaloblastenmark.

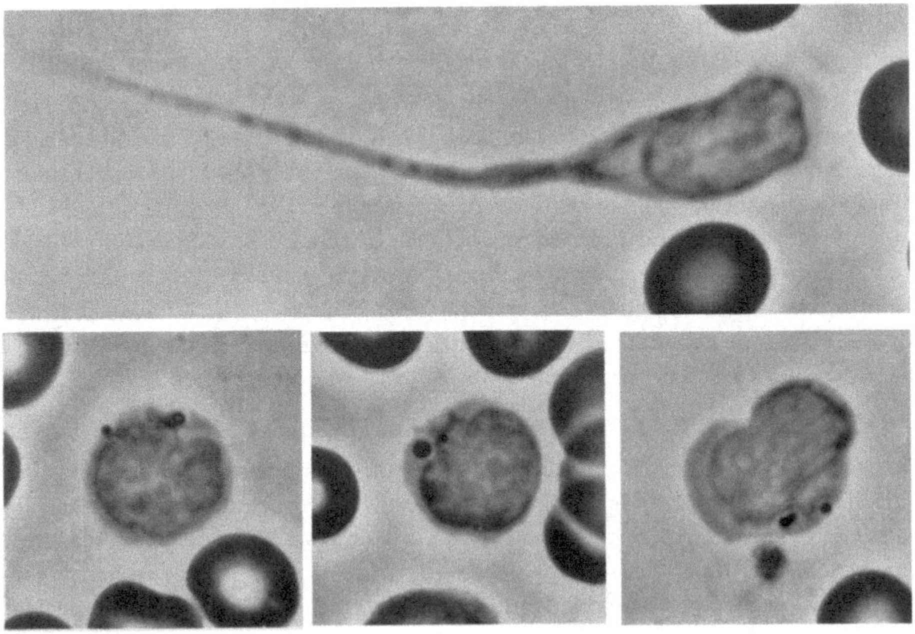

Abb. 125a—d

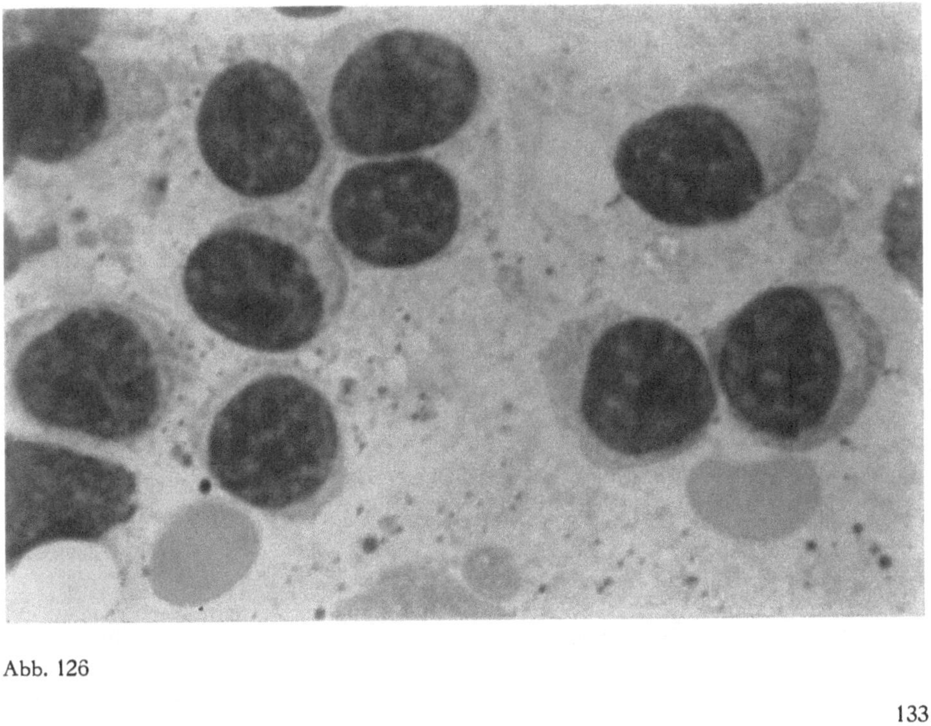

Abb. 126

Die Art der Ausstrichtechnik, die unterschiedliche Beimengung von peripherem Blut und die subjektive Beurteilung der Zellen sind die Ursachen unterschiedlicher Prozentsätze bei den verschiedenen Untersuchern.

Der Nachweis von Lymphknötchen im Sternalmark gelingt öfter bei der angegebenen Ausstrichmethode der Markbröckel. Während *Kabelitz* diese stets als Ausdruck einer pathologischen Markreaktion auffaßt (besonders bei Leberzirrhose, M. *Biermer*, Agranulozytose u. a.), sind *Rohr und Hemmeler* der Überzeugung, daß Lymphknötchen auch im normalen Mark vorkommen. Diese geben gelegentlich Anlaß zu differentialdiagnostischen Schwierigkeiten, da man zunächst geneigt ist, bei einem derartigen Ausstrichbefund eine chronische Lymphadenose zu diagnostizieren. Eine Durchmusterung weiterer Ausstrichpräparate ergibt dann aber normales Mark.

Die lymphozytären Reaktionsformen (Lymphoidzellen) (Abb. 127 bis 132)

Bei den verschiedensten biologischen Auseinandersetzungen des Organismus mit seiner Umwelt wird eine lokale bis generalisierte, reaktiv gesteigerte Tätigkeit des lymphatischen Apparates festgestellt. Im Blut ist eine absolute Vermehrung der Lymphozyten in der Reparations- bzw. Heilphase von Infekten zu beobachten. Über die Bedeutung des lymphatischen Systems im Rahmen der Abwehr sind die Meinungen noch sehr geteilt. Die Hypothesen im Zusammenhang mit der Antikörperbildung werden später erwähnt (siehe Seite 190).

Klima und Beyreder fassen die unter den verschiedensten toxischen und infektiösen Reizen auftretenden morphologischen Eigenheiten der Lymphozyten und Lymphoblasten als lymphozytäre bzw. lymphoblastische Reaktionsformen zusammen. Für diese vielgestaltigen Formen hat sich der Ausdruck „Lymphoidzellen“ eingebürgert. Die Zahl der Synonyma ist groß: lymphoide Monozyten, atypische Lymphozyten, Virozyten, Lymphozytoide, monolymphozytoide Zellen, Drüsenfieberzellen u. a. Bei besonders stark ausgeprägter Basophilie des Zytoplasmas werden diese Zellen als lymphatische bzw. lymphoide Plasmazellen bezeichnet.

Die wechselnd starke Basophilie des Zytoplasmas der Lymphoidzellen ist durch ihren Gehalt an Ribonukleinsäuren bedingt. Die Zellen sind meistens größer als

Abbildung 127a, b
Peripheres Blut, *Pappenheim*-Färbung
Mononucleosis infectiosa, Lymphoidzellen
a) Lymphoidzelle mit dichtem, grobscholligem Zellkern und basophilem Zytoplasma.
b) Oben: Lymphoidzelle; unten: Reifer Lymphozyt mit zahlreichen Azurgranula.

Abbildung 128a–c
Peripheres Blut, *Pappenheim*-Färbung
Mononucleosis infectiosa. 3 verschiedene Lymphoidzellen. Die Lymphoidzelle auf Abbildung 128b erinnert an eine Plasmazelle; daher auch die Bezeichnung „lymphoide Plasmazelle“. Auf Abbildung 128c unter der Lymphoidzelle 1 Blutbasophiler.

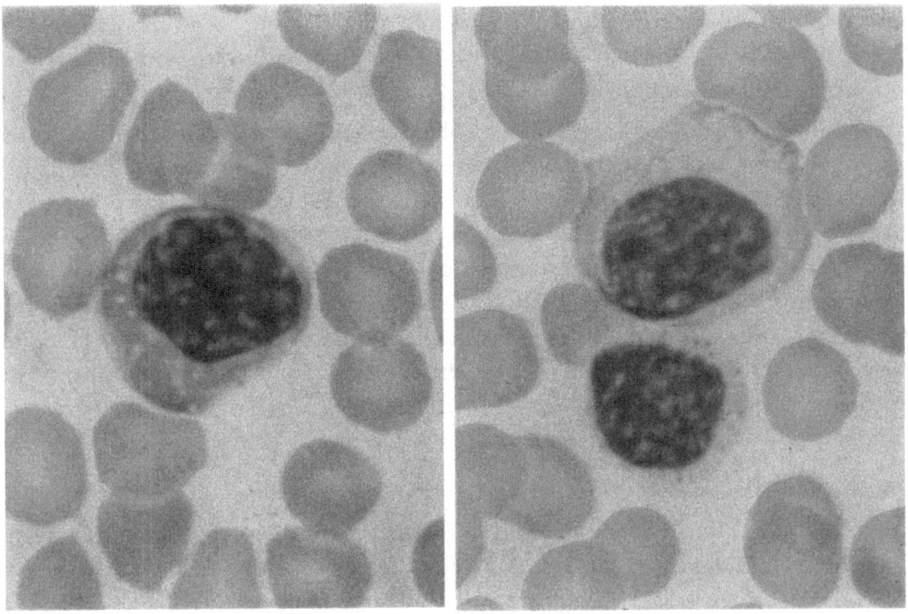

Abb. 127a, b

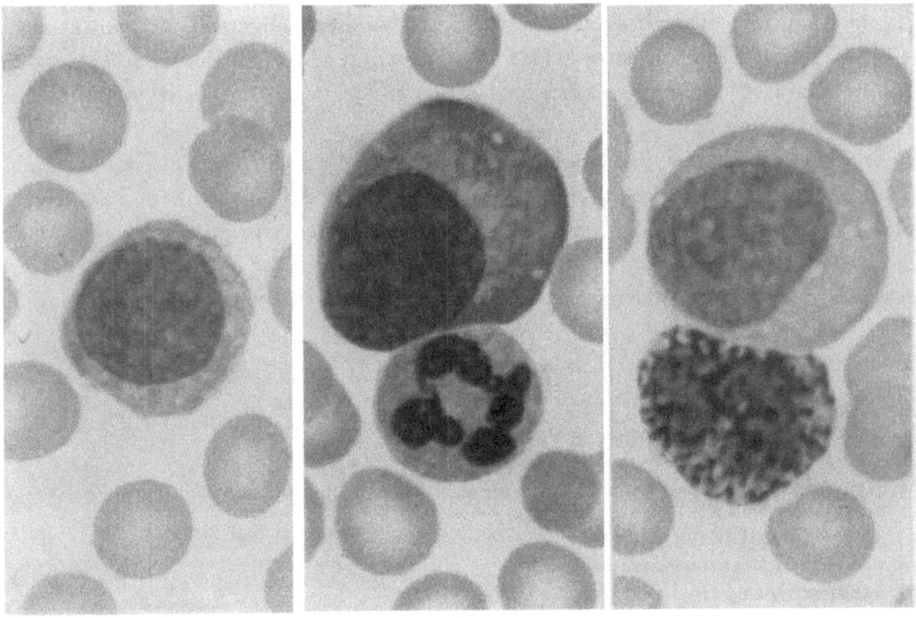

Abb. 128a–c

normale Lymphozyten. Ihr Zytoplasmasaum ist breit und teilweise besitzen sie Azurgranula. Bei einzelnen Zellen ist die Zytoplasmastruktur homogen, andere besitzen zahlreiche Vakuolen.

Eine mäßige Ausschwemmung von Lymphoidzellen findet sich nicht nur bei Viruserkrankungen, sondern auch bei anderen akuten und chronischen entzündlichen Prozessen, bei gewissen Überempfindlichkeitserscheinungen (allergisch-hyperergischen Prozessen) und bei verschiedenen Immunohämatopathien (*Klima*, *Dämmrich* u.a.). Bei den erwähnten Erkrankungen findet sich oft Milz- und Lymphknotenschwellung. Die Menge der in das Blut ausgeschwemmten Lymphoidzellen wechselt bei der Art der Erkrankung, dem Reaktionsvermögen des Organismus und im Verlauf. Mit Ausnahme der Hepatitis epidemica erreichen jedoch die Ausschwemmungen selten einen solchen Grad, daß allein auf Grund des Blutbildes Verwechslungen mit der Mononucleosis infectiosa entstehen können.

Die Mononucleosis infectiosa (Abb. 127 bis 131)

Die Mononucleosis infectiosa gehört zu den Virusinfekten, die mit erheblicher Schwellung des lymphatischen Systems (Milz, Lymphknoten, Tonsillen u. a.) einhergehen. Der proteusartige Charakter der Erkrankung ist die Ursache dafür, daß Bezeichnungen wie *Pfeiffer*sches Drüsenfieber, Monozyten-Angina, akute benigne Lymphoblastose u. a. erst in letzter Zeit durch den umfassenden Krankheitsbegriff „Mononucleosis infectiosa" ersetzt wurden *(Sprunt und Evans)*. Alle Altersgruppen erkranken, besonders jedoch jugendliche Erwachsene. Anläßlich Epidemien wird deutlich, wie groß die Zahl der leichteren Fälle neben den schweren Verlaufsformen ist, die letztlich *alle* wieder gesunden. Entsprechend dem allgemeinen Charakter der lymphozytären Reaktion ist es erklärlich, daß bei der Mononucleosis infectiosa das „bunte Blutbild" zwar unspezifischer Natur ist, nach wie vor jedoch große diagnostische Bedeutung hat.

Es besteht fast immer eine absolute und relative Vermehrung der „einkernigen" Leukozyten (Mononukleose) im peripheren Blut (20000 bis 30000/mm^3). Hierzu sind Lymphozyten, Monozyten und die Lymphoidzellen zu zählen. Die Lymphoidzellen betragen oftmals die Hälfte aller Leukozyten, und ihr Formenreichtum sowie das Nebeneinander von Lymphozyten und Monozyten führten zur Bezeichnung des

Abbildung 129a, b
Peripheres Blut, *Pappenheim*-Färbung
Mononucleosis infectiosa. Große Lymphoidzellen mit basophilem, feinvakuoligem Zytoplasma.

Abbildung 130
Peripheres Blut, *Pappenheim*-Färbung
Mononucleosis infectiosa
Unten links: Große Lymphoidzelle mit tief basophilem Zytoplasma und dichtem Kern; oben rechts: Monozyt.

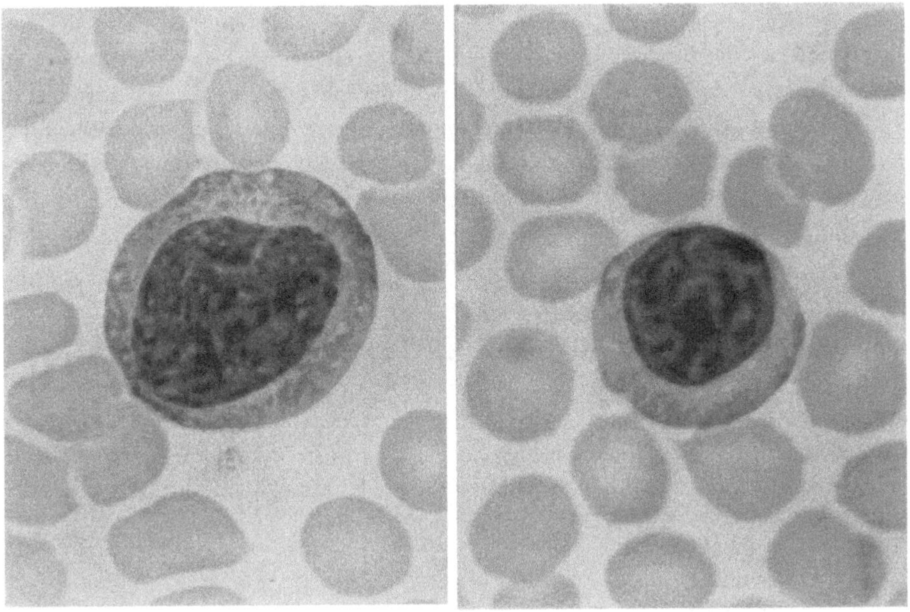

Abb. 129a, b

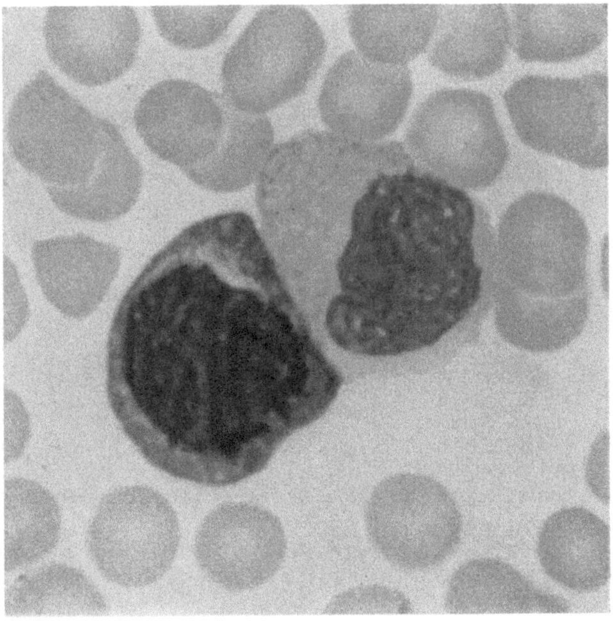

Abb. 130

„bunten Blutbildes". Im Laufe weniger Wochen verschwinden die Lymphoidzellen meist wieder aus dem Blut. Es folgt eine (postinfektiöse) Lymphozytose von normalem Zelltyp. Stets sind Erythrozyten- und Thrombozytenwerte auch auf der Höhe der Erkrankung normal, so daß bei einem gegenteiligen Befund, worauf auch *Schulten* hinweist, Zweifel an der Diagnose erhoben werden muß. (Differentialdiagnose: Paraleukoblastenleukose!)

Akute infektiöse Lymphozytose (Abb. 132)

Diese vorwiegend harmlose Erkrankung befällt meist Kinder, seltener Jugendliche. Die Symptome (katarrhalische Erscheinungen, Übelkeit, Fieber, selten meningeale Reizungen) sind fast immer wenig eindrucksvoll. Nicht regelmäßig werden Lymphknoten- bzw. Milzschwellung angetroffen; häufiger ist ein morbilli- oder skarlatiniformes Exanthem. Zytomorphologisch handelt es sich bei den bis auf 100000 Lymphozyten/mm^3 vermehrten Zellen im Blut um normale, ausgereifte Lymphozyten meist mit Azurgranulation, die phasenoptisch lebhafte Motilität zeigen. Anämie oder Thrombopenie fehlen der Erkrankung.

Abbildung 131

Peripheres Blut, *Pappenheim*-Färbung

Mononucleosis infectiosa. 2 Übergangsformen zwischen Lymphoidzellen und Lymphozyten im Ausheilungsstadium der Erkrankung.

Abbildung 132

Peripheres Blut, *Pappenheim*-Färbung

Akute infektiöse Lymphozytose

Ausgereifte normale Lymphozyten, teilweise mit azurophiler Granulation.

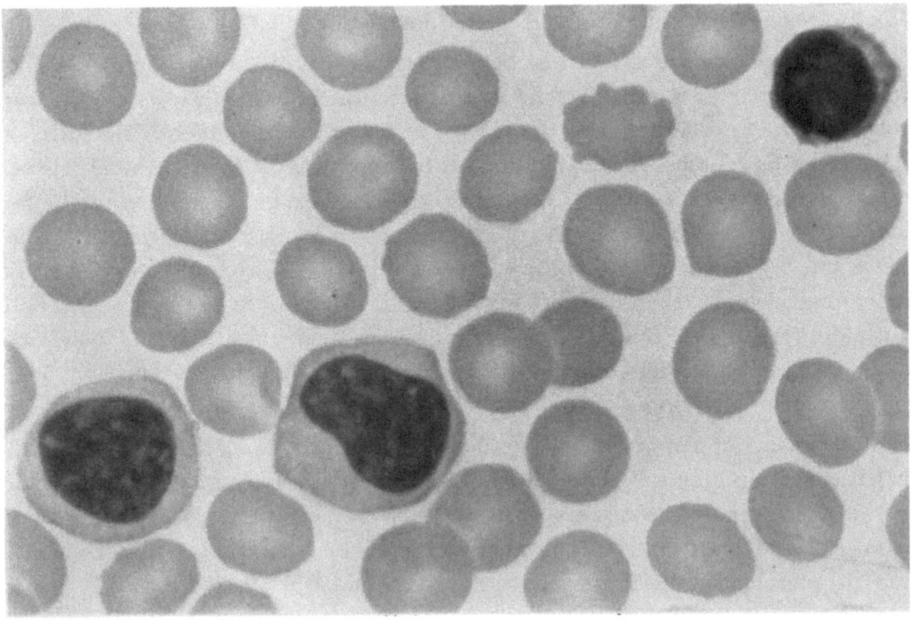

Abb. 131

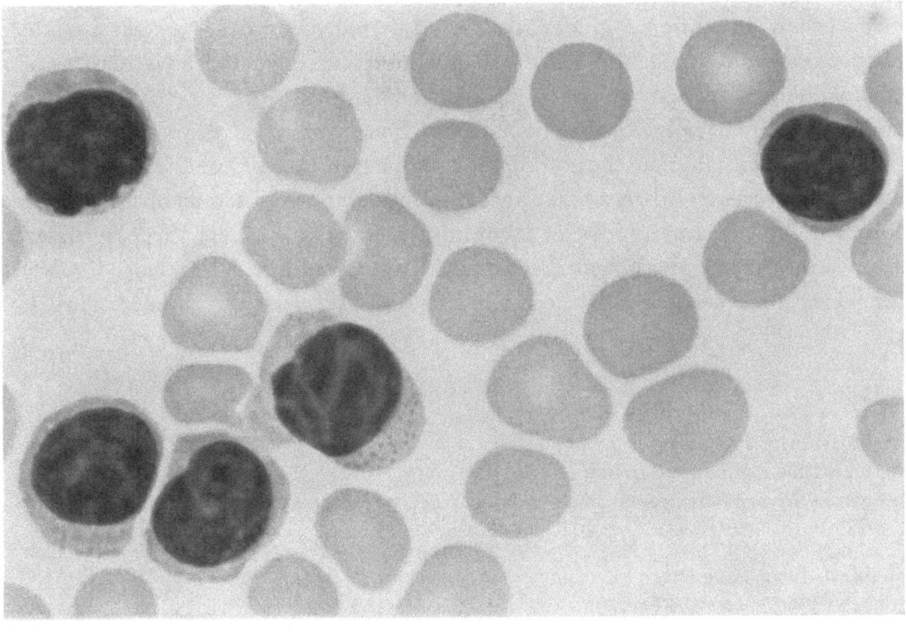

Abb. 132

Die chronische Lymphadenose (Abb. 133 bis 137, 139 und 140)

Die chronische Lymphadenose ist als neoplastische, progredient verlaufende Erkrankung des lymphatischen Apparates aufzufassen, die mit generalisierten, starken Lymphknotenvergrößerungen und Hepatosplenomegalie einhergeht. Die Milz erreicht in der Regel nicht die Größe wie bei der chronischen Myelose, doch gibt es besonders in der Terminalphase Ausnahmen. Während die peripheren Lymphknoten kaum Beschwerden bereiten, können die viszeralen, besonders diejenigen im Mediastinum und im Bauchraum, Komplikationen verursachen. Durch die lymphatischen Wucherungen werden ebenso Tonsillenhyperplasien, mehr oder weniger ausgedehnte Hautinfiltrate und flächenhafte Veränderungen der Schleimhäute des Magendarmkanals hervorgerufen. Bei letzteren erfordern nicht allzuselten Invagination, Ileus und andere Komplikationen ein chirurgisches Eingreifen *(Boikan, Stobbe)*.

Männer werden doppelt häufiger als Frauen von der Erkrankung befallen; der Großteil jenseits des 50. Lebensjahres. In der Jugend ist die Erkrankung eine Rarität. Über die Häufigkeit chronischer Lymphadenosen gibt die Leukoseumfrage von *Guasch* Auskunft: aus einer Gesamtzahl von 4705 Leukosekranken (einschließlich Kindern) entfielen auf die chronische Lymphadenose 1053; das sind etwa 22%.

Die Patienten kommen zeitig zum Arzt, weil sie auf die vergrößerten Lymphknoten selbst aufmerksam werden. Oft kann der Arzt die zunächst symptomenarme Krankheit jahrelang beobachten, ohne daß eine Behandlung notwendig ist. Die Beschwerden durch die Wucherungen des lymphatischen Systems stehen gegenüber Allgemeinerscheinungen wie Mattigkeit, starkes Schwitzen, Appetitlosigkeit oft zurück.

Entsprechend der Auffassung der chronischen Lymphadenose als Neoplasie wechselt das zytomorphologische Bild gemäß dem Differenzierungsgrad zwischen lymphatischen Leukosen mit fast ausschließlich kleinzelligem, uniformem Zelltypus der Lymphozyten und mehr polymorphzelligen Fällen. Der Anteil von Lymphoblasten durchbricht nicht allzuselten die Monotonie des peripheren Blutbildes. Oft steht das Auftreten eines größeren Prozentsatzes an Lymphoblasten im Zusammenhang mit einer klinischen Verschlechterung. Beim Lymphosarkom besteht ein stärkerer Entdifferenzierungsgrad der lymphatischen Zellelemente. Eine grundsätzliche scharfe Trennung zwischen chronischer Lymphadenose und Lymphosarkom ist nicht immer möglich.

Abbildung 133

Peripheres Blut, *Pappenheim*-Färbung

Chronische Lymphadenose. Im Ausstrich überwiegend ausgereifte Lymphozyten. Am unteren Bildrand sogenannter *Gumprecht*scher Kernschatten, der als zerquetschter Lymphozyt aufzufassen ist.

Abbildung 134

Peripheres Blut, *Pappenheim*-Färbung

Chronische Lymphadenose. Erhebliche Größenunterschiede der lymphatischen Zellen, die keine azurophilen Granula enthalten. Rechts oben: Lymphoblast. Beachte die Dichte der Zellkerne!

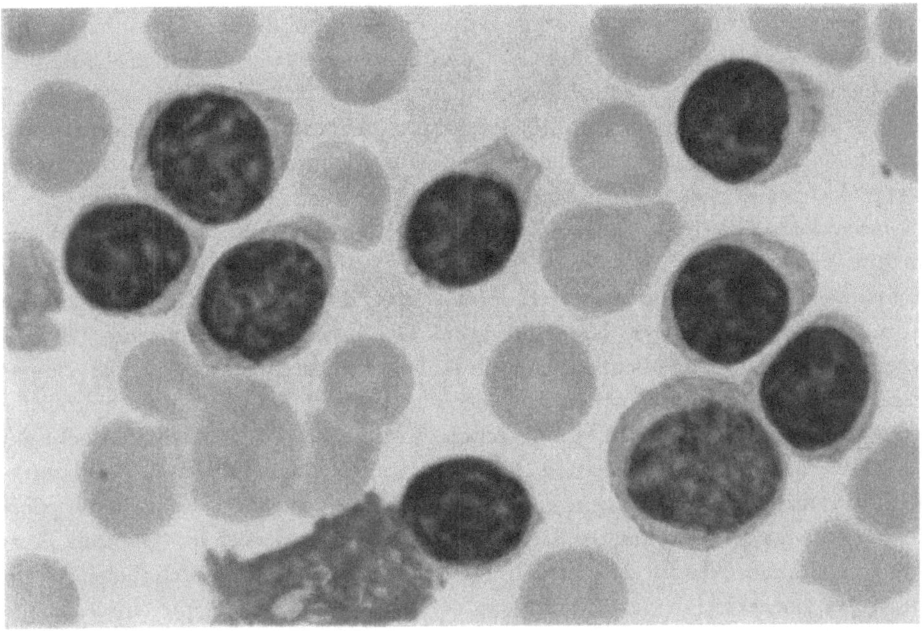

Abb. 133

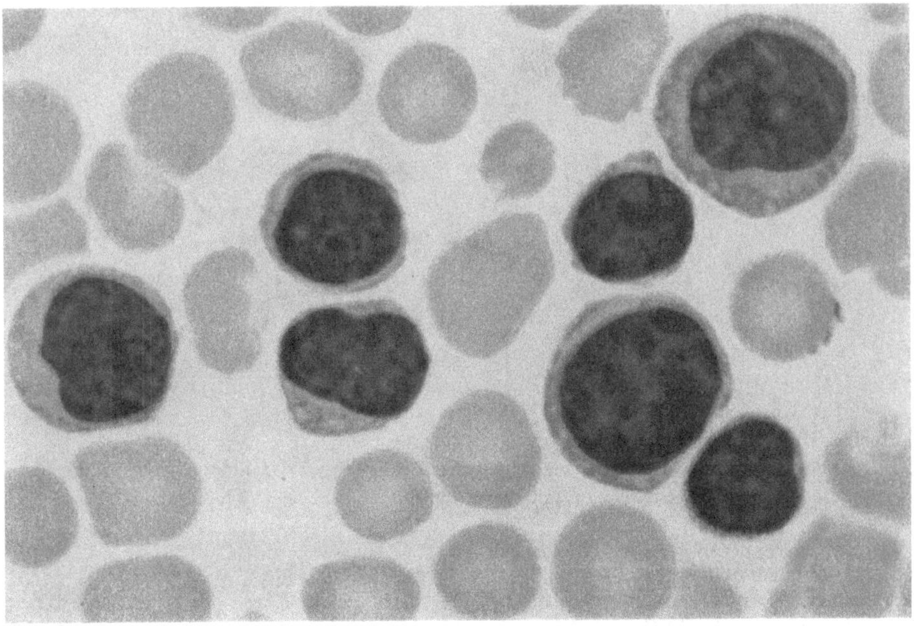

Abb. 134

Eine deutliche Erniedrigung des Prozentsatzes azurgranulierter Lymphozyten bei chronischer Lymphadenose (unter 33 %) wird immer wieder bestätigt. Das funktionelle Verhalten der Lymphozyten der chronischen Lymphadenose im Nativpräparat ist ohne Besonderheiten. Im Phasenkontrastmikroskop fehlen die sogenannten *Gumprecht*schen Kernschatten, die sich in Ausstrichpräparaten von chronischer Lymphadenose je nach Ausstrichtechnik in wechselnder Menge finden und durch die besondere Lädierbarkeit dieser Zellen zu erklären sind. Die Zahl der Leukozyten im Blut erreicht nicht allzuselten 500000/mm³. Dabei wechselt die Intensität der Ausschwemmung in das periphere Blut im Verlauf der Erkrankung. In etwa einem Drittel aller Fälle wird bei der Stellung der Diagnose ein aleukämisches Blutbild gesehen. Auch bei den Fällen, die klinisch als beginnende chronische Lymphadenose zu bezeichnen sind, ist doch schon das Knochenmark dicht von Lymphozyten durchsetzt. In dieser Hinsicht gibt es nur selten Ausnahmen, so daß bei Verdacht auf aleukämische lymphatische Leukose die Bestätigung fast immer durch Knochenmarkpunktion zu erhalten ist. Nur gelegentlich wird wegen einer Punctio sicca eine Wiederholung notwendig. Es sollten bei der chronischen Lymphadenose nur Quetschpräparate von Markbröcken für die Beurteilung benutzt werden. Die Ausdehnung des lymphatischen Gewebes mit Zurückdrängung der anderen Blutzellsysteme einschließlich des Fettmarkes erklärt in fortgeschrittenen Fällen die oft im Vordergrund stehende aplastische Anämie, die von Agranulozytose und Thrombopenie begleitet sein kann.

Abbildung 135

Peripheres Blut, Nativpräparat (Phasenkontrastoptik)

Chronische Lymphadenose. Einzelne Bewegungsformen. Zytomorphologisch ist bei Vitalbeobachtung ein Unterschied gegenüber Lymphozyten gesunder Menschen kaum nachweisbar.

Abbildung 136

Peripheres Blut, Nativpräparat (Phasenkontrastoptik)

Chronische Lymphadenose. In diesem Präparat sind zahlreiche Kerne der Lymphozyten eingekerbt (Rosettenform, beispielsweise Zelle rechts oben). Die Kernstruktur dieser Zellen ist vergröbert, ihre Beweglichkeit gegenüber normalen Lymphozyten reduziert.

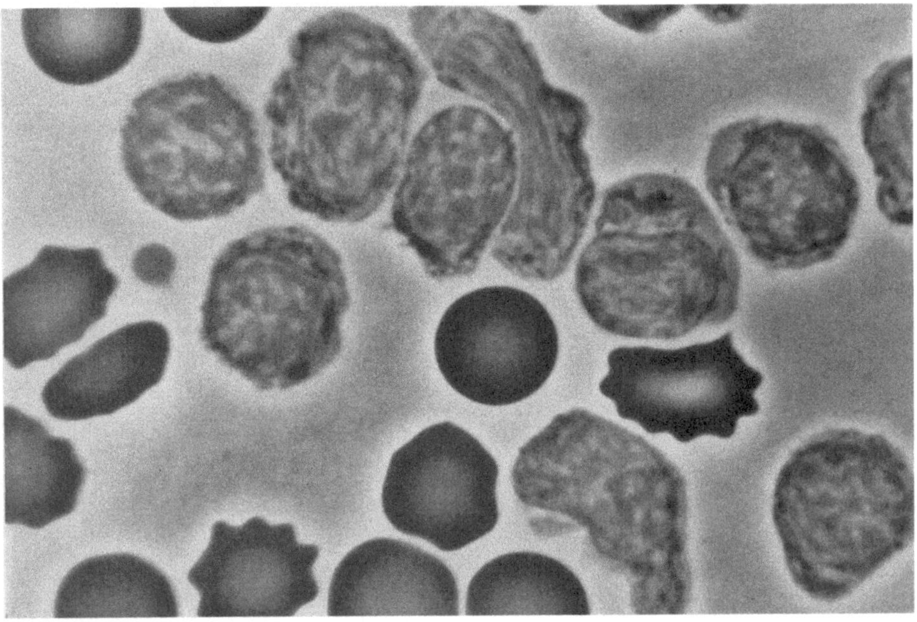

Abb. 135

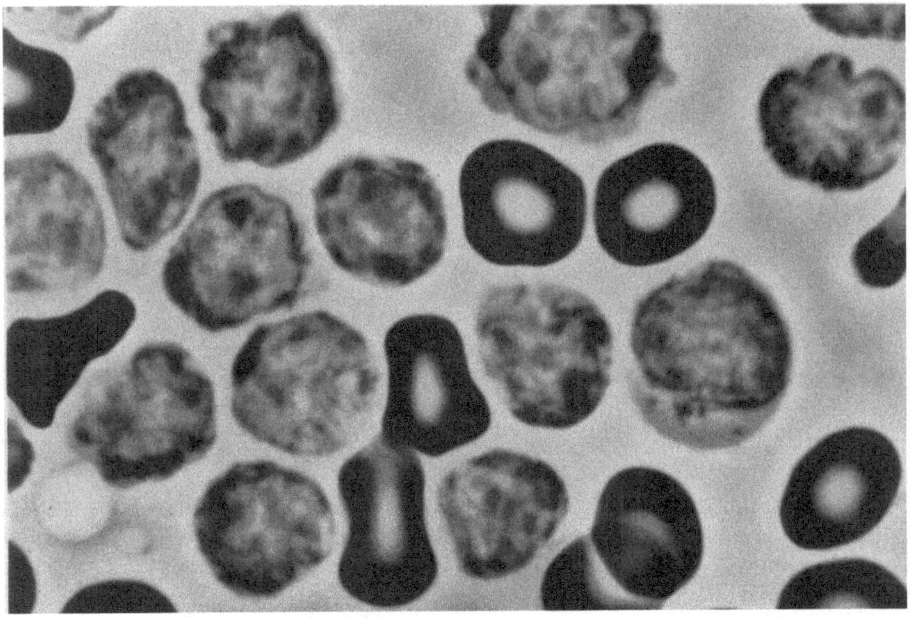

Abb. 136

Abbildung 137

Peripheres Blut, Nativpräparat (Phasenkontrastoptik)

Chronische Lymphadenose. Deutliches Vorherrschen der nierenförmigen Kernform bei den Zellen, die sich in Ruhelage befinden. Die Zelle links oben in Fortbewegung nach rechts unten: Ein zarter granulafreier Zytoplasmasaum wird vorausgeschoben, der Kern ist längsoval abgeflacht.

Abbildung 138

Peripheres Blut, *Pappenheim*-Färbung

Unreifzellige Leukose. Die Zellen enthalten einen sehr dichten Kern, der teilweise tief eingekerbt ist. Ihr Zytoplasmasaum ist sehr schmal, bei manchen Zellen kaum nachweisbar. Nur einzelne Granula (beispielsweise an der Zelle links unten) sind eben noch erkennbar. Am oberen Bildrand Kernschatten.

Die starke Anaplasie dieser Zellen ist eindrucksvoll. Das Bild wurde in die Reihe der Zellen der chronischen Lymphadenose aus differentialdiagnostischen Erwägungen eingefügt.

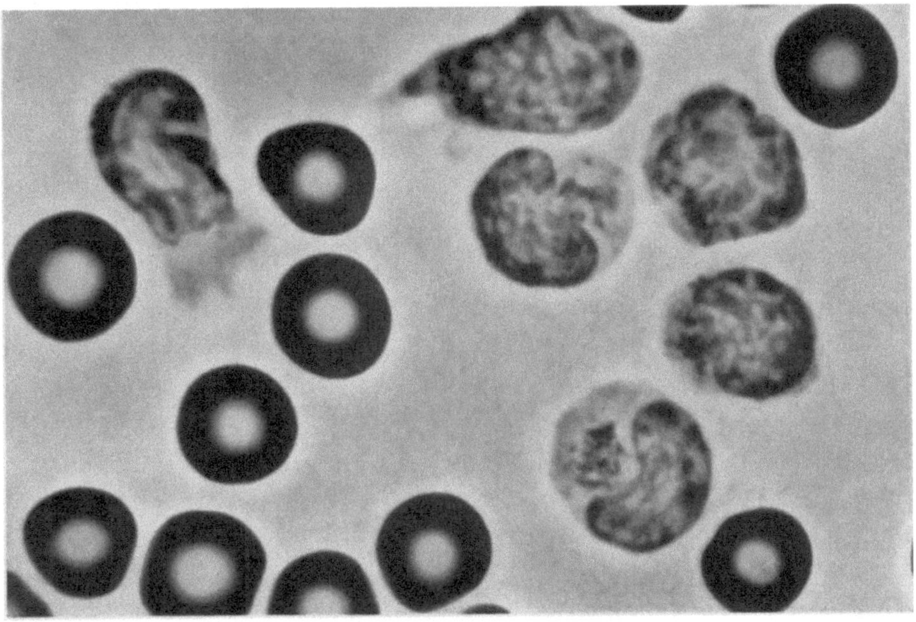

Abb. 137

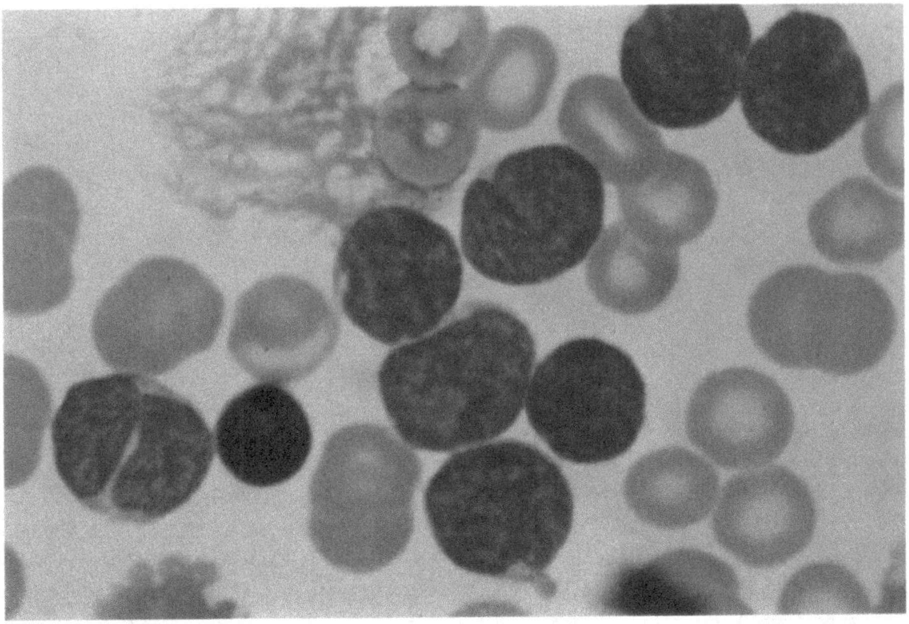

Abb. 138

Abbildung 139

Peripheres Blut, *Pappenheim*-Färbung

Chronische Lymphadenose. Neben 3 reifen Lymphozyten 3 Lymphoblasten mit großen, von schmalem Chromatinwall umgebenen Kernkörperchen.

Abbildung 140

Iliakalmark, *Pappenheim*-Färbung

Chronische Lymphadenose. Im Markausstrich dichtgedrängte Menge von Lymphozyten. Andere Blutzellsysteme und das Fettmark sind weitgehend reduziert.

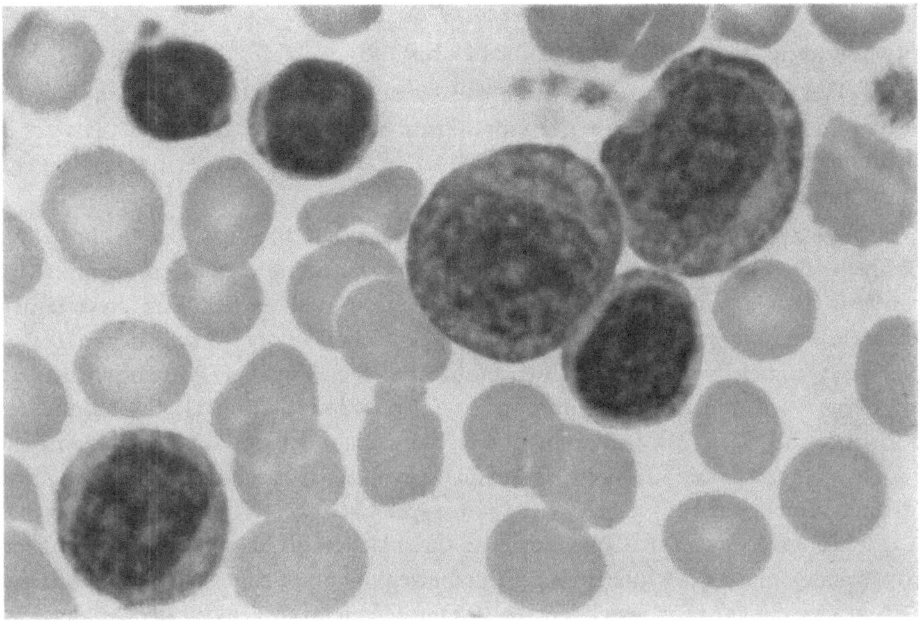

Abb. 139

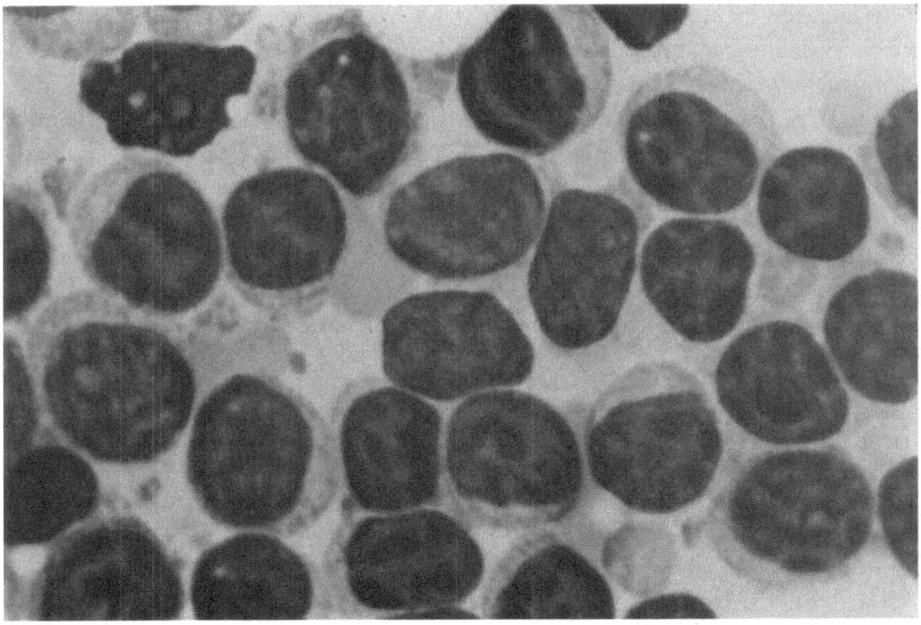

Abb. 140

V. Die Monozyten

Morphologie der Monozyten (Abb. 141 bis 148)

Die Zellen, die später von *Pappenheim* den Namen „Monozyten" erhielten, wurden zuerst von *Ehrlich* als große „Mononukleäre und Übergangsformen" (zwischen Lymphozyten und Granulozyten) bezeichnet. *Ehrlich* hat auch erstmals die zytomorphologischen Merkmale dieser Zellart abgegrenzt.

Der Monozyt ist in fixierten und gefärbten normalen Blutausstrichen die größte Blutzelle, die Durchmesser bis zu 20 μ erreicht. Der breite Zytoplasmasaum ist bei panoptischer Färbung graublau bzw. schiefergrau und enthält fast stets feinste azurophile Bestäubung. Diese wechselt in ihrer Dichte bei den verschiedenen Zellen. Bei Janusgrün-B-Färbung stellen sich zahlreiche kleine kugelige Mitochondrien dar, die diffus im Zytoplasma verteilt sind. Die Peroxydasereaktion ist bei Monozyten positiv (siehe Abb. 71a); allerdings fällt diese nicht so stark und dicht aus wie bei den Granulozyten. Im Nativpräparat lassen sich phasenoptisch starke Zytoplasmaströmungen mit ausgedehnten Fortsätzen beobachten, die bei der starken Ausbreitungstendenz der Monozyten auf Oberflächen oft sehr dünn, fast schleierartig sein können. In der Intensität der Fortbewegung und Phagozytose stehen sie den Granulozyten nicht nach. Auch die Monozyten zeigen im Gegensatz zu dem gewohnten Bild der fixierten runden Zelle im Nativpräparat häufig starke Ausdehnung und Streckung. In der ungefärbten lebenden Zelle sind phasenoptisch Granula von vermehrter optischer Dichte nachweisbar, die 0,4 bis 0,6 μ erreichen. Diese Zytoplasmaorganellen haben die Fähigkeit, Farbstoffe (z. B. Neutralrot) zu speichern. Dabei vergrößern sie sich bis zu maximal 1,7 μ Durchmesser. Diese sogenannten Speichervakuolen sind für den mit Supravitaltechnik gefärbten Monozyten kennzeichnend *(Ackerman und Bellios)*. Der Zellkern ist oval, meist jedoch nieren- oder wurstförmig. Gelegentlich ist der Kern gelappt, nur in Ausnahmefällen segmentiert. Das Chromatin bildet ein wenig dichtes, locker verknüpftes Netzwerk, so daß eine zarte, unscharf gefelderte Struktur mit dünner Kernmembran vorliegt. Selbst phasenoptisch sind Kernkörperchen nicht sehr deutlich. Postnukleäre Chromatinschollen sind jedoch immer vorhanden. Bei der lebenden Zelle ist der Kern stets eingebuchtet. Seine Verformbarkeit im Rahmen der Zellmotilität ist erheblich. Innerhalb der Kerneinbuchtung liegt auch bei diesen Zellen der helle Bezirk des Zytozentrums.

Abbildung 141a–c
Peripheres Blut, *Pappenheim*-Färbung
Monozyten

Abbildung 142
Peripheres Blut, *Pappenheim*-Färbung
Monozyten

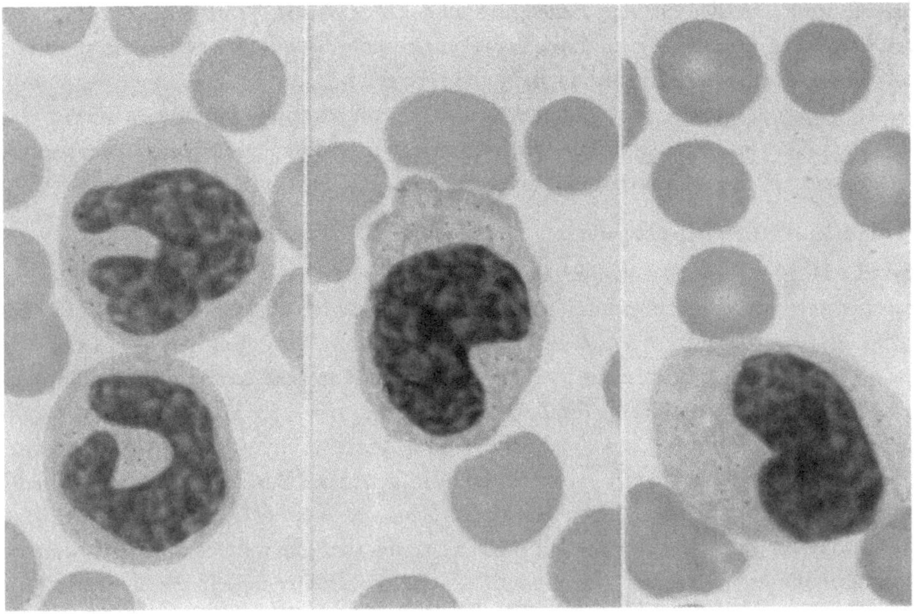

Abb. 141a–c

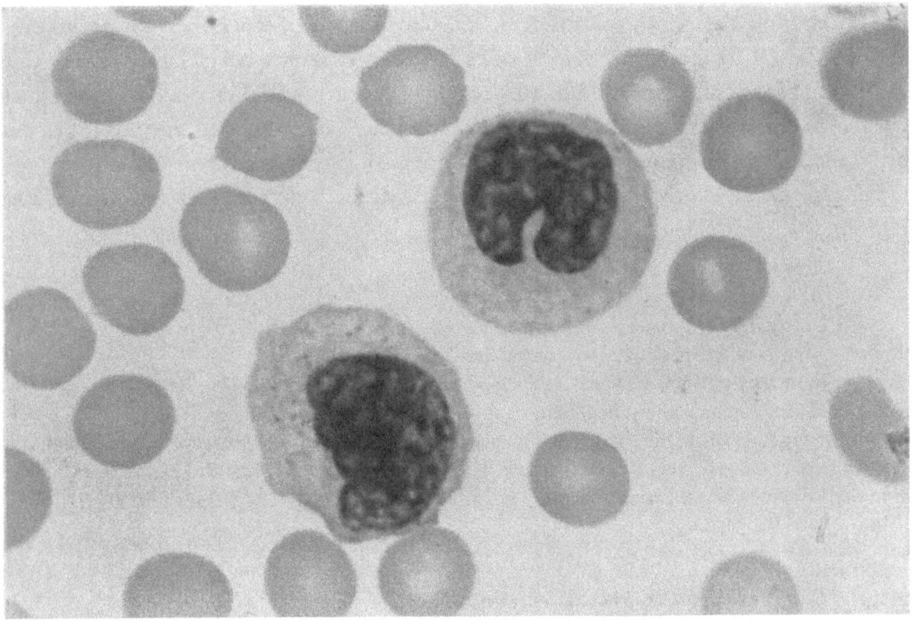

Abb. 142

Undritz unterscheidet mit den Bezeichnungen „Monoblast, Promonozyt, Monozyt" verschiedene Entwicklungsstadien der Monozyten. Praktisch lassen sich unreifere und reifere Monozyten trennen. Dabei haben die fixierten und gefärbten reifen Monozyten gegenüber den unreifen einen etwas dichteren, tief eingebuchteten Kern, eine geringere Zytoplasmabasophilie, weniger Mitochondrien, jedoch mehr azurophile Zytoplasmabestäubung und oft auch vermehrt Vakuolen.

Die Herkunft der Monozyten

Über die Herkunft der Monozyten bestehen noch immer verschiedene Vorstellungen. Durch experimentelle und spontane Markschädigungen bei Mensch und Tier wurde bestätigt, daß der Monozyt *selbständig* reagiert und vom Verhalten der Granulozyten und Lymphozyten unabhängig ist *(Banti)*. Die daraus resultierende dreifache Aufteilung der Leukozyten, der „Trialismus" *Schillings*, hat sich in Theorie und Praxis durchgesetzt. Im Hinblick auf die Abstammung des Monozyten besteht bei den verschiedenen Hämatologen seit Jahrzehnten Widerspruch. Besonders das funktionelle Verhalten spricht für die Ansicht *Aschoffs*, *Schillings*, neuerdings auch *Fresens*, daß im Monozyten eine retikulogene Blutzelle histiozytären Charakters vorliege. Manche Forscher nehmen andererseits neben einer solchen retikulären Genese eine myeloische oder lymphatische Herkunft des Blutmonozyten an. Dementsprechend wird in myelogene, lymphatische und retikuläre Monozyten unterteilt *(Heilmeyer*, *Moeschlin)*, so daß auch für den Monozyten Isomorphie nicht Isogenie bedeuten müßte. So ist *Rohr* als Schüler *Naegelis* der Auffassung, daß der Monozyt dem Knochenmark entstamme, somit also eine myeloische Zelle sei. Normalerweise sieht der Blutmonozyt recht einheitlich aus. Unter pathologischen Umständen treten Zellen im peripheren Blut auf, die als Monomakrophagen oder Histiomonozyten bezeichnet werden und besonders durch sehr starke Phagozytosebereitschaft auffallen. *Schilling* weist in diesem Zusammenhang darauf hin, daß die dabei zu beobachtenden morphologischen Variationen des Monozyten nicht auffallender sind, als dies von Zellen anderer Blutzellsysteme bekannt ist. Auch *Undritz* faßt deshalb den Begriff des Monozyten weit.

Abbildung 143a–c

Peripheres Blut, Nativpräparat (Phasenkontrastoptik)

a) **Monozyt in Bewegung;** mehrere sehr zarte Zytoplasmaausläufer. Die Kernstrukturen sind durch eine dünne Kernmembran begrenzt.

b) **Promonozyt,** Ruheform. Inhomogenes Zytoplasma mit ausgeprägtem Zytozentrum und feinschollig strukturiertem Zellkern, scharf gezeichneter Kernmembran und einem Nukleolus, der undeutlich in der Mitte des Kernes erkennbar ist.

c) **Monozyt in Bewegung**

Abbildung 144a–c

Peripheres Blut, Nativpräparat (Phasenkontrastoptik)

Monozyten in Bewegung. Bewegungsrichtung der Zelle auf Abbildung 144a nach links. Bei allen Monozyten deutliche, fast schleierartige Zytoplasmaausbreitungen.

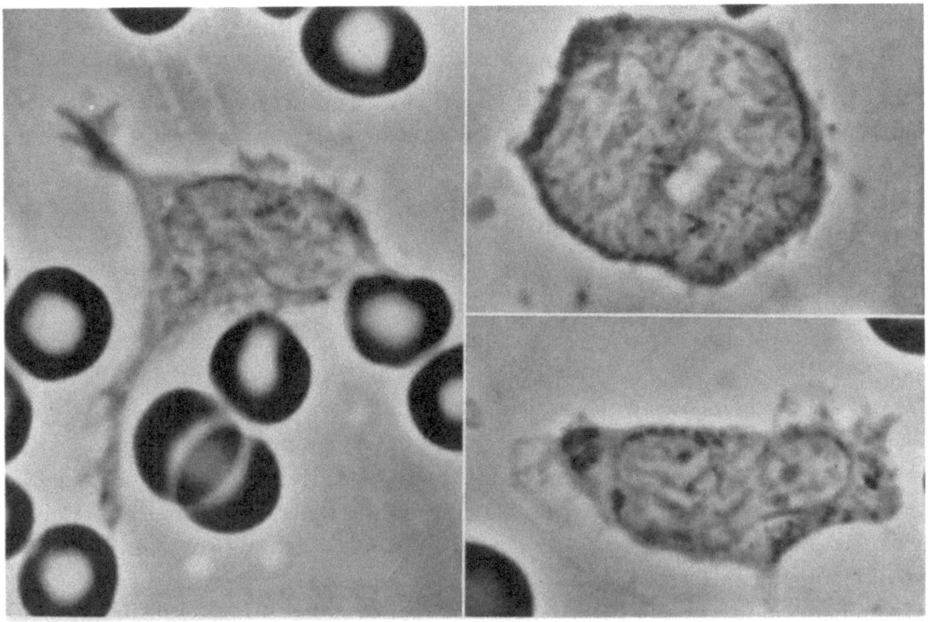

Abb. 143a–c

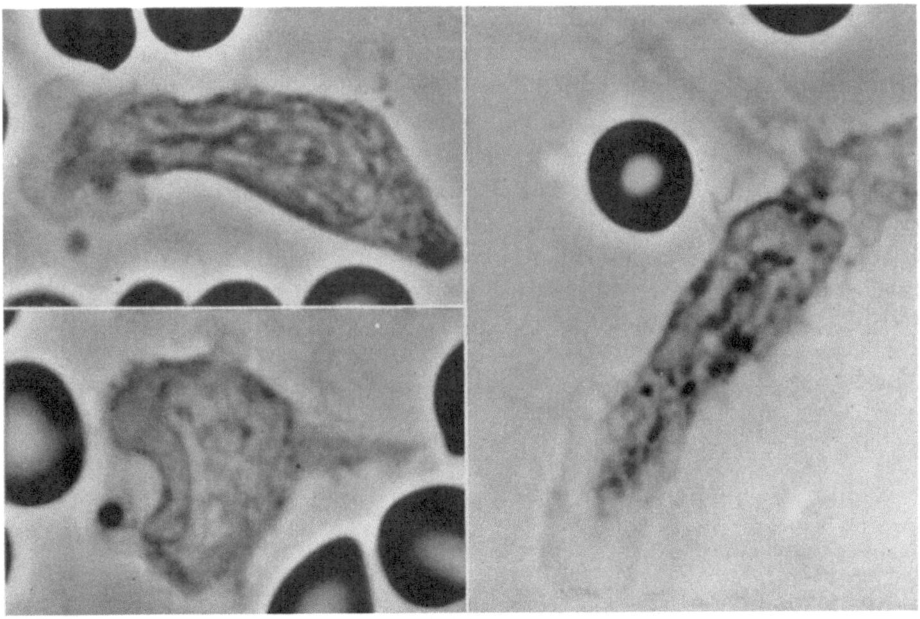

Abb. 144a–c

Monozytosen (reaktive Monozytenvermehrungen im Blut) (Abb. 145 und 146)

Im Differentialblutbild werden normalerweise 4 bis 8 % Monozyten gezählt. Ihre absoluten Werte liegen entsprechend zwischen 200 und 800/mm³. *Verminderungen* sind klinisch-hämatologisch bisher ohne wesentliches Interesse gewesen. Bei Infekten werden die Immunisierungsvorgänge von einer mäßigen *Vermehrung* der Monozyten begleitet. Diese Reaktion ist als „monozytäre Phase II“ von *Schilling* in die biologische Leukozytenkurve aufgenommen worden. Bei einer größeren Reihe chronisch-entzündlicher Erkrankungen sind nicht selten stärkere Monozytenvermehrungen – „Monozytosen“ – erfaßbar, die einer mehr oder weniger starken Proliferation des RHS in den verschiedenen Organen parallelgehen. Unter den chronischen Infektionskrankheiten sind in diesem Zusammenhang besonders die Tuberkulose und die Lues zu nennen. Noch eindrucksvoller können Monozytosen bei tropischen Infektionskrankheiten, insbesondere bei chronisch-rezidivierender Malaria, Trypanosomiasis und Kala-azar sein. Erwähnt wurde bereits, daß chronische Sepsisformen neben einer Monomakrophagozytose meistens mit hohen Blutmonozytenzahlen einhergehen. So erwähnt *Kugelmeier* Fälle mit 60000 Leukozyten/mm³ und 47 % Monozyten. Übergangsformen zwischen Monomakrophagen und Monozyten werden dabei auch als „monozytoide Retikulumzellen“ aufgefaßt. Es herrscht heute die Ansicht, daß diese verschiedenen Formen letztlich nur Ausdruck unterschiedlicher Funktionszustände einer Zellform, des Monozyten, sind.

Bei der Benutzung des ersten Bluttropfens vom Ohr für den Blutausstrich ist die Zahl der Monozyten gegenüber den folgenden Tropfen meist etwas, mitunter überraschenderweise sogar eindrucksvoll vermehrt. Dieses Verhalten wurde als *Ohrblutmonozytose* beschrieben *(Lucey, Wollenberg)*. Aus diesem Grund sollte für den routinemäßigen Blutausstrich der erste Bluttropfen verworfen werden. Die Ursachen der Anreicherung der Monozyten im Kapillarsystem des Ohrläppchens konnten bisher nicht ausreichend erklärt werden. Eine Vermehrung der Zellzahlen durch Drücken oder Reiben des Ohrläppchens ist nicht zu erreichen; stets wird nur eine geringere Zellzahl im Vergleich zum spontan austretenden Tropfen gefunden *(Hemmerle)*. Auch das sogenannte „*Bittorf*sche Phänomen“ (vermehrtes Auftreten von Monomakrophagen nach mechanischer Reizung des Ohrläppchens) ist durch Nachuntersucher *(Siering und Schmidt, Schilling)* nicht bestätigt worden.

Abbildung 145a, b
Peripheres Blut, *Pappenheim*-Färbung
Reaktive Monozytose

Abbildung 146a, b
Peripheres Blut, Nativpräparat (Phasenkontrastoptik)
Reaktive Monozytose. Auf Abbildung 146b neutrophiler Segmentkerniger in Bewegung.

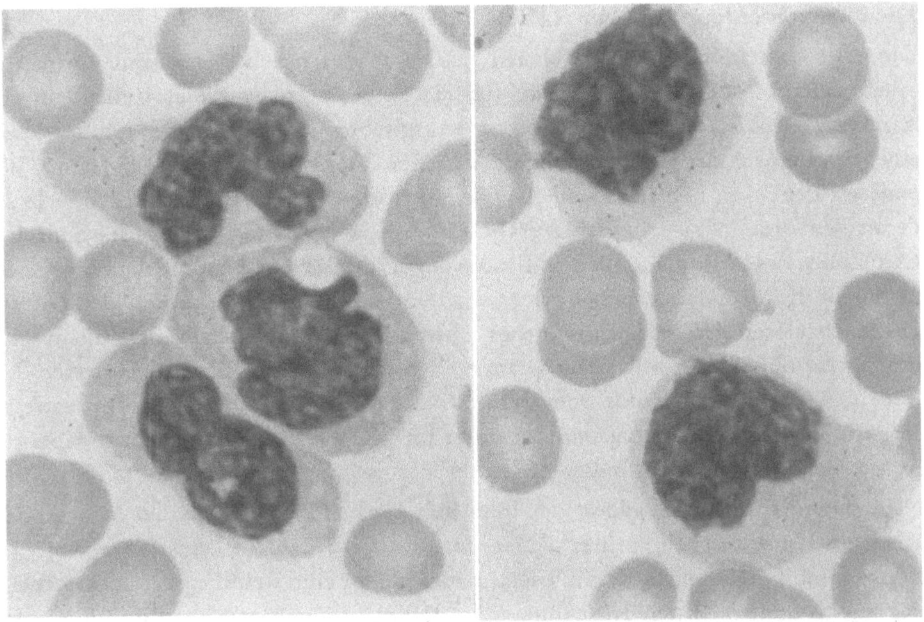

Abb. 145a, b

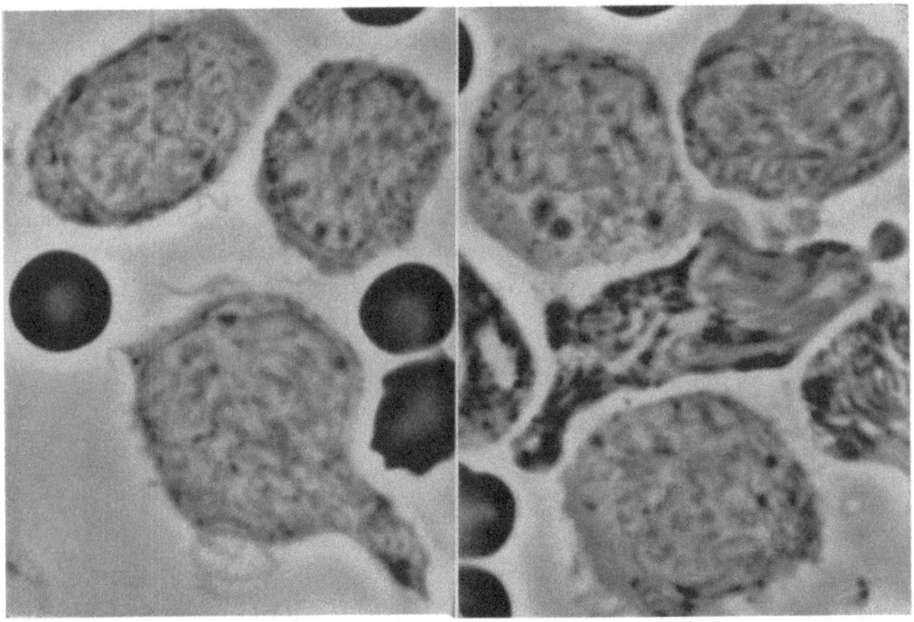

Abb. 146a, b

Die Monozytenleukose (Abb. 147 und 148)

Die erste Beschreibung einer „Neuen Leukämie durch echte Übergangsformen – Splenozyten – und ihre Bedeutung für die Selbständigkeit dieser Zellen“ durch *Reschad und Schilling* ließ bei der histomorphologischen Untersuchung durch *Simmonds* eine Beteiligung des RHS besonders in jenen Organen erkennen, die auch bei anderen Leukosen betroffen sind. Die Vermehrung von Blutmonozyten bei einem derartigen irreversiblen hyperplastischen oder neoplastischen Prozeß der zunächst fixen Zellen des RHS zu mobilen und durch die permeablen Gitterrohre der Sinusoiden in die Blutbahn gelangenden Formen ist feingeweblich am Aufbruch der Gitterfasern abzulesen *(Fresen)*. Ein solches Zustandsbild muß deshalb als leukämische monozytär differenzierte Retikulose angesehen werden. Dabei ist das Auftreten der Zellen in der Blutbahn nur eine fakultative Erscheinung. Bereits normalerweise spricht der niedrige Monozytenprozentsatz im Blut für eine nicht sehr ausgeprägte Ausschwemmungstendenz dieser Zellen.

Nach *Fresen* wird mit zunehmender Intensität der neoplastischen Wucherungen des RHS eine Mobilisierung seiner Zellen erschwert, so daß fließende Übergänge zu aleukämisch verlaufenden Retikulosen, insbesondere zum Retothelsarkom bestehen, das nur in den seltensten Ausnahmen ein monozytär-leukämisches Blutbild bietet. Dieser Monozytenleukose „Typ *Schilling*“ mit mehr oder weniger differenzierten Monozyten wird in der ungewöhnlich umfangreichen Literatur über diese Frage eine unreifzellige Leukose mit monozytoiden Paraleukoblasten gegenübergestellt (Monozytenleukose „Typ *Naegeli*“). Die starke Entdifferenzierung dieser anaplastischen Zellen ermöglicht jedoch keine sichere Zuordnung zu einer Matrix. Dies ist auch die Ursache, weshalb diese monozytenähnlichen („monozytoiden“) Zellen keine rechten Anhaltspunkte etwa für die myeloische Abstammung ausgereifter, normaler Monozyten geben können.

Klinisch verläuft die Monozytenleukose wie eine unreifzellige Leukose. Ein von uns kürzlich beobachteter Fall bestätigte dies wiederum: Bei einer 53jährigen Frau, die 2 Jahre nach Auftreten der ersten Beschwerden ad exitum kam, wurde autoptisch eine maligne histiomonozytäre Retikulose diagnostiziert. Intra vitam waren im Blut 60000 reife Monozyten/mm^3 über längere Zeit festgestellt worden (siehe Abb. 147 und 148).

Abbildung 147

Peripheres Blut, *Pappenheim*-Färbung

Leukämische histiomonozytäre maligne Retikulose (Monozytenleukämie). Durch Sektion bestätigt. Von 100000 Leukozyten/mm^3 gehörten $^2/_3$ eindeutig den Monozyten an.

Abbildung 148

Peripheres Blut, Nativpräparat (Phasenkontrastoptik)

Gleicher Fall wie Abbildung 147.

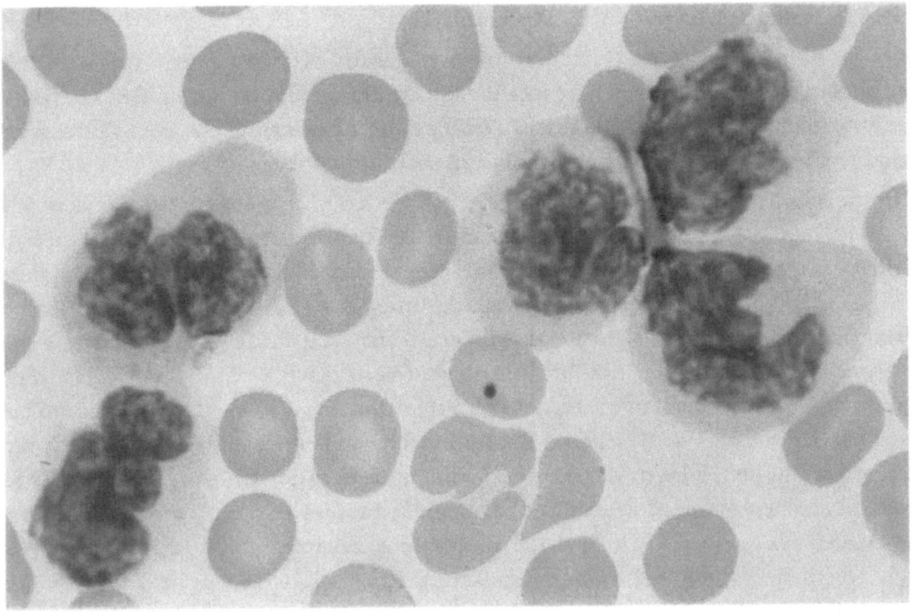

Abb. 147

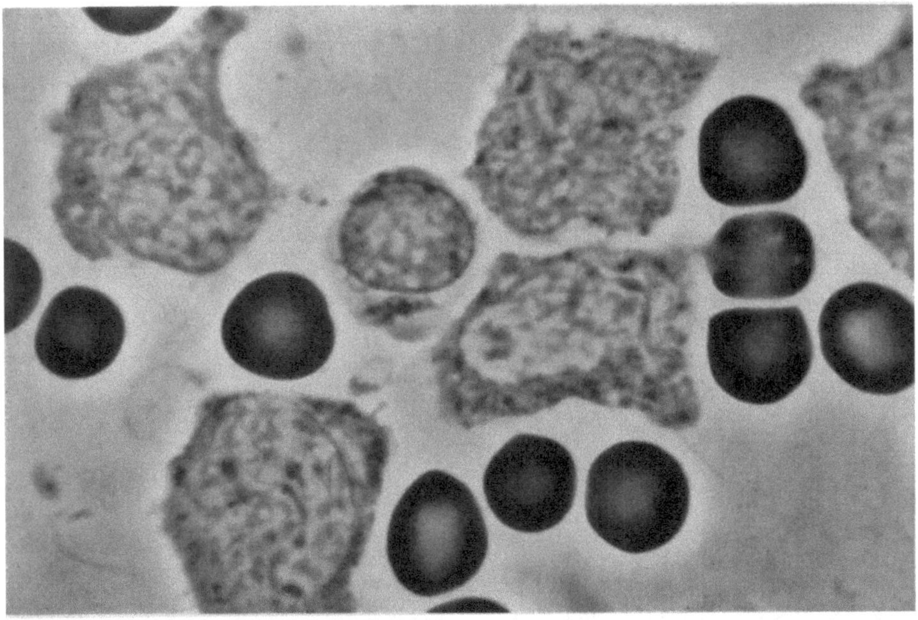

Abb. 148

Die Monomakrophagen (Abb. 149 und 150)

Die Monomakrophagen (Histiomonozyten nach *Aschoff-Kiyono*, *Schilling*) des peripheren Blutes entsprechen gestaltlich und funktionell am ehesten den Uferzellen der Sinusoide (siehe Abb. 210 bis 213). Infolge ihrer Loslösung aus dem Zellverband sind bei Versilberung keine Retikulinfasern mehr erkennbar.

Zytomorphologisch handelt es sich um große Zellen mit einem runden, ovalen oder nierenförmigen Kern von lockerer Struktur. Bei panoptischer Färbung besitzen die Zellen ein grau-rötliches Zytoplasma und eine azurophile Bestäubung. Viele dieser Zellen enthalten phagozytiertes Material, darunter Zell- bzw. Kernreste, verklumpte Bakterien u. a., oft in Nahrungsvakuolen. Eine verstärkte Abwehrleistung des Organismus ist ohne die erhöhte phagozytär-resorptive Leistung des RHS nicht möglich. Zu einer derartigen starken Proliferation der Zellen des RHS kommt es auch bei den durch eine besondere Immunitätslage gekennzeichneten chronisch-septischen Krankheitsbildern der Endocarditis lenta und der Cholangitis lenta. Doch ist das Auftreten dieser Monomakrophagen nicht auf diese Erkrankungen beschränkt, bei denen *Hirscher* in $^{2}/_{3}$ aller Fälle mindestens zeitweise Monomakrophagen im Blut feststellte. Auch bei akuten septischen Erkrankungen, so beim *Waterhouse-Friderichsen*-Syndrom der Meningokokkensepsis, sind derartige Reaktionsformen bekannt geworden. *Siering und Schmidt* sahen sie häufig bei Tumoren des RHS. Diese Zellen werden von *Schilling* als eine funktionelle Abart der typischen Blutmonozyten angesehen; es handelt sich offenbar um deren veränderte Vorstufen bzw. um verschiedene Funktionsformen, zumal bei „Monomakrophagozytosen" stets alle Übergänge zu den normalen und dabei stets auch vermehrten Monozyten vorliegen. Auf Grund unserer Vitalbeobachtungen müssen wir eine Trennung in speichernde und nichtspeichernde Monozyten, wie dies *Undritz* versucht, ablehnen.

Abbildung 149a–c
Peripheres Blut, *Pappenheim*-Färbung
Monomakrophagen bei Endocarditis lenta

Abbildung 150
Peripheres Blut, *Pappenheim*-Färbung
Monomakrophagen bei Endocarditis lenta. Die Zellen besitzen teilweise Nahrungsvakuolen. In der Zelle links unten: Größeres phagozytiertes Partikel.

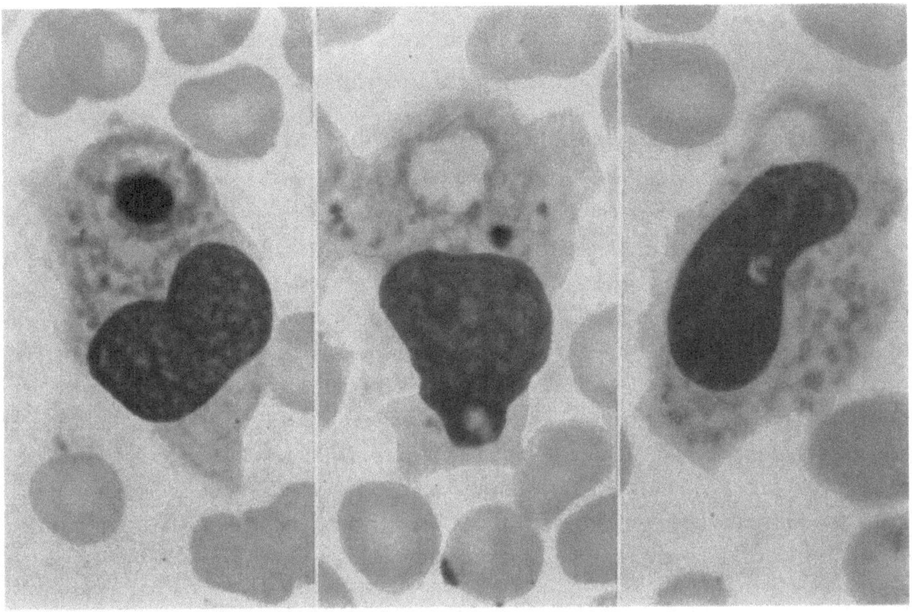

Abb. 149a--c

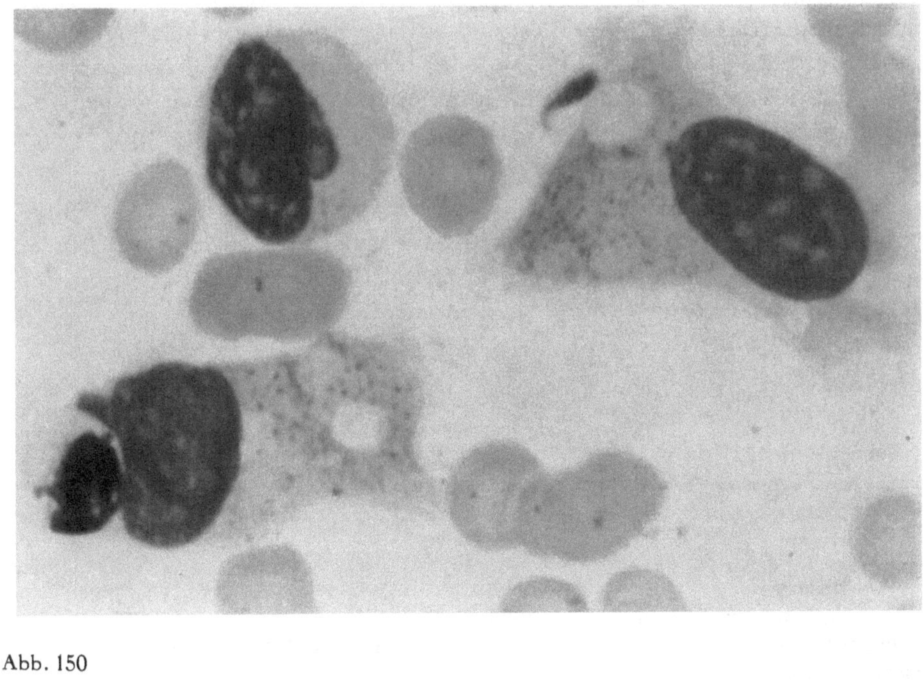

Abb. 150

D. Die Megakaryozyten und Thrombozyten

I. Die Megakaryozyten

Entwicklungsstadien der Megakaryozyten (Abb. 151 bis 164)

Eine schematische Einteilung nach bestimmten Entwicklungsstadien ist bei den Megakaryozyten erschwert, weil die Erscheinungsformen so vielfältig wie bei keiner anderen Zellart des Knochenmarks sind. Man hat versucht, in Analogie zu den anderen Blutzellsystemen, zwischen Megakaryoblasten, Promegakaryozyten und Megakaryozyten zu unterscheiden. Zellen, die wegen ihres ausgeprägten basophilen, ungranulierten Zytoplasmas als Megakaryoblasten anzusprechen wären, haben durch ihre relativ geringe Größe oftmals jedoch zuwenig Unterscheidungsmerkmale gegenüber anderen Stammzellen. Der Vorschlag *Heilmeyers* geht dahin, alle unreifen Megakaryozyten deshalb in die Gruppe der Promegakaryozyten einzureihen. Sie gehören zu den Zellen des Knochenmarks, die schon normalerweise polyploide Chromosomensätze besitzen. Ihre Zelldurchmesser erreichen bis 100 μ. Nicht immer laufen nur Endomitosen mit Ausbildung riesenhafter, meist gelappter Kerne ab; gelegentlich kann man auch eine primäre Vielkernigkeit erkennen. Derartige Zellen werden sich differentialdiagnostisch schwer von Polykaryozyten (Osteoklasten) abgrenzen lassen. *Undritz* weist auf die außerordentliche Vielgestaltigkeit der Kernfiguren der Megakaryozyten je nach Ablauf der Karyokinese hin.

Eine zunehmende Reifung der Zellen ist an der Abnahme der Plasmabasophilie und ihre Überdeckung durch eosinophile Tönung gegeben, so daß das Zytoplasma der reifen Zellen rötlichviolett gefärbt ist und fast immer durchgehend feingranuliert erscheint. In den Randabschnitten der Zellen tritt häufig eine Vakuolisierung ein (siehe Abb. 194 und 195). Ausgereifte Kerne sind im Verhältnis zur großen Zelle oft klein, plump und sehr dicht im Chromatin, so daß eine besondere Struktur kaum zu erkennen ist.

Isolierte Megakaryozytenkerne, deren Zytoplasma abgestreift wurde oder in Thrombozyten zerfallen ist, werden in den Ausstrichen häufig festgestellt. Wahrscheinlich ist ein Großteil dieser Zellen durch das Ausstreichen derart lädiert, daß die Zahl der Kerne je nach der Ausstrichmethode schwankt.

Abbildung 151

Sternalmark, *Pappenheim*-Färbung, Vergrößerungsmaßstab 1:1500

Megakaryoblast. Um einen plumpen Kern mit dichter Chromatinstruktur schmaler, stark basophiler Zytoplasmasaum.

Abbildung 152

Sternalmark, *Pappenheim*-Färbung, Vergrößerungsmaßstab 1:1500

Promegakaryozyt. Die Kernstruktur dieses wenig gelappten Kerns ist dicht, feinmaschig; im Zytoplasma angedeutete Polychromasie.

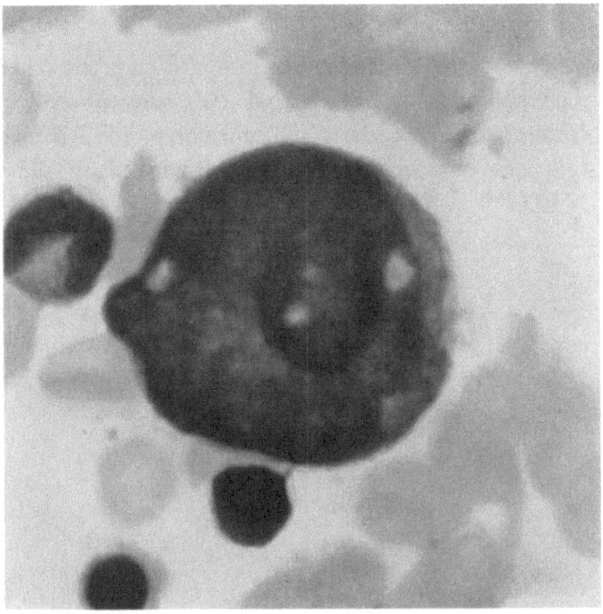

Abb. 151

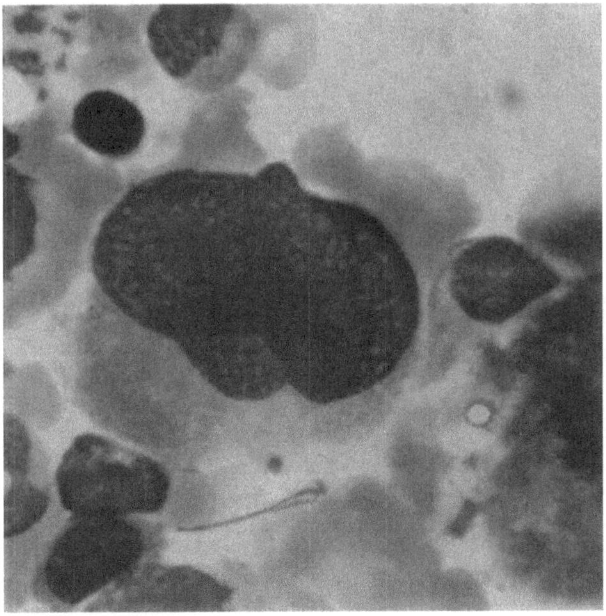

Abb. 152

Mitosen der Megakaryozyten (Abb. 153)

Im normalen Knochenmark sind Megakaryozytenmitosen recht selten. Bei Krankheiten mit ausgeprägter Vermehrung der Megakaryozyten, wie Polycythaemia vera, finden sich auch Mitosen häufiger. Da es sich um polyploide Riesenzellen handelt, erklärt sich die große Zahl der meist breiten, stumpfwinkeligen, plumpen Chromosomen.

Abbildung 153

Sternalmark, *Pappenheim*-Färbung

Megakaryozytenmitose mit zahlreichen großen Chromosomen, die untereinander verklumpt erscheinen. Das basophile Zytoplasma besitzt bereits auch eine zart rötliche Tönung.

Abbildung 154

Iliakalmark, *Pappenheim*-Färbung

Megakaryozyt, dessen Zytoplasma rötlich-bräunliche Körnelung besitzt und von einem Vakuolenkranz an den Randgebieten umgeben wird; stark gelappter, sehr dichter Kern.

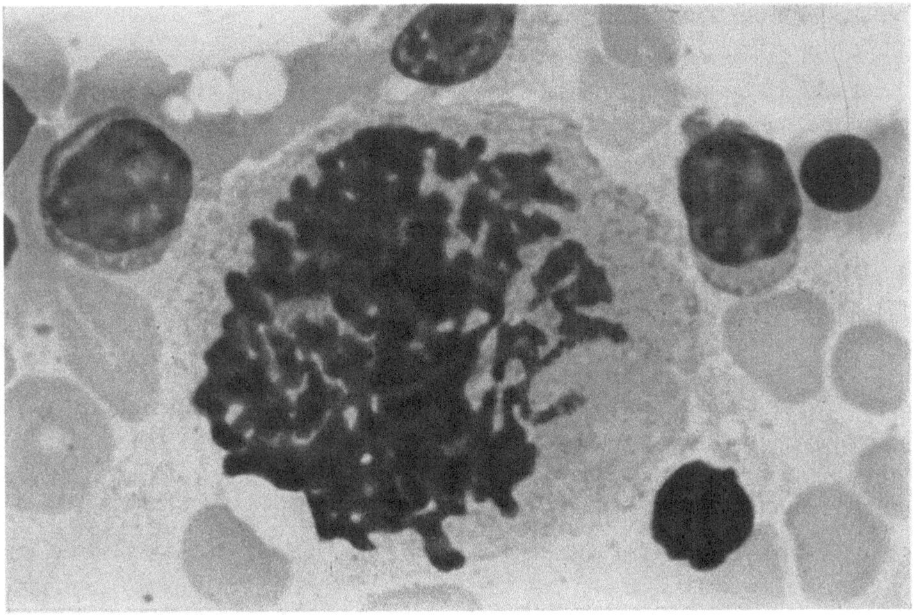

Abb. 153

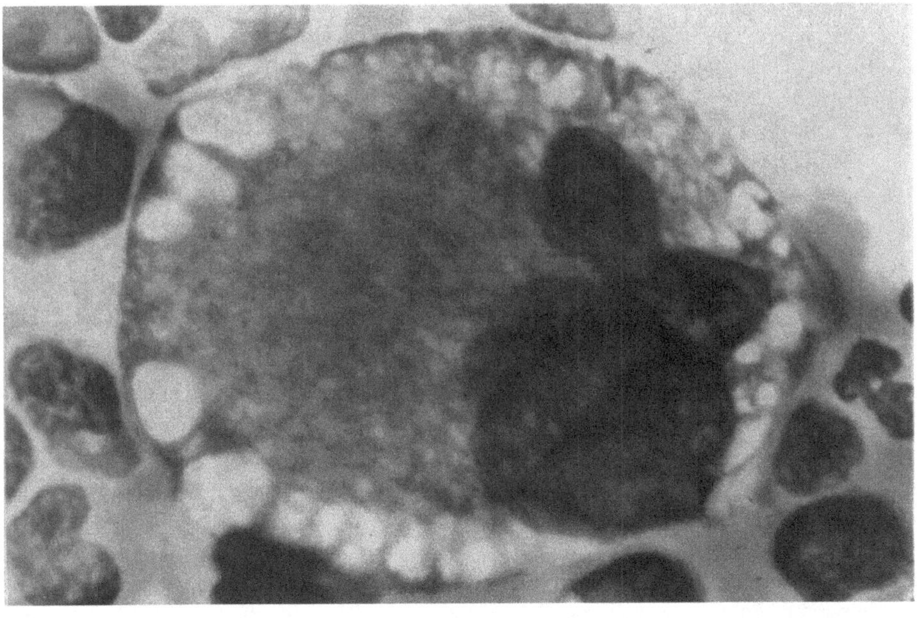

Abb. 154

Die Zeichen der Zellschädigung (Nekrobiose)

Nekrobiotische Vorgänge sind an Kern- und Zytoplasmaveränderungen erfaßbar. Absterbevorgänge werden am Zellkern durch Homogenisierung bzw. Verflüssigung des Kerns deutlich, der dann in seiner Kontur nicht mehr scharf vom Zytoplasma abgesetzt ist. *Bessis* beschreibt kleeblattförmige Einschnürungen nekrobiotischer Kerne, und *Schubuthe* konnte bei den verschiedensten Zellen derartige rosettenförmige Deformierungen als Zeichen der Zellschädigung kinematographisch registrieren.

Blasige Quellung von Mitochondrien und das Auftreten kleiner und größerer Vakuolen deutet auf eine schwere irreversible Zytoplasmadegeneration hin. *Zollinger* bezeichnete blasige Ausstülpungen von Plasmasubstrat über den Zellkontur hinaus als Potozytose. Sie ist ebenfalls Ausdruck eines beginnenden Absterbevorganges. Diese oft plötzlichen explosionsartigen Ausstülpungen von (meist granulafreiem) Zytoplasma, die teilweise wieder zurückgezogen werden oder die Zusammenhang mit der Zelle verlieren, lassen sich im Phasenkontrastmikroskop an Erythroblasten, Leukozyten und Megakaryozyten erkennen (siehe Abb. 2, 39, 164).

Abbildung 155
Iliakalmark, *Pappenheim*-Färbung
Megakaryozyt. Der mehrfach eingekerbte Kern wird von einem körnigen Zytoplasma umgeben. Die zart basophilen Zytoplasmarandbezirke sind blasenartig zur Darstellung gekommen.

Abbildung 156
Sternalmark, *Pappenheim*-Färbung
Polykaryozyt
Der Kern dieser Zelle ist nicht mehrfach gelappt, sondern besteht aus 8 annähernd gleich großen isolierten Kernen, wie die Beobachtung mit Benutzung der Mikrometerschraube bestätigt. Diese Zelle ist bei den „Polykaryozyten" bzw. Osteoklasten einzureihen; sie gehört nicht zu den thrombozytenbildenden Megakaryozyten.

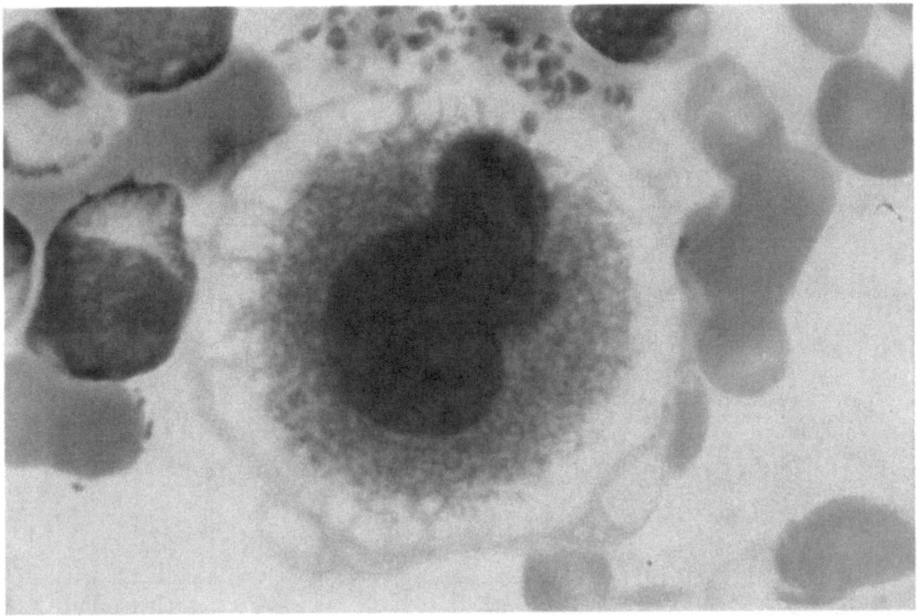

Abb. 155

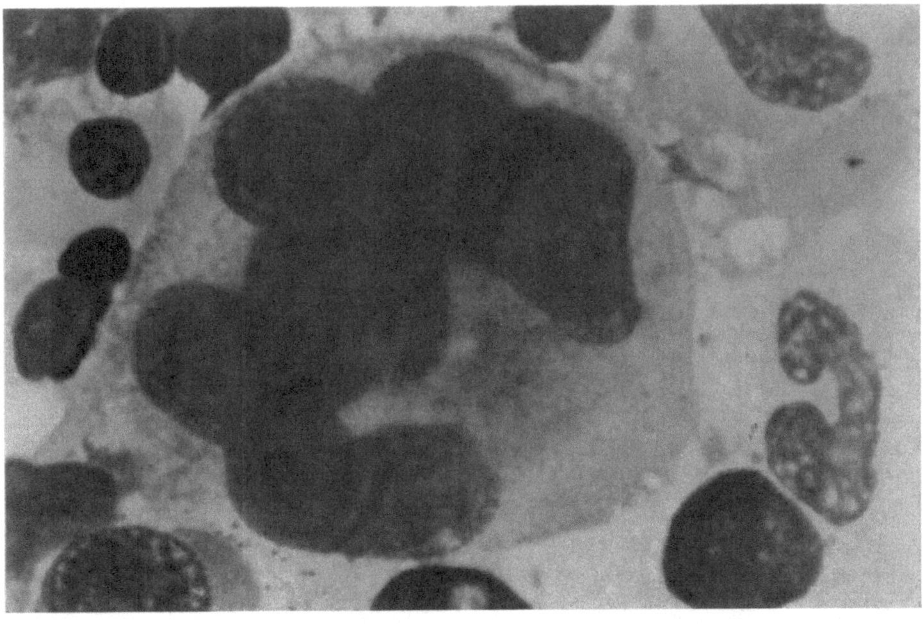

Abb. 156

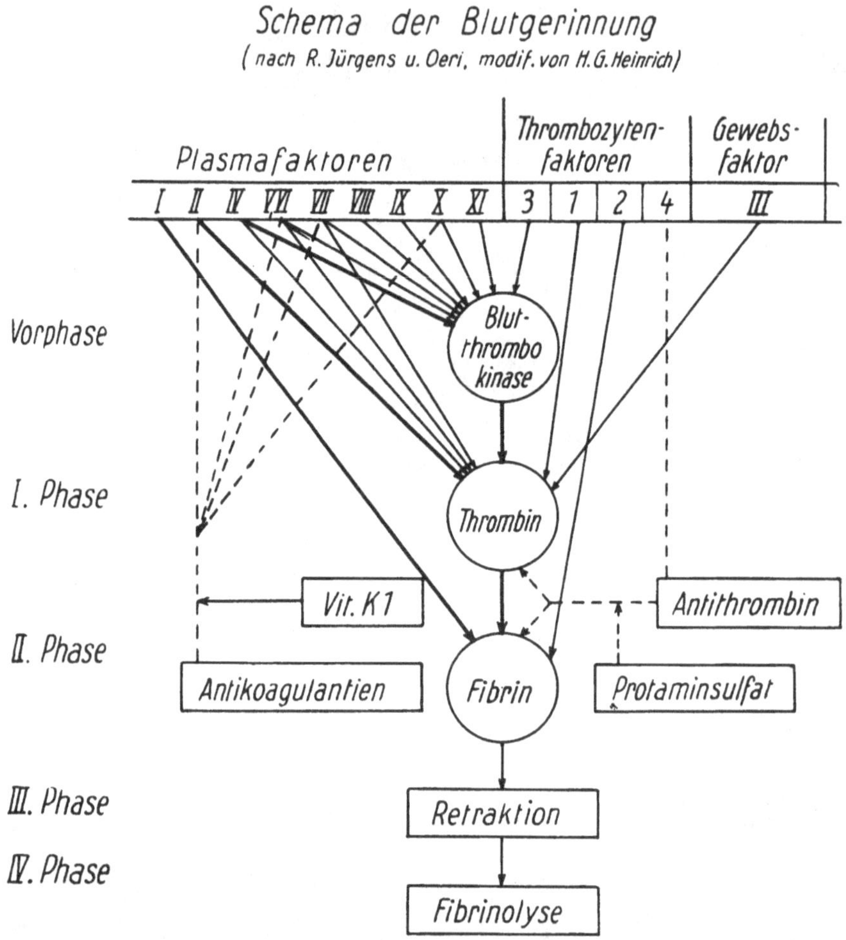

Abbildung 157
Sternalmark, Nativpräparat (Phasenkontrastoptik)
Megakaryozyt (Ausschnitt). In der rechten Bildhälfte schiebt sich halbkreisförmig glasartig zartes Zytoplasma über die inhomogenen feingranulierten Zellabschnitte hinaus.

Abbildung 158
Sternalmark, Nativpräparat (Phasenkontrastoptik)
Megakaryozyt. Keine nachweisbare Thrombozytenablösung. In diesem dicken Präparat sind die reifen Neutrophilen (linke untere Bildecke) nicht ausgebreitet, sondern von Kugelform und erscheinen deshalb recht klein.

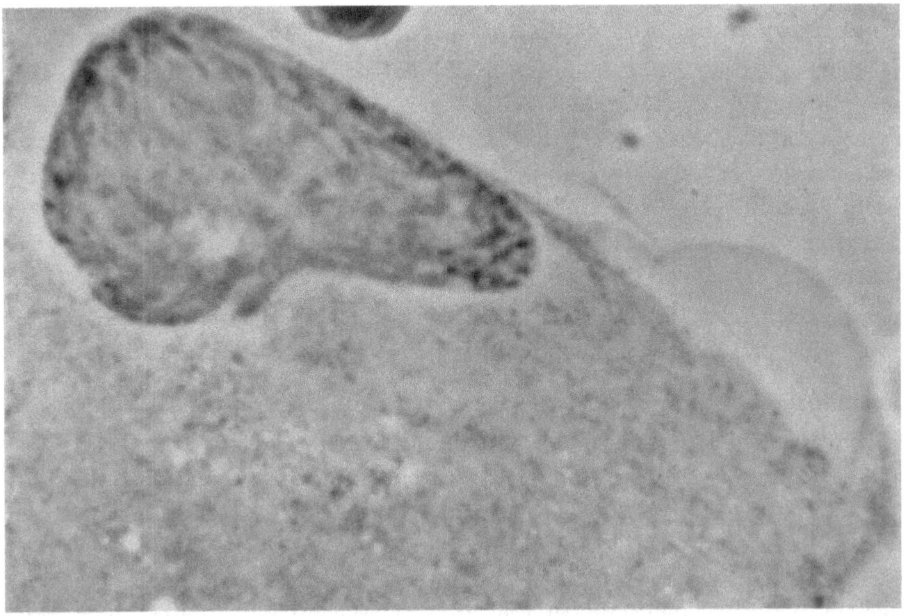

Abb. 157

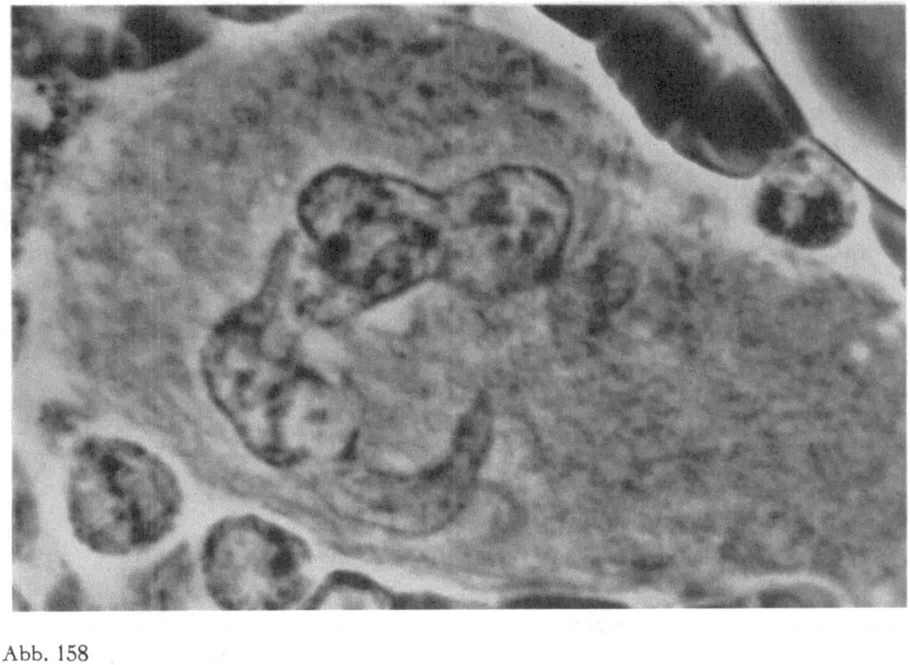

Abb. 158

Megakaryozyten bei Morbus Biermer (Abb. 159 und 160)

Die Unfähigkeit zur Nukleinsäuresynthese bei Vitamin-B_{12}-Mangel ist allen Zellen eigen, so daß der M. *Biermer* das Beispiel einer Panzytopathie darstellt. Neben der Erythro- und der Leukopoese sind auch die Megakaryozyten beteiligt. Im Knochenmarkausstrich bei M. *Biermer* sind diese Riesenzellen seltener. Im peripheren Blut besteht ein mäßiger Plättchenmangel mit Zahlen zwischen 50000 bis 150000/mm^3. Kennzeichnend ist die starke Lappung und Segmentierung der dunklen, dicht strukturierten Kerne, so daß oft bizarre Kernformen entstehen.

Nach ausreichender Vitamin-B_{12}-Behandlung steigen die Plättchenzahlen im peripheren Blut, und die Übersegmentierung der Megakaryozytenkerne verliert sich.

Thrombozytenbildung der Megakaryozyten (Abb. 161 bis 164)

Die alte Hypothese der Thrombozytenbildung durch Megakaryozyten von *Wright* (1906) konnte in letzter Zeit durch Beobachtungen in Knochenmarkkulturen durch *Albrecht* und *Hiraki* wesentlich unterbaut werden. Auch in der Kultur ist, entsprechend den vom gefärbten Ausstrich her bekannten Form- und Strukturmerkmalen, das Verhalten dieser Zellen sehr unterschiedlich. An einzelnen Megakaryozyten sind amöboide Bewegungen, etwa in der Geschwindigkeit reifer Neutrophiler, erkennbar. Ortsständige Plasmabewegungen sind im Nativpräparat regelmäßig zu erfassen. Häufig finden sich Vakuolen in den Randabschnitten. Hier bilden sich pseudopodienartige Fortsätze, die tropfen- bzw. zungenförmige Ausstülpungen des Zytoplasmas in oft pallisadenförmiger Anordnung darstellen. Von diesen Pseudopodien lösen sich die Thrombozyten. Die Entstehung von Thrombozytenketten oder stabförmigen Riesenthrombozyten (siehe Abb. 166 und 168) wird dadurch erklärbar.

Im normalen Phasenpräparat werden auch granulafreie Zytoplasmaausstülpungen als Folge ungünstiger Untersuchungsbedingungen (O_2-Mangel, intensive Belichtung) sichtbar, die von thrombozytenbildenden Pseudopodien abgegrenzt werden müssen (siehe Abb. 164). – Auch die Entstehung der Thrombozyten „per explosionem“ *(Rohr)* wurde von *Albrecht* kinematographisch unter Zeitraffung erfaßt. Dabei kommt es zunächst unter krampfenden Bewegungen zu einem Zusammenziehen, später unter Vakuolenbildung zur Ausdehnung und zum völligen Zerfall des Megakaryozytenzytoplasmas in Plättchen.

Abbildung 159
Iliakalmark, *Pappenheim*-Färbung
Megakaryozyt bei Morbus Biermer mit Hochsegmentierung seines Kerns.

Abbildung 160
Sternalmark, *Pappenheim*-Färbung
Megakaryozyt bei Morbus Biermer. Starke Lappung und Segmentierung des Kerns, dessen Teile teilweise nur durch Chromatinfäden zusammenhängen. Körnelung des oxyphilen Zytoplasmas.

Abb. 159

Abb. 160

Die Deutung der Plättchenbildung eines Megakaryozyten im gefärbten Ausstrichpräparat (siehe Abb. 161) war bisher durch die bekannte Neigung der Thrombozyten zur Agglutination auch an einem Megakaryozytenkern recht zweifelhaft.

II. Die Thrombozyten

Normale Thrombozyten (Abb. 161 bis 166, 169, 171 und 172)

Die Thrombozyten besitzen entsprechend ihren besonderen Aufgaben eine morphologische Struktur, die von der anderer Blutzellen weitgehend abweicht. Diese kleinen Bruchstücke der Knochenmarkriesenzellen, Gebilde von 1 bis 3 μ Durchmesser, haben eine besondere Hinfälligkeit. Ihre Lebensdauer bei Gesunden wird mit 2 bis 6 Tagen angegeben *(Stefanini)*. Die Labilität der Thrombozyten bringt es mit sich, daß mit manchen Zählmethoden nur ein Teil der wirklich vorhandenen Plättchen erfaßt werden kann, weil bereits bei der Blutentnahme ein Teil zugrunde oder verlorengeht *(Heilmeyer)*. Ihre Neigung zur Fragmentation bringt weitere Zählfehler mit sich.

In gefärbten Blutausstrichen liegen die Thrombozyten allein oder in kleineren Gruppen. Bei panoptischer Färbung läßt sich ein blaßblauer, homogener Anteil, das Hyalomer, von einer zentral gelegenen, dunkelazurgranulierten Zone, dem Granulomer, unterscheiden. Die im normalen menschlichen Blut vorliegenden Thrombozyten weisen nur geringe Unterschiede in Größe, Form und Granulation auf. Bei Überfärbung unter Verwendung von alkalischem Aqua destillata nimmt das Hyalomer normaler Plättchen bei der *Pappenheim*-Färbung einen bläulichdunkelroten Farbton an; bei saurer Färbung dagegen wird die Granulation undeutlich. Im Rahmen eines qualitativen Plättchenbildes unterscheiden *Jürgens und Graupner* Jugendformen von normaler Größe mit geringer, feiner Granulation und bläulichem Hyalomer von Altersformen mit reichlicher Granulation, Vakuolen und rötlichem Plasma. Als „Reizformen" normaler Plättchen werden auch die gelegentlich zu beobachtenden wurstförmigen, recht großen Thrombozyten bezeichnet. Thrombozyten-„Ketten" (sogenannte „*Ogata*sche Perlen") und Plättchen-„Schwänze" werden im normalen Blutbild selten angetroffen.

Abbildung 161
Sternalmark, *Pappenheim*-Färbung
Megakaryozyt mit Thrombozyten (Thrombozytenbildung). Deutliche basophile Anfärbung des Zytoplasmas, in das eine dichte braunrötliche Granulation eingelagert ist.

Abbildung 162
Sternalmark, *Pappenheim*-Färbung
Vollständiger Zerfall des Megakaryozytenzytoplasmas in Thrombozyten

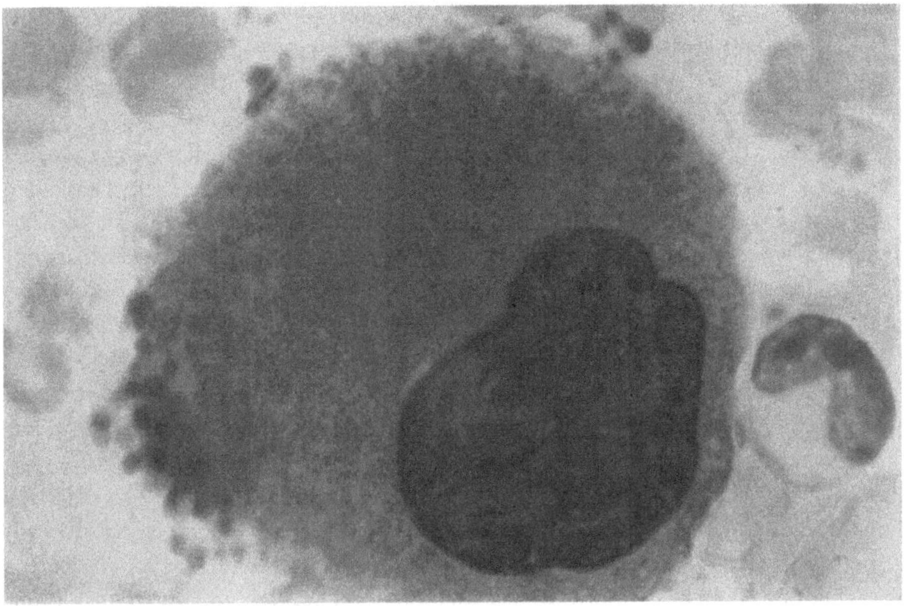

Abb. 161

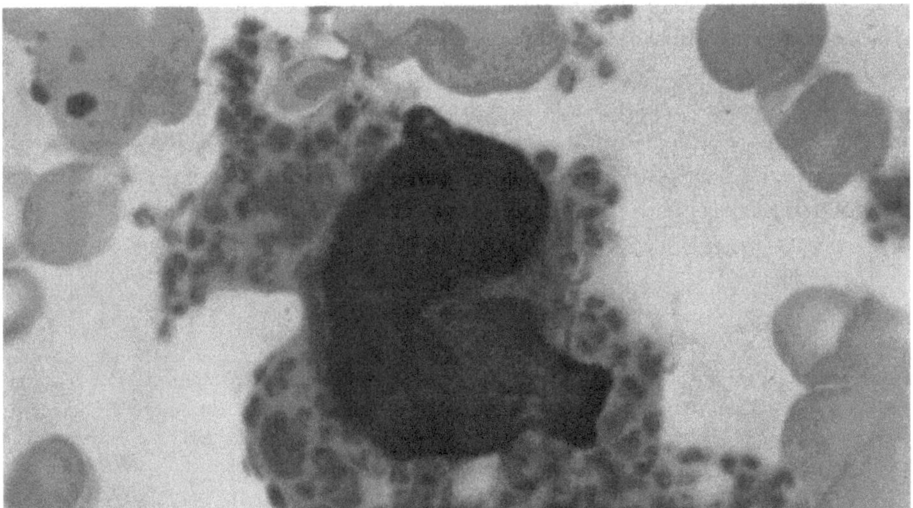

Abb. 162

Der Strukturwandel der Thrombozyten bei gerinnungsphysiologischen Vorgängen läßt sich heute durch das Elektronenmikroskop *(Wolpers und Ruska, Braunsteiner)* mit Hilfe des Dunkelfeldverfahrens *(Fonio und Schwenderer)* und durch die Phasenkontrastoptik *(Feißly und Lüdin, Bessis)* erfassen.

Das Plättchen schwillt nach einem Kontakt mit blutfremdem Material an. Dabei kommt als Ursache eine Läsion der Grenzschichten in Frage, wobei Blutflüssigkeit in das Plättchen eindringen kann. Diese Quellung geht mit der Bildung von Pseudopodien, mit denen der Thrombozyt festhaftet, einher. Zwischen dem Haftpseudopodien breitet sich das Hyalomer stark aus, und die Granulation (das Granulomer) verklumpt untereinander. In diesem Stadium findet die Agglutination der Plättchen statt. Ihre Neigung zur Zusammenballung und zum Zerfall lassen die Thrombozyten gleichsam zu „Kondensationskernen beim Gerinnungsvorgang" *(Heilmeyer)* werden. Während die Auflösung des Hyalomer ein Freiwerden von Thrombokinase zur Folge hat, ist die verklumpte Granulation Ausgangspunkt der nun aufschießenden Fibrinfäden. An diese lagern sich noch bewegliche Thrombozyten an, so daß sich mit neu entstehenden Fibrinfäden ein dichtes Netzwerk, ein Thrombozyten-Fibrin-Filz, bildet. Die Thrombozyten sind unmittelbar nach der Haftung mit den dendritischen Haftpseudopodien sternförmig. Bald danach ist regelmäßig die Bildung eines oder mehrerer heller Bläschen vom Hyalomer aus phasenoptisch zu verfolgen. Diese „Abstoßungsbläschen" werden mit der Thrombokinasebildung in Verbindung gebracht.

Die Thrombozyten spielen in allen Stadien der Gerinnung eine wesentliche Rolle. In der Vorphase wird im Zusammenwirken von Thrombozytenfaktor 3 (Thromboplastinogenase) und Plasmafaktoren aktive Blutthrombokinase gebildet. Die erste Phase der Blutgerinnung, die Prothrombin-Thrombin-Umwandlung wird außer durch Kalzium und Thrombokinase durch mehrere Serumfaktoren bestimmt, wobei als Akzellerator ein weiterer Faktor aus zerfallenden Plättchen (Thrombozytenfaktor 1) im Spiele ist. In der zweiten Phase hat außer dem Thrombin ein ebenfalls aus Thrombozyten stammender Faktor (Thrombozytenfaktor 2) Einfluß auf die Dauer der

Abbildung 163

Sternalmark, Nativpräparat (Phasenkontrastoptik)

Megakaryozyt (Ausschnitt), dessen Kern noch teilweise im Bild ist. Das Zytoplasma stellt sich fein bis mittelstark granuliert dar. In den rechtsseitigen Randabschnitten der Zelle zahlreiche kleinere Vakuolen und mehrere zungenförmige Zytoplasmaausstülpungen **(Thrombozytenabschnürungen)**. Durch die sich rasch bewegende Granulation in diesen Pseudopodien erscheinen bei einer Exposition von 3 Sekunden die Granula auf dem Bild bereits dunkel verklumpt, wie dies auch für die Granulation des neutrophilen Segmentkernigen (rechte obere Bildecke) gilt.

Abbildung 164

Sternalmark, Nativpräparat (Phasenkontrastoptik)

In den Randabschnitten eines Megakaryozyten deutliche **Thrombozytenbildung** und zahlreiche granulafreie, fingerförmige Zytoplasmafortsätze.

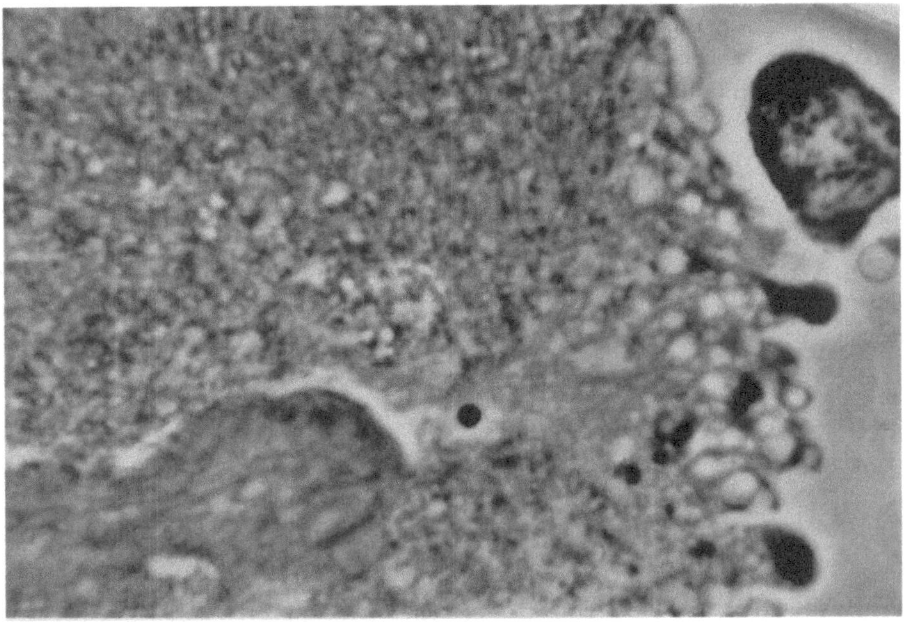

Abb. 163

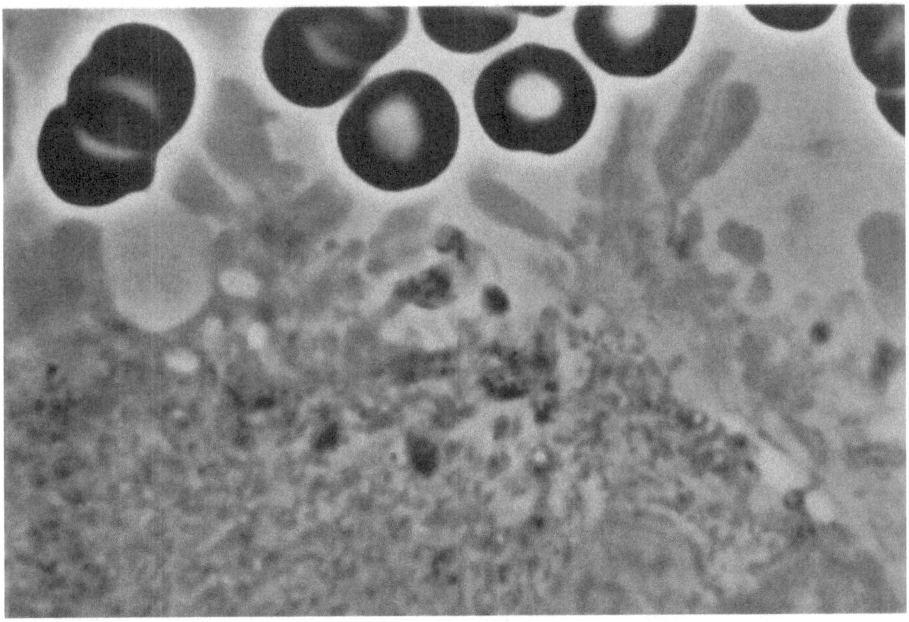

Abb. 164

Umwandlung von Fibrinogen zu Fibrin. Die dritte Phase der Blutgerinnung, die Retraktion des Blutkuchens, ist an das Vorhandensein einer ausreichenden Thrombozytenmenge geknüpft, durch die es zum Auspressen des Serums kommt (siehe Gerinnungsschema Seite 164). Der Ablauf des Gerinnungsgeschehens kann durch die Thrombelastographie festgehalten werden, so daß die Zeit der einzelnen Gerinnungsphasen fixierbar ist.

Die Thrombozyten beeinflussen nicht nur wesentlich den Ablauf des Gerinnungsprozesses, sondern haben durch ihre Neigung zur Agglutination mit Formung des weißen Thrombus weitere Schutzfunktionen. Neben einer gefäßkonstringierenden Wirkung wird ihnen auch die Fähigkeit zur Absorption von Antikörpern zugeschrieben.

Pathologische Thrombozytenformen (Abb. 167, 168, 170 und 174)

Das morphologische Bild der Thrombozyten unter pathologischen Bedingungen hat stets großes Interesse erweckt. Aus den Untersuchungen von *Arneth; Blacher; Jürgens und Graupner* geht hervor, daß fast alle Blutkrankheiten mit mehr oder weniger stark ausgeprägten Rückwirkungen auf die Thrombopoese verbunden sind. Krankheitsspezifische morphologische Veränderungen der Plättchen sind bisher *nicht* sicher bekannt, selbst nicht für Erkrankungen mit Blutungsbereitschaft, die mit normaler Plättchenzahl, jedoch funktioneller Minderwertigkeit der Thrombozyten einhergehen. Derartige Thrombopathien mit morphologisch normalen Thrombozyten *(Jackson)* zeigen an, daß die qualitativ-morphologischen Methoden an Leistungsfähigkeit und praktischer Bedeutung den Funktionsprüfungen unterlegen sind *(Groß und Proll)*.

Pathologische Thrombozyten werden im wesentlichen durch ihre von der Norm abweichende Größe (Vorkommen von extrem kleinen und großen Formen: Plättchen-Anisozytose), durch Unterschiede im färberischen Verhalten des Hyalomers (z. B. „blaue Plättchen") und in der abnormen Ausprägung des Granulomers gekennzeichnet.

Jürgens und Graupner haben versucht, im Rahmen eines qualitativen Plättchenbildes auch eine Einteilung pathologischer Thrombozytenformen vorzunehmen. Eine Gruppierung ist jedoch gerade hierbei durch die morphologische Vielfalt der Thrombozyten nicht befriedigend.

Abbildung 165a, b
Peripheres Blut, *Pappenheim*-Färbung
Normale Thrombozyten. Die Gruppierung der Plättchen tritt möglicherweise erst nach der Blutentnahme bei Anfertigung des Ausstriches auf.

Abbildung 166a, b
Peripheres Blut, *Pappenheim*-Färbung
Thrombozyten besonderer Größe. Varianten der Norm bei einem Gesunden.

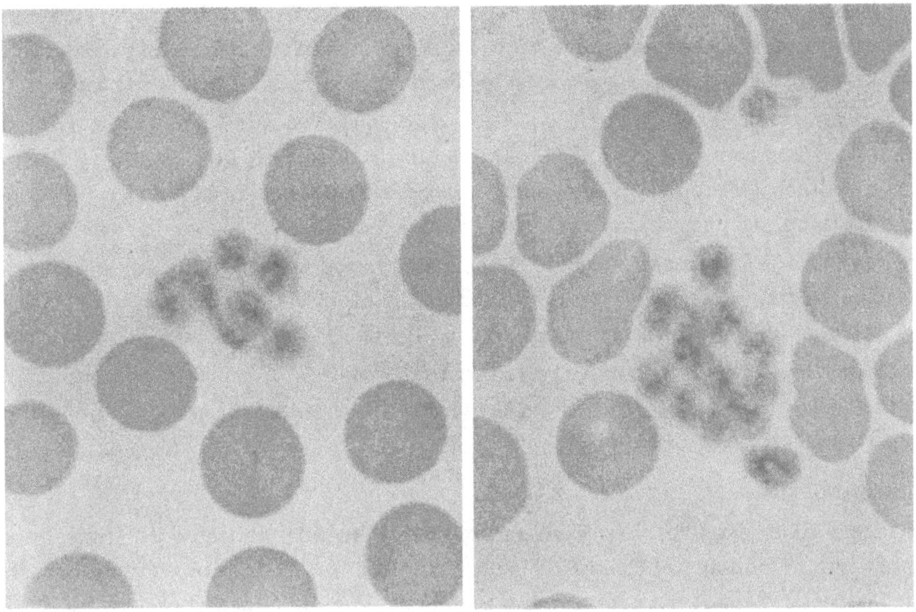

Abb. 165a, b

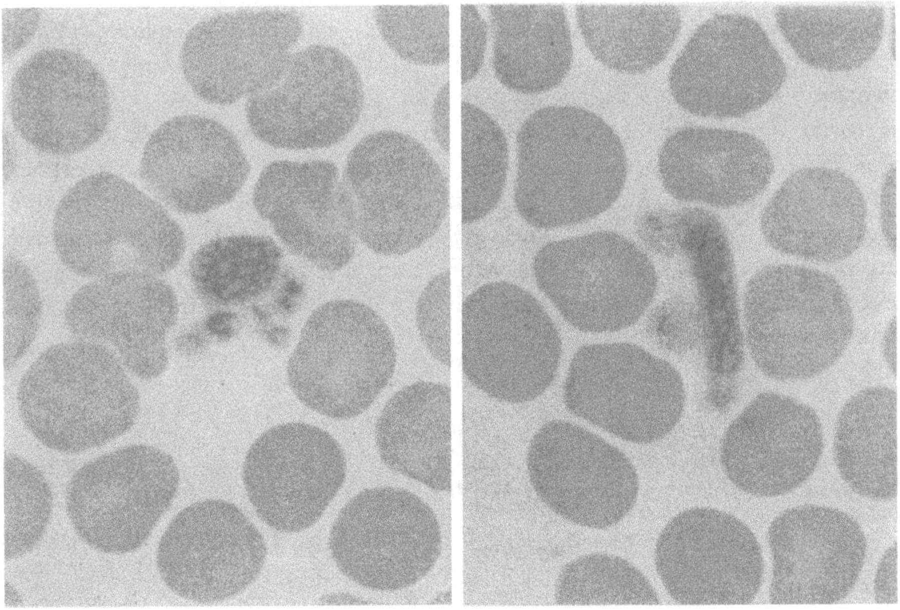

Abb. 166a, b

a) *Unreife Jugendformen:* „Blaue Plättchen" von normaler Größe oder größer; fehlende oder gering ausgeprägte Granulation; intensiv blaues Hyalomer; häufige Vakuolenbildung. Vorkommen: regelmäßig bei Thrombopenien und Thrombozytosen.

b) *Degenerationsformen:* „Plättchen-Anisozytose und -Poikilozytose" mit Makro- und Mikrothrombozyten; Granulation gering, ungleich oder fehlend; Plasma graurötlich; Vakuolen. Vorkommen: bei Thrombopenien, hereditären Thrombopathien, bei chronischer myeloischer Leukose.

c) *Pathologische Reizformen:* Riesenformen; bizarr gestaltete Plättchen mit reichlicher, feiner Granulation; Hyalomer rötlich oder bläulich. Vorkommen: bei Polyzythämie und chronischer myeloischer Leukose.

d) *Stammformen*: Pyknotische Megakaryozytenkerne bzw. Kernreste mit anhaftendem Plasma. Vorkommen: bei chronischer myeloischer Leukose; im Extrem: „Megakaryozyten-Leukosen".

Thrombozytosen

In der Klinik wird die bei Vermehrung der Plättchen auftretende Thrombosegefährdung gefürchtet. Derartige Thrombozytosen bzw. Thrombozytämien werden vorübergehend nach Milzexstirpation (*Allen et al.*) als plötzlich überschießende Neubildung und Ausschüttung gesehen oder in der Remissionsphase eines vorher thrombopenischen Morbus *Biermer* festgestellt. Thrombozytenvermehrungen finden sich oftmals im ersten Stadium chronischer myeloischer Leukosen, bei schweren Blutungsanämien, oft auch bei Infektionskrankheiten. Polycythaemia vera und Osteomyelosklerose gehen sehr häufig mit hohen Thrombozytenzahlen ($>$ 1 Million) einher. Neben diesen Thrombozytosen im Rahmen einer bekannten, faßbaren Grundkrankheit sind auch „essentielle" Thrombozytenvermehrungen bekannt geworden (*Fanger*).

Eigenartigerweise sind bei Kranken mit erhöhter Thrombozytenzahl nicht allzuselten Funktionsstörungen der Plättchen mit einer gegenüber der Norm erhöhten Blutungsgefahr zu beobachten. *Groß und Proll* lenkten die Aufmerksamkeit auf Störungen der Thrombozytenfunktion gerade bei derartigen Thrombozytenvermehrungen. Die Autoren stellen die „Dysthrombozytose" neben die hereditären und sporadischen Thrombopathien und grenzen sie von Thrombozytosen ohne Funktionsstörungen ab.

Abbildung 167a, b
Peripheres Blut, *Pappenheim*-Färbung (überfärbt)
Thrombozyten bei Morbus maculosus Werlhof. Isoliert liegende Plättchen mit sehr grobem Granulomer.

Abbildung 168
Peripheres Blut, *Pappenheim*-Färbung
Riesen-Thrombozyt bei Morbus maculosus Werlhof. Sogenannte Stab- oder Keulenform mit sehr dichtem und grobem Granulomer, welches das zartblaue Hyalomer völlig überdeckt.

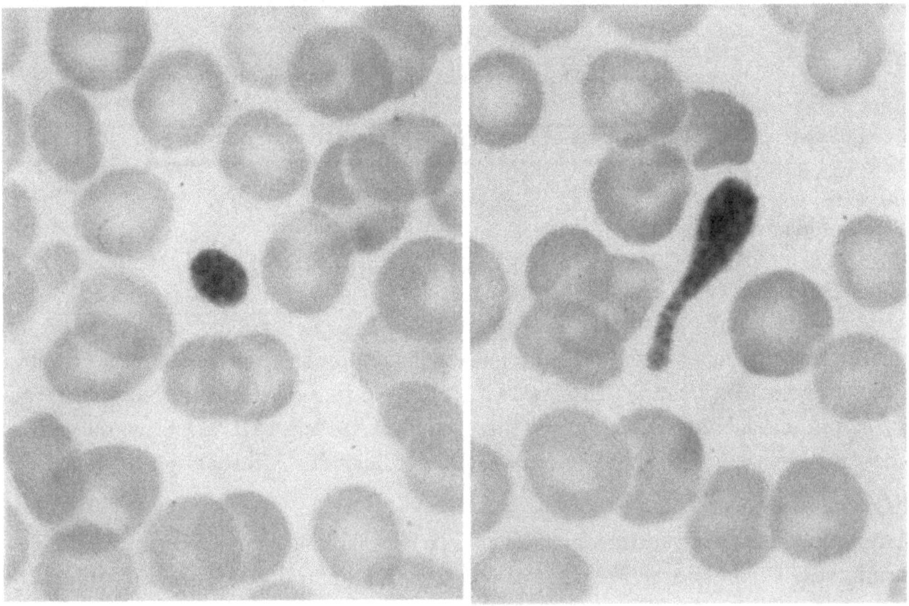

Abb. 167a, b

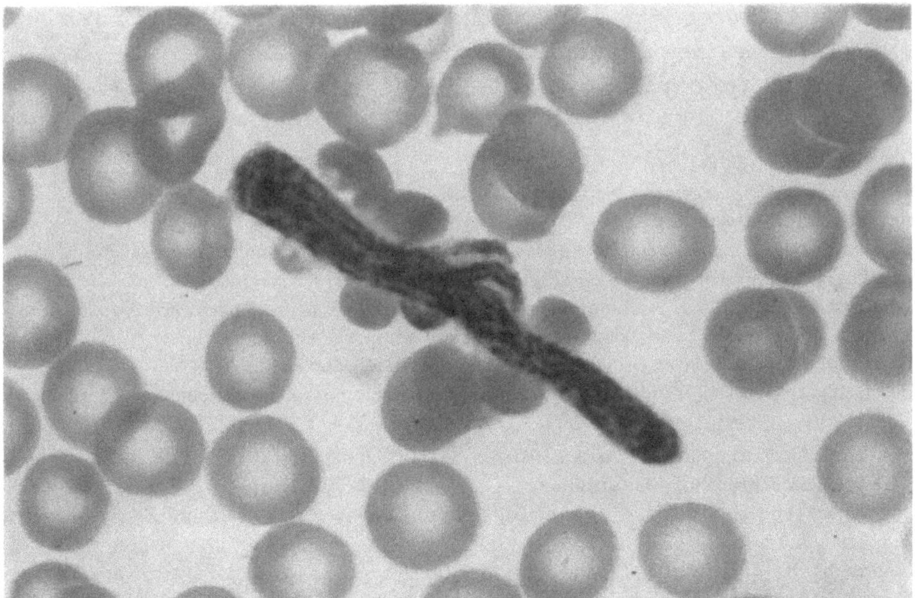

Abb. 168

Aufteilung der „Thrombopathien im weiteren Sinn“ nach Thrombozytenzahlen und funktionellen Kriterien (nach *Groß und Proll*)

	← Thrombopenie			Thrombopathie im engeren Sinn →			
Thrombozyten in 1000	<50	50—100	100—150	150—200	200—250	250—300	>300
Vorkommen von Funktionsstörungen	regelmäßig	wechselnd		selten			nicht selten
Art der Funktionsstörungen	meist komplett	oft partiell →					

Im Knochenmark ist die Zahl der Megakaryozyten bei solchen Zuständen fast stets erhöht. Regelmäßig ist eine „Linksverschiebung“ durch die Häufung von Promegakaryozyten. Dabei ziehen sich nicht allzuselten ausgedehnte Thrombozytenwolken in den Markausstrichen über mehrere Gesichtsfelder des Mikroskopes.

Thrombopenien

Thrombopenien haben unterschiedliche Ursachen. Einmal liegt eine vermehrte Zerstörung von Thrombozyten in der Peripherie vor, zum anderen ist eine verminderte Thrombozytenbildung zu erwägen. Bei Panmyelophthisen durch raumfordernde Prozesse im Knochenmark (Leukosen, Plasmozytom, Osteosklerose u. a.) werden aplastisch bedingte Plättchenverminderungen ebenso beobachtet wie nach Fibrosen als Folge von Strahlenschäden. Eine toxische Markschädigung mit nachfolgender Thrombopenie ist durch Benzol, bei Urämie und anderen Noxen bekannt. Infektiöstoxische und chemische Einwirkungen führen einerseits zu einer direkten Schädigung der Megakaryozytenproliferation, können aber andererseits auch Ursache von Immunthrombozytopenien sein.

Abbildung 169a–f

Peripheres Blut eines Gesunden, Nativpräparat (Phasenkontrastoptik)

Normale Thrombozytenformen

a) Thrombozyt mit zart ausgebreitetem Hyalomer und bereits verklumptem Granulomer.

b) Hyalomer kaum mehr nachweisbar. Das Plättchen besitzt ein charakteristisches Bläschen.

c) Thrombozyten mit stark verklumptem Granulomer und kaum mehr nachweisbarem Hyalomer.

d) Sehr dichtes Hyalomer und grobes, um eine Vakuole angeordnetes Granulomer.

e) Sternförmig ausgebreitetes Plättchen; ausgeprägte Haftpseudopodien.

f) Aufschießende, zarte Fibrinfäden von 2 Thrombozyten mit nur noch verklumptem Granulomer.

Abbildung 170a–f

Peripheres Blut, Nativpräparat (Phasenkontrastoptik)

Pathologische Thrombozytenformen

a) Thrombozyt bei unreifzelliger Leukose (Länge 15 μ). Differenzialdiagnostisch: Zytoplasmafetzen granulierter Zellen.

b) Thrombozyt bei unreifzelliger Leukose mit 2 Glanzkörnern (festhaftende Fetttröpfchen?).

c) Großer Thrombozyt bei chronischer myeloischer Leukose mit unregelmäßigem Granulomer.

d) Großer Thrombozyt mit dichtem, verklumptem Granulomer bei Thrombastherie *(Glanzmann)*.

e und f) Sehr unregelmäßige, große Thrombozyten bei chronischer myeloischer Leukose.

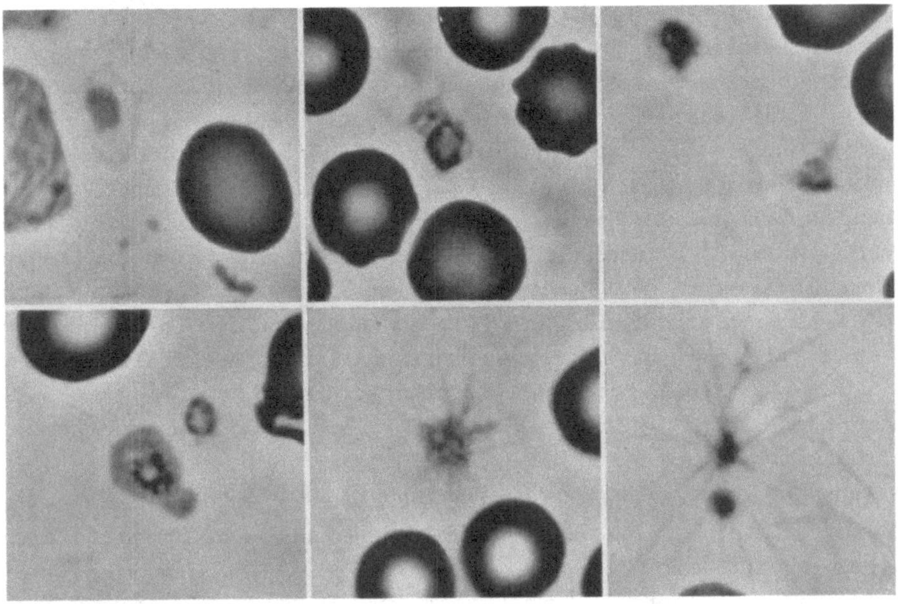

Abb. 169a–f

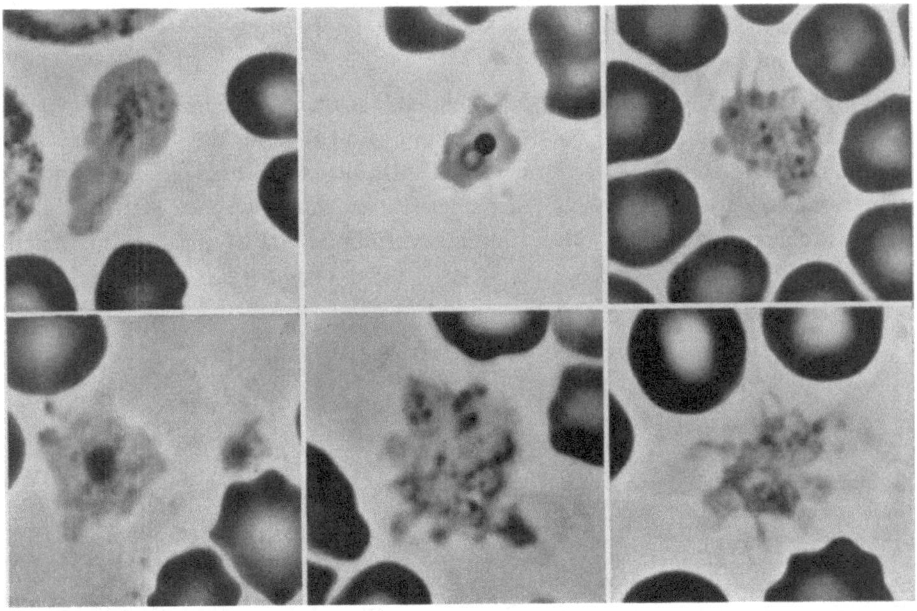

Abb. 170a–f

Erstmals konnte *Ackroyd* die Sedormidthrombopenie als Folge einer Antigen-Antikörper-Reaktion erklären, bei der es zu Agglutination und nachfolgender Zerstörung der zirkulierenden Thrombozyten, d. h. zu einer Verbrauchsthrombopenie kommt. Dabei reduziert sich die Lebensdauer der Thrombozyten erheblich. Auch andere besonders auf Arzneimittelüberempfindlichkeit beruhende Fälle von thrombopenischer Purpura (nach Chinidin, Chinin, Digitoxin, Sulfonamiden, Jodpräparaten, Streptomyzin u. a.) sind durch die Bildung eines Thrombozytenantikörpers geklärt worden. Als Haptene, die die Zellen zum Antigen verändern können, kommen neben den toxischen Ursachen auch Bakterien, Viren und Paraproteine in Frage. Dabei bindet sich die ursprüngliche Noxe als Hapten mit den Thrombozyten, die dadurch antigene Eigenschaften gewinnen und zur Bildung eines Thrombozytenantikörpers Veranlassung geben. Diese Autoantikörper sind Bestandteile des menschlichen Serums, deren Wirkung sich also gegen körpereigene Zellen, hier gegen die Thrombozyten, richtet.

Auch bei der bisher *idiopathischen thrombozytopenischen Purpura*, dem *Morbus maculosus Werlhof*, gelang *Harrington* der Nachweis zirkulierender Thrombozyten-Autoantikörper.

Der *Morbus maculosus Werlhof* tritt meist vor dem 20. Lebensjahr, überwiegend im Kindesalter auf. Die chronischen Formen kündigen sich durch Zahnfleischblutungen, eine starke Menarche und durch das Auftreten großer Hämatome nach geringfügigen Traumen an. Oft bestehen längere Intervalle zwischen den einzelnen Blutungsphasen. Die akuten Formen bieten meist ein schweres Krankheitsbild, wiederholen sich jedoch oft nicht. Über Nacht treten Hautblutungen in Form von Petechien und Hämatomen sowie Schleimhaut-Sickerblutungen aus Nase, Mund und Magendarmkanal auf.

Die Gerinnungsfähigkeit ist in der Mehrzahl normal, manchmal verzögert. Die Retraktion des Blutkuchens ist verspätet und ungenügend, die Blutungszeit stark verlängert. Die Thrombozytopenie beim Morbus maculosus *Werlhof* stellt ein schweres Defizit, eine erhebliche Gleichgewichtsstörung zwischen Plättchenbildung und Plättchenuntergang dar. Die hochgradig verminderten Plättchen sind meist patho-

Abbildung 171
Peripheres Blut, Nativpräparat (Phasenkontrastoptik)
Zustand nach **Ausbildung von Fibrinfäden** zwischen Thrombozyten und Erythrozyten.

Abbildung 172
Peripheres Blut, Nativpräparat (Phasenkontrastoptik)
Zustand nach **Ausbildung eines feinen Fibrinnetzes.** Thrombozyt mit typischem Bläschen. Verklumptes Granulomer; Hyalomer nicht mehr nachzuweisen.

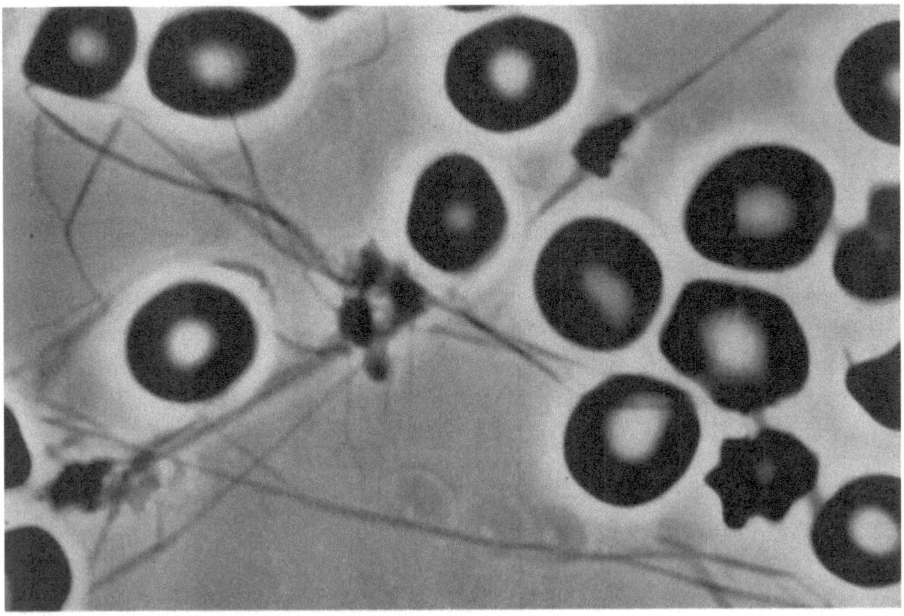

Abb. 171

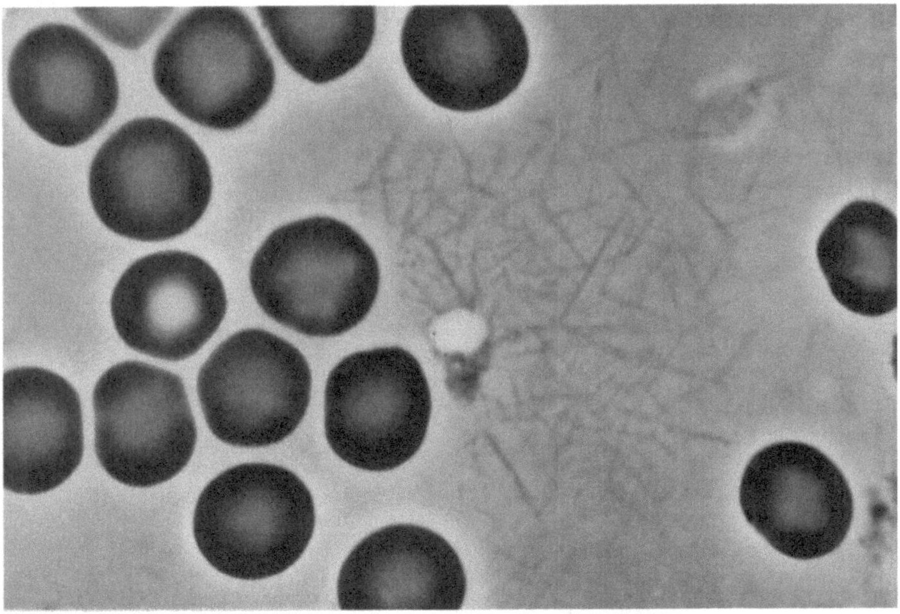

Abb. 172

logische Jugendformen von unterschiedlicher Größe und wechselnd ausgebildetem Granulomer. Eine Knochenmarkpunktion wird besonders vor einer beabsichtigten Splenektomie notwendig, um Panmyelophthisen und Leukosen (besonders aleukämische unreifzellige Formen) auszuschließen.
Die Megakaryozyten sind bei diesen Verbrauchsthrombopenien wechselnd stark vermehrt, ein Befund, den *Kaznelson* als erster mit gesteigerter Funktion und „Reizung" der Megakaryozyten erklärt. Dabei geht die überstürzte Reifung der Knochenmarkriesenzellen mit einer Zunahme der unreifen Formen, der Megakaryoblasten und Promegakaryozyten einher. Offenbar kommt es auch bei diesen noch nicht ausgereiften Formen zur vorzeitigen Loslösung von funktionell dadurch noch minderwertigen Thrombozyten, die in das strömende Blut abgegeben werden. Morphologische Abweichungen der Megakaryozyten im Sinne einer degenerativen Schädigung sind beim Morbus maculosus *Werlhof* kaum faßbar.

Thrombopathien

Als Thrombopathien werden vorwiegend hereditäre, mit Blutungsbereitschaft einhergehende Erkrankungen bezeichnet, die gerinnungsphysiologisch die gleichen Ausfallserscheinungen ergeben wie Thrombopenien, jedoch normale (oder vermehrte) Plättchenzahlen aufweisen. Es handelt sich wahrscheinlich um bereits geschädigte Megakaryozyten, die nicht mehr zur Bildung funktionstüchtiger Thrombozyten fähig sind.
Die hereditäre, hämorrhagische Thrombasthenie (Typ *Glanzmann*) ist ein dominant vererbbares Leiden mit einem Krankheitsbild, das der Thrombopenie gleicht. Die Blutungen werden besonders bei Kindern beobachtet und verlieren sich in der Regel in der Pubertät. Außerdem sind erworbene Thrombasthenien im Anschluß an schwere Infekte besonders durch *Fleischhacker*, *Heilmeyer*, *Glanzmann* bekannt geworden. Stark verlängerte Blutungszeit, normale Gerinnungszeit und aufgehobene Retraktion kennzeichnen die Erkrankung.
Eine weitere schwere Erkrankung stellt die konstitutionelle Thrombopathie (Typ *Willebrand-Jürgens*) dar, die auf den Ålandsinseln, vereinzelt auch in Holland festgestellt wurde. Die Blutungszeit ist verlängert, Gerinnungszeit und Retraktion des Blutkuchens sind normal. Heute wird diese hämorrhagische Diathese im wesentlichen auf einen Mangel an antihämophilem Globulin zurückgeführt.

Abbildung 173
Sternalmark, *Pappenheim*-Färbung
Thrombozyten-„Wolke" bei Polycythaemia vera, die sich über mehrere Gesichtsfelder bei Betrachtung mit kleiner Vergrößerung hinzieht. Links unten: Neutrophiler Stabkerniger.

Abbildung 174
Peripheres Blut, *Pappenheim*-Färbung
Chronische myeloische Leukose. 2 sehr dichte Megakaryozytenkerne mit noch festhaftenden (oder wieder agglutinierten?) Thrombozyten. In diesem Fall schubweises Auftreten zahlreicher Megakaryozytenkerne zu beobachten. Im Extremfalle: Megakaryozytenleukose.

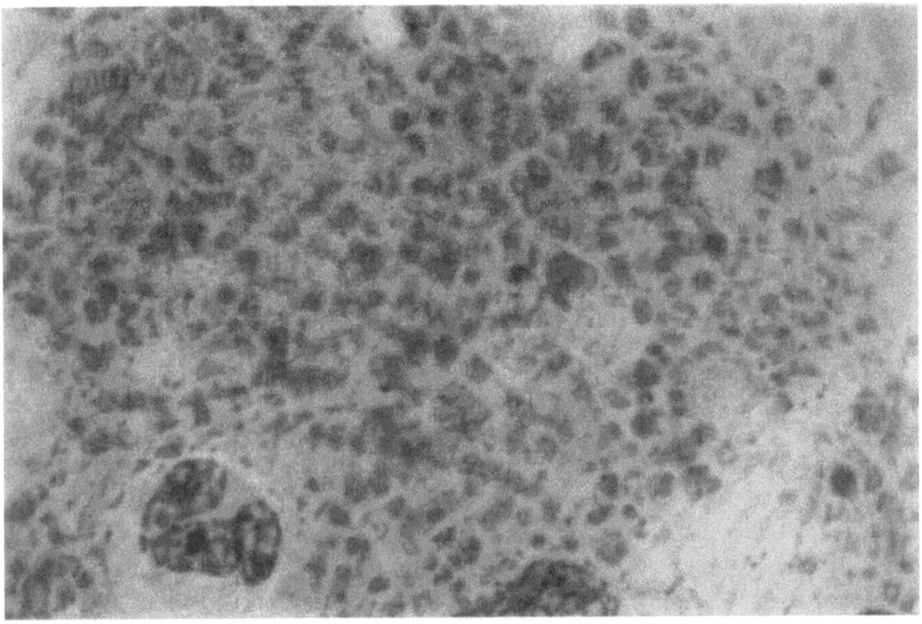

Abb. 173

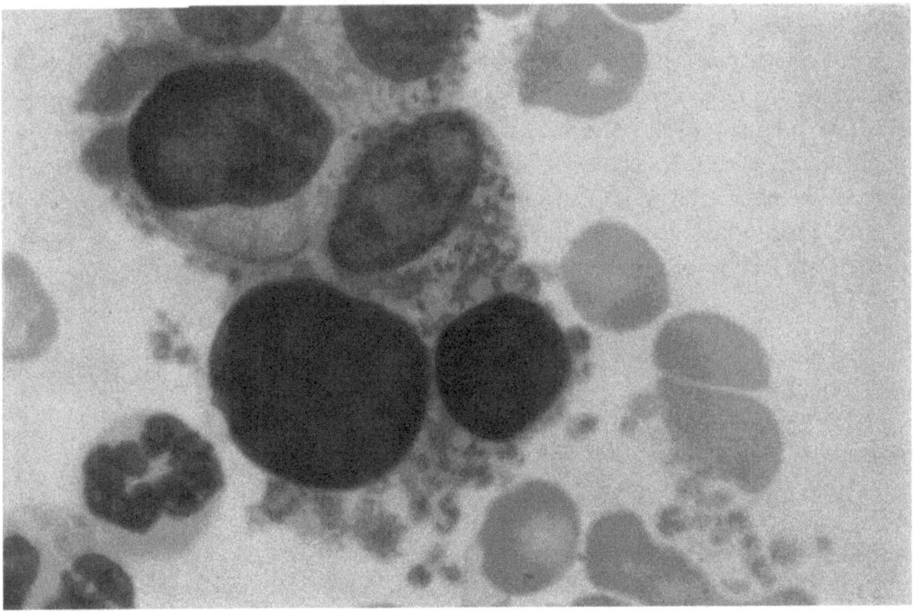

Abb. 174

E. Knochen- und knochenmarkeigene Zellen

I. Die Plasmazellen

Entwicklungsstadien der Plasmazellen (Abb. 175 bis 185)

Die Plasmazellen ordnen sich funktionell durch ihre wichtige Rolle bei der Antigen-Antikörper-Reaktion in das Abwehrsystem des RHS ein, dem sie auch morphologisch verwandt sind. Es handelt sich um weitgehend seßhafte Zellen, die unter normalen Bedingungen nicht nur im Knochenmark, sondern auch in Milz, Lymphknoten und anderen Organen lokalisiert sind und sich bei umschriebenen oder allgemeinen Infekten stark vermehren können. Am ehesten sind sie vom Histiozyten abzuleiten. Übergangsformen, sogenannte „transitional-cells" zwischen diesen retikulären Zellen und unreifen Plasmazellen deuten jedenfalls auf diese Abstammung hin (*Fagraeus*).

Die unreifen Plasmazellen, die Proplasmozyten, sind durch ihre Größe (20 bis 25 µ), bei panoptischer Färbung durch ihre zartblaue Zytoplasmatönung und durch den großen, zentral oder peripher gelegenen, lockeren Kern mit 1 bis 3 hellblauen Kernkörperchen gut gegenüber anderen Zellen abzugrenzen. Im Nativpräparat bei Beobachtung mit dem Phasenkontrastverfahren lassen sich die Zellstrukturen übersichtlich erkennen. Dabei weisen die Proplasmozyten einen helleren Kern als die reiferen Zellen auf. In allen Reifestadien hebt sich der phasenpositive, runde oder ovale Nukleolus scharf von der Umgebung ab. Im Zytoplasma ist phasenoptisch fast regelmäßig im Gebiet des Archoplasmas das Zentralkörperchen in Form eines kleinen Korns oder Doppelkorns (Diplosom) nachweisbar. Dieser Zellbezirk grenzt breit an den Kern an. Hier ist auch der *Golgi*-Apparat lokalisiert. Bei diesem handelt es sich um eine verzweigte und vielgestaltige, sehr zarte Plasmastruktur, die sich in charakteristischer Weise mit Silber oder Osmium nach besonderer Fixierung imprägniert. Die phasenoptische Sichtbarkeit dieser ungefärbten Strukturen im Nativpräparat bestätigt, daß es sich bei diesem „netzförmigen Binnenapparat" nicht – wie bisher vielfach behauptet – um einen Färbeartefakt handelt. In den peripheren Zytoplasmaabschnitten liegen körnige, stab- und fadenförmige Mitochondrien und Lipochondrien. Sie färben sich bei panoptischer Färbung nicht an, sondern treten – weil

Abbildung 175a
Sternalmark, *Pappenheim*-Färbung
Proplasmozyt mit lockerem Zellkern, hellem Nukleolus und granulafreiem Zytoplasma.

Abbildung 175b
Sternalmark, *Pappenheim*-Färbung
„Flammende" Plasmazelle. Im Bereich des Archoplasmas Reste der Zytoplasmabasophilie.

Abbildung 176a–c
Sternalmark, *Pappenheim*-Färbung
Reife Plasmazellen unterschiedlicher Zytoplasmafarbtönung und wechselnder -ausbreitung.

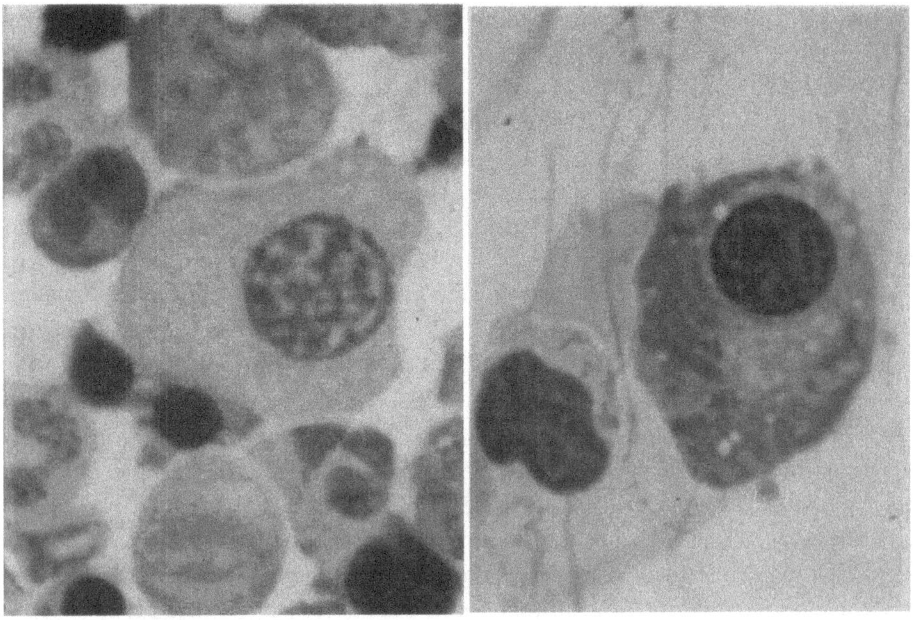

Abb. 175a, b

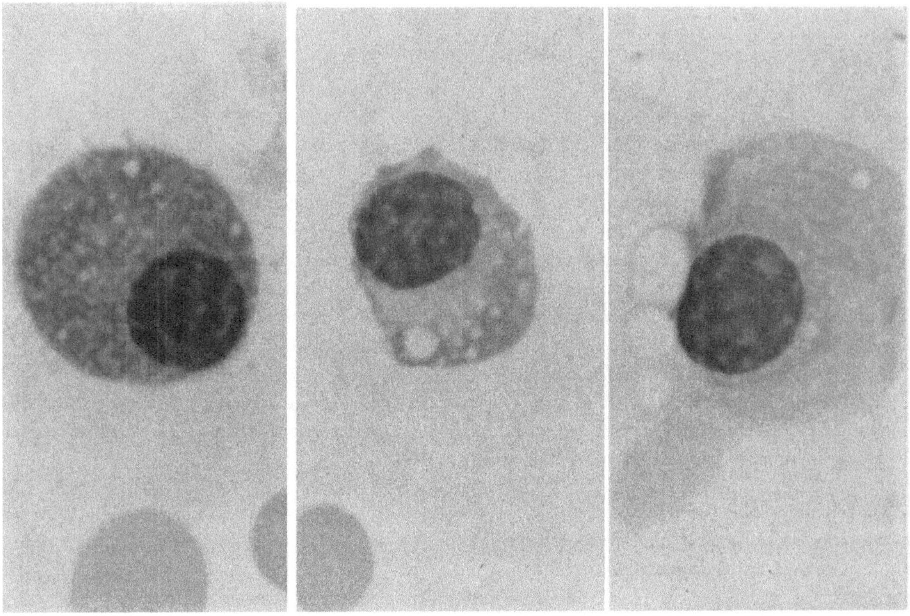

Abb. 176a–c

herausgelöst – als wechselnd große, optisch leere Vakuolen in Erscheinung. Die Mitochondrien sind bei den unreifen Plasmazellen zahlreich, von plumper Form und besonderer Größe.

Die besondere Zellaktivität gerade der unreifen Plasmazellen äußert sich morphologisch durch Zahl und Größe ihrer Mitochondrien, funktionell durch ihre vermehrte Antikörperproduktion. In den peripheren Zytoplasmaabschnitten ist im Nativpräparat bei besonders guter Ausbreitung der Zellen ein System von hellen Bändern bzw. Lamellen zu sehen (beachte Abb. 178 a, b). Diese eng nebeneinanderliegenden, zwiebelschalenartigen Zytoplasmastrukturen konnten elektronenoptisch in allen eiweißsezernierenden Zellen nachgewiesen werden. Der hierfür geprägte Begriff „Ergastoplasma" soll den Zusammenhang mit dem Zellstoffwechsel andeuten.

Die *reifen Plasmazellen* sind gegenüber den Proplasmozyten kleiner (15 bis 20 μ). Der Kern liegt fast stets exzentrisch. Seine groben, dichten Chromatinschollen bewirken eine angedeutete Radspeichenstruktur und überdecken den Nukleolus. Mehrkernige Zellen sind bei den Plasmazellen keine Seltenheit. Diese Polyploidie tritt jedoch gegenüber den Verhältnissen beim Plasmozytom zurück (siehe Seite 196). Das Zytoplasma ist von kornblumenblauer Farbe. Phasenoptisch ist mit zunehmender Alterung der Zelle eine Verringerung der Mitochondrien festzustellen, die ihre plumpen Formen verlieren. In der Peripherie liegen einzelne größere Lipochondrien, die im gefärbten Präparat als optisch leere Vakuolen zum kennzeichnenden Bild der Plasmazelle gehören.

Abbildung 177a–d

Sternalmark bei Leberzirrhose, Nativpräparat (Phasenkontrastoptik)

Plasmazellen verschiedener Reife

a) Proplasmozyt (oder Plasmoblast). Die große Zelle besitzt zahlreiche tropfenförmige, sehr dichte Plasmaorganellen, die sich größtenteils mit Janusgrün B anfärben und dadurch als Mitochondrien ausgewiesen sind. Das Archoplasma ist frei von Granulation. Der *Golgi*-Apparat ist als zartes Gerüst perinukleär erkennbar. Inmitten des sehr hellen Kerns großer runder Nukleolus.

b) Proplasmozyt mit Lamellen- bzw. Bläschenstruktur des Zytoplasmas, sehr hellem Archoplasma (*Golgi*-Feld) und relativ kleinem Kern mit deutlichem Kernkörperchen.

c) Proplasmozyt von typischem Zellaufbau.

d) Proplasmozyt mit großem, hellem Archoplasmabezirk, in dessen kernnaher Mitte deutlich das Diplosom zu erkennen ist. Der Nukleolus liegt in einer anderen optischen Ebene, die bei dieser Aufnahme nicht scharf eingestellt werden konnte.

Abbildung 178a–d

Sternalmark, Nativpräparat (Phasenkontrastoptik)

Plasmazellen verschiedener Reife

a und b) Proplasmozyten, bei denen die Lamellenstruktur des Zytoplasmas deutlich ist.

c und d) Ausgereifte Plasmazellen mit sehr dichtem Kern, wenig Mitochondrien und typischem, stark lichtbrechenden Lipoidtropfen in den Zytoplasmarandabschnitten.

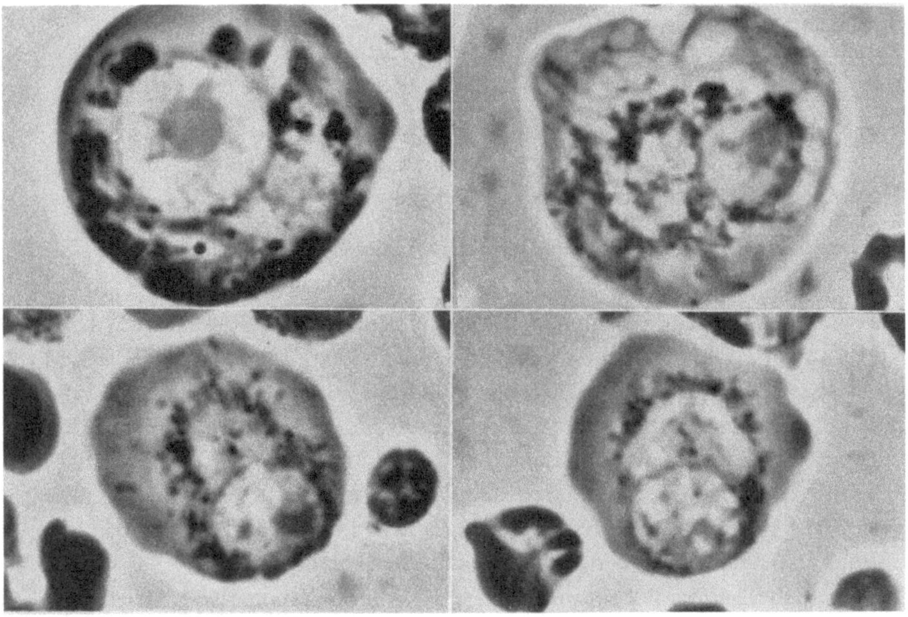

Abb. 177a–d

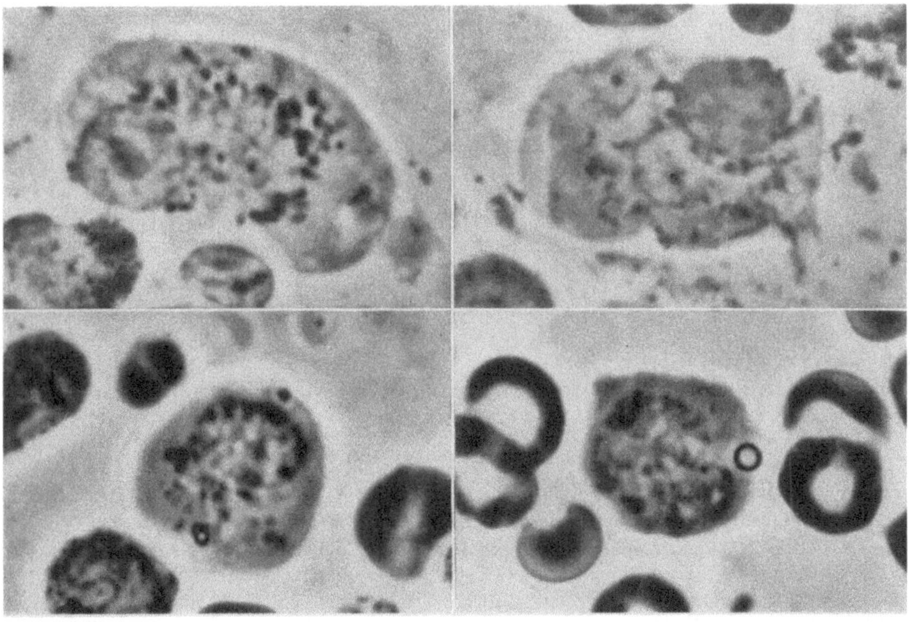

Abb. 178a–d

„Flammende“ Plasmazellen (Abb. 175b)
Gelegentlich sind die Plasmazellen von rosaroten Streifen bzw. Säumen eingefaßt, die wechselnde Breite haben. Die Zytoplasmabasophilie, die im wesentlichen eine Funktion der Ribonukleinsäurekonzentration darstellt, tritt bei diesen Zellen zurück. Damit kommt der rote Grundton der Zelle zutage, der auch die rötlichbläuliche (kornblumenblaue) Farbe der normalen Plasmazellen erklärt.

Eiweißspeicherung in Plasmazellen (Russellsche Körper) (Abb. 179 bis 182; 200 und 201)
Intrazelluläre Ablagerungen in Kugel- oder Kristallform werden sowohl bei reaktiven als auch bei neoplastischen Vermehrungen dieser Zellen gesehen. Sie sind mit der Sekretionsfähigkeit der Plasmazellen in Verbindung zu bringen. Am häufigsten sind kugelige Einschlüsse von bläulicher oder rötlicher Farbe (*Pappenheim*-Färbung). Es finden sich eine oder mehrere derartiger Kugeln in einer Zelle. Gelegentlich sind Zellen mit bläulichen Kugeln überfüllt. Diese können auch extrazellulär liegen. Sie werden als *Russell*sche Körper bezeichnet. Im amerikanischen Schrifttum ist der Ausdruck „grape-cells“ geläufig *(Stich, Zlotnick)*. Bei Hyperglobulinämien werden andererseits auch Plasmazellen gefunden, deren Zytoplasma mit polyedrischen, zum Teil kristallinen, hellen Körpern angefüllt ist. *Mott* hat diese Zellen „Maulbeerzellen“ (morular-cells) benannt. Gelegentlich werden sie als Lipophagen fehlgedeutet. Von den „Traubenzellen“ werden diese „Maulbeerzellen“ lediglich durch die Unterschiede in der Anfärbung der Einschlüsse unterschieden. *Bessis* und *Snapper* fassen sie deshalb auch als Eiweißkörper auf, die unterschiedlich polymerisiert sind. *Grundner-Culemann* nimmt das Vorliegen von Glykolipoiden an.

Abbildung 179a
Sternalmark, *Pappenheim*-Färbung
Plasmazelle bei Leberzirrhose. Im Zytoplasma 4 annähernd gleich große Proteintropfen **(Russell-Körper)** verteilt.

Abbildung 179b
Sternalmark, *Pappenheim*-Färbung
Primär chronische Polyarthritis. Hyper-γ-Globulinämie. (38 rel.-% γ-Globuline bei 7,6 g-% Gesamteiweiß). Mit *Russell*-Körper vollgestopfte Plasmazelle, sogenannte **Mott-Zelle.**

Abbildung 180
Sternalmark, *Pappenheim*-Färbung
Leberzirrhose. Frei im Ausstrich extrazellulär liegende Proteintropfen **(Russell-Körper).**

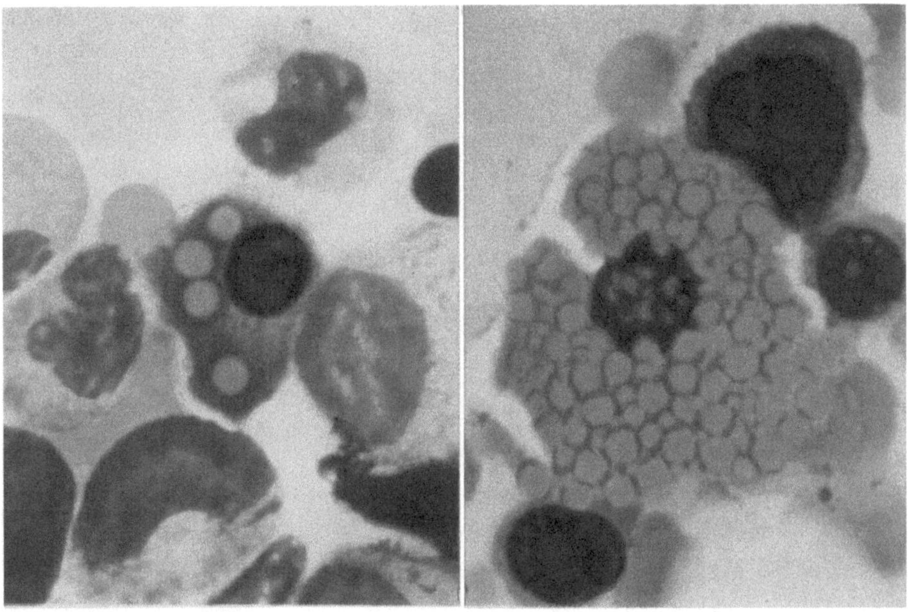

Abb. 179a, b

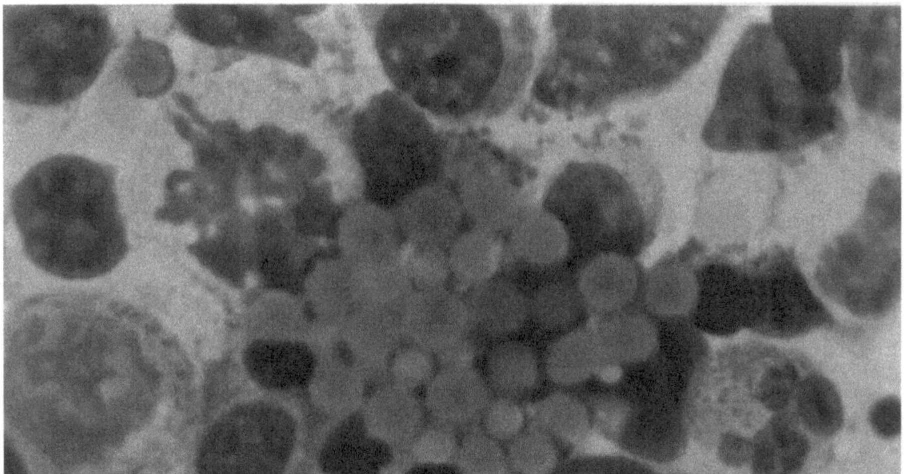

Abb. 180

Abbildung 181
Sternalmark, *Pappenheim*-Färbung
Proteinartige, **kristalline Einlagerungen in Plasmazellen** bei starker Hyperglobulinämie.

Abbildung 182
Iliakalmark, *Pappenheim*-Färbung
Leberzirrhose. **Kristallartige** (sechseckige) **Gebilde in Plasmazelle.**

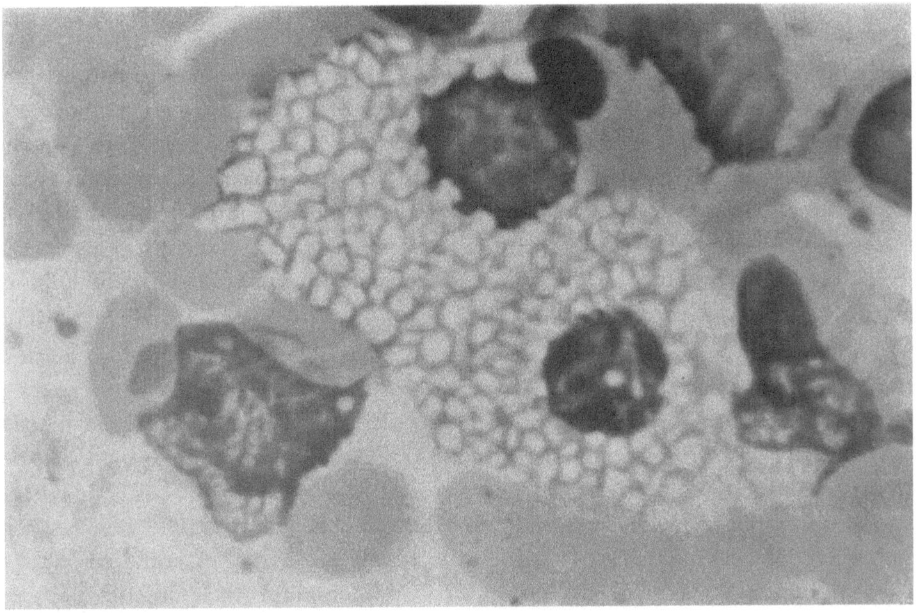

Abb. 181

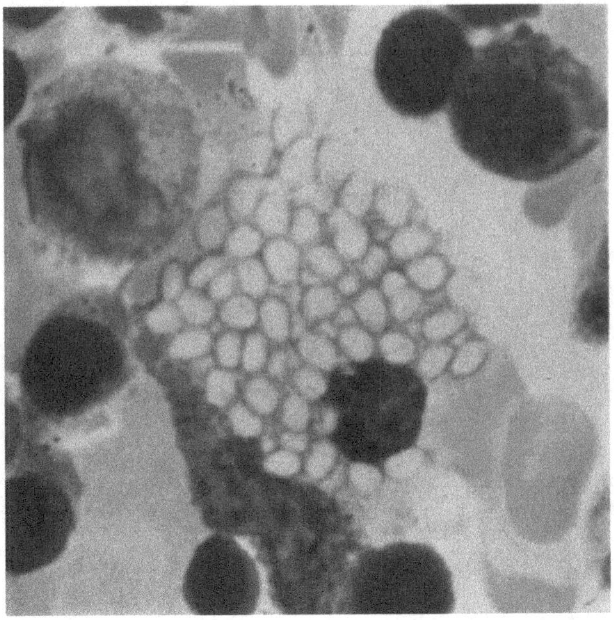

Abb. 182

Die Funktion der Plasmazellen

Nach übereinstimmenden Ansichten ist heute dem RHS, insbesondere den phagozytierenden Sinusoidzellen, eine vorbereitende Tätigkeit bei der Antikörperproduktion zuzuschreiben. Diese haben die Aufgabe, die gespeicherten, grobmolekularen Antigene (z. B. Bakterien) zu löslichen kleinmolekularen Korpuskeln abzubauen. Die Lymphozyten sollen daneben ebenfalls die Funktion der Degradation grobmolekularer Antigene übernehmen. Außerdem seien sie für einen zur Plasmazellneubildung notwendigen Co-Faktor, möglicherweise einen Stoffwechselfaktor, mitverantwortlich *(Ehrich, Dixon)*.

Die Plasmazellen sind schon 1913 von *Huebschmann* für die Antikörperproduktion verantwortlich gemacht worden. *Bing und Plum* brachten 1937 die Vermehrung bestimmter Zellen des RHS, insbesondere der Plasmazellen, mit einer gleichzeitig bestehenden Hyperproteinämie in Verbindung. Diese Behauptung ist später von verschiedenen Seiten unterbaut worden. So konnte *Fagraeus* 1948 bei Kaninchenversuchen eine Plasmazellvermehrung bei gleichzeitigem, direkt meßbarem Anstieg des Antikörpertiters feststellen. Besonders die unreifen Plasmazellen entfalten stärkste Aktivität im Hinblick auf Antikörper- bzw. γ-Globulinproduktion, die bei den ausgereiften Plasmazellen wiederum stark zurückgeht. Durch *Cohn* wurde weiterhin bekannt, daß die in der Globulinfraktion II/III des Menschenplasmas gefundenen Antikörper sämtlich den γ-Globulinen zuzuordnen sind.

Man hat heute Grund zu der Annahme, daß bei subkutaner Einverleibung mikrobieller Antigene die Antikörperbildung vorwiegend in den Plasmazellen des regionären Lymphknotens, bei intravenöser Verabfolgung vorwiegend in den Plasmazellen in Mark und Milz stattfindet *(Ehrich, Harris, Bjorneboe)*.

Abbildung 183
Sternalmark, *Pappenheim*-Färbung
Leberzirrhose. Kleine Gruppe von 6 reifen Plasmazellen mit exzentrisch liegenden, dichten Zellkernen.

Abbildung 184
Sternalmark, *Pappenheim*-Färbung
4 reife Plasmazellen um Stromazelle mit ovalem lockerem Zellkern angeordnet. Am unteren Bildrand und rechts unten teilweise beschädigte Normoblasten.

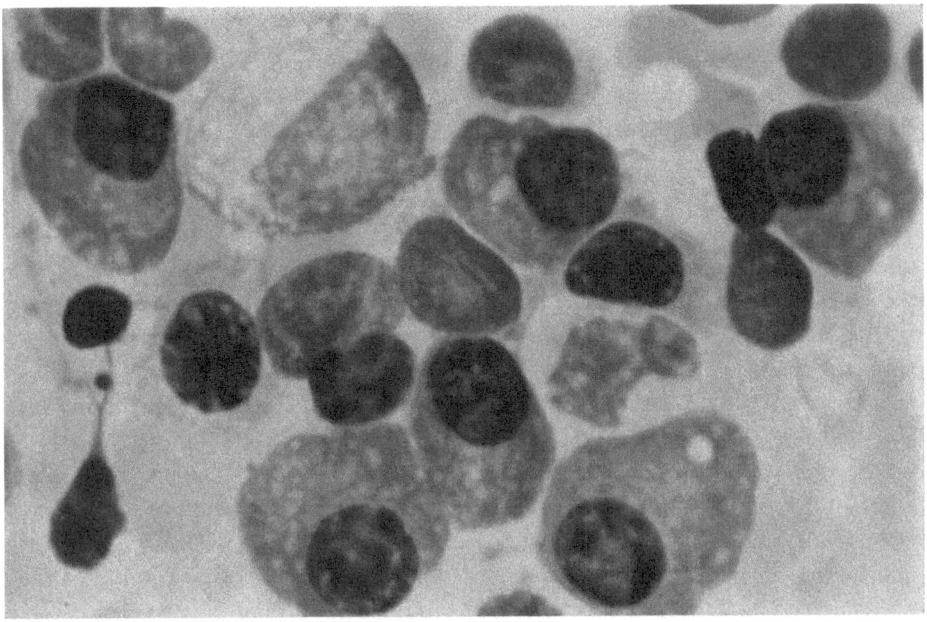

Abb. 183

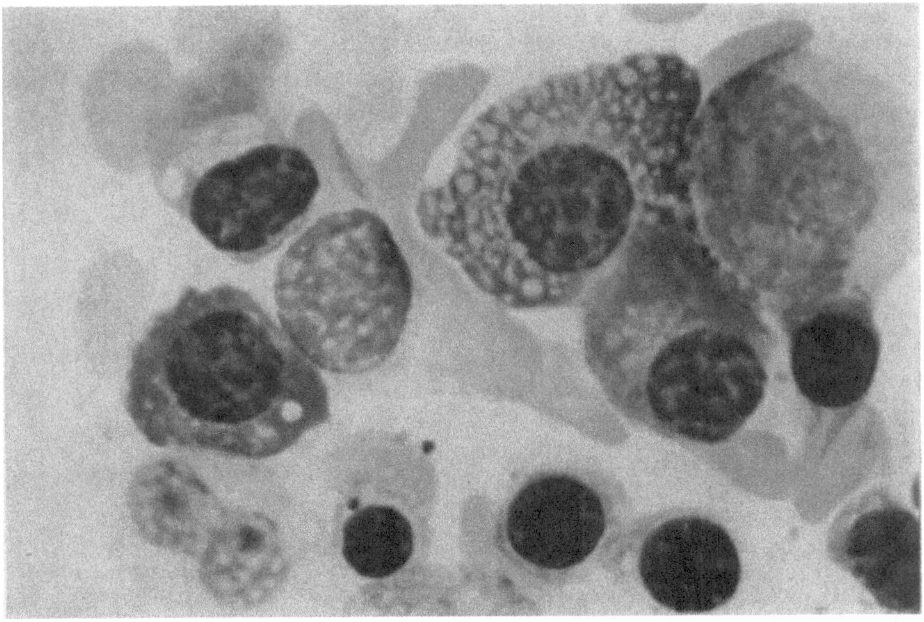

Abb. 184

Vermehrung und Verminderung der Plasmazellen (Abb. 59, 185, 186 und 203)

Normalerweise geht der Plasmazellgehalt im Knochenmark nicht über 2 bis 3% hinaus. Bei Prozessen, die mit einer starken Antikörperreaktion auf Antigene unterschiedlicher Natur verbunden sind, treten erhebliche Markplasmozytosen auf. In einzelnen Fällen registrierten wir bis 20% Plasmazellen, so daß differentialdiagnostisch der Ausschluß eines Plasmozytoms zunächst Schwierigkeiten bereiten kann.

Nach dem Gesagten liegen derartige reaktive Plasmazellvermehrungen bei subakuten und chronischen Infektionskrankheiten verschiedenster Art vor. Ebenso ist bei Serumkrankheit und anderen allergischen Prozessen eine Markplasmozytose zu erwarten *(Markoff, Zwicker)*. (Auto-)Immunisierungskrankheiten, die mit hämolytischer Anämie, Agranulozytose oder Thrombopenie einhergehen, weiterhin Leberzirrhosen und Geschwülste führen im Mark zu stärkster Beteiligung der Plasmazellen.

Eine *Aplasmozytose*, d.h. ein völliges Fehlen von Plasmazellen in Knochenmark, Milz, Lymphknoten und anderen Organen, liegt bei einer Erkrankung vor, die durch *Bruton* (1952) bekannt geworden ist. Diese Kranken haben bei Fehlen der Serum-γ-Globuline nicht die Fähigkeit zur Antikörperbildung (Agammaglobulinämie). Das Krankheitsbild wird durch eine ungewöhnliche Häufung von Bakterien- und Virusinfekten charakterisiert und ist durch regelmäßige Serumgaben günstig beeinflußbar.

Bei der Auszählung von 5000 kernhaltigen Knochenmarkzellen im Markpunktat sowie bei Durchsicht mehrerer Milz- und Lymphknotenausstriche eines 18jährigen Patienten wurde von uns ein völliges Fehlen von Plasmazellen festgestellt. Auch nach einer Typhus-Vaccination waren bei dem Patienten weder Antikörper noch Plasmazellen nachweisbar. Derartige Antikörpermangelsyndrome müssen als Bestätigung der Vorstellung der Antikörper- bzw. γ-Globulinbildung durch die Plasmazellen gelten.

Abbildung 185

Sternalmark, *Pappenheim*-Färbung

Dicht mit Plasmazellen besetzte Kapillare. Das Bild erinnert an den Tubulusabschnitt einer exokrinen Drüse.

Abbildung 186

Sternalmark, *Pappenheim*-Färbung

Panmyelophthise. In dem sehr zellarmen, „leeren" Mark fast nur Plasmazellen, Stromazellen und Gewebsbasophile. Im Bildausschnitt 2 Plasmazellen und 1 Gewebsbasophiler mit stark verklumpter Granulation.

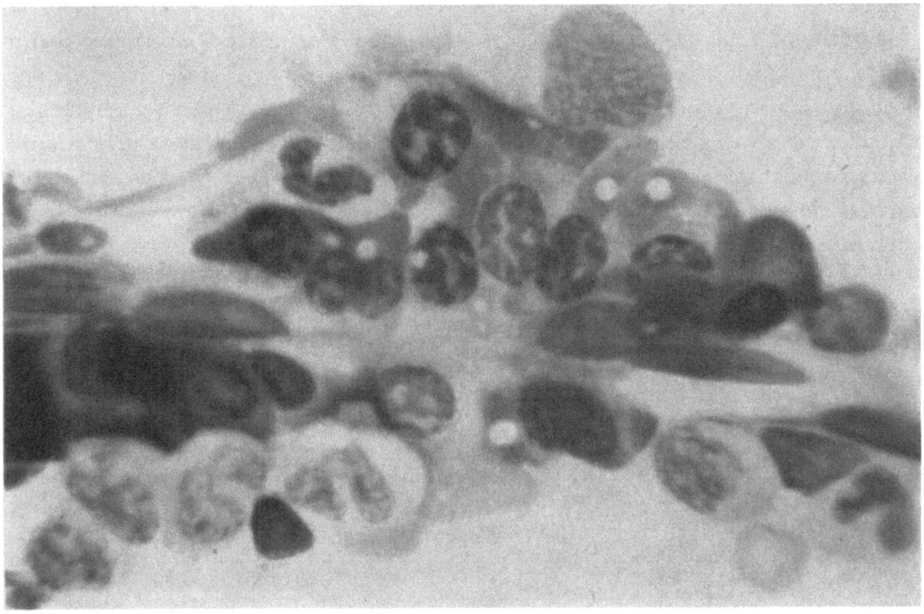

Abb. 185

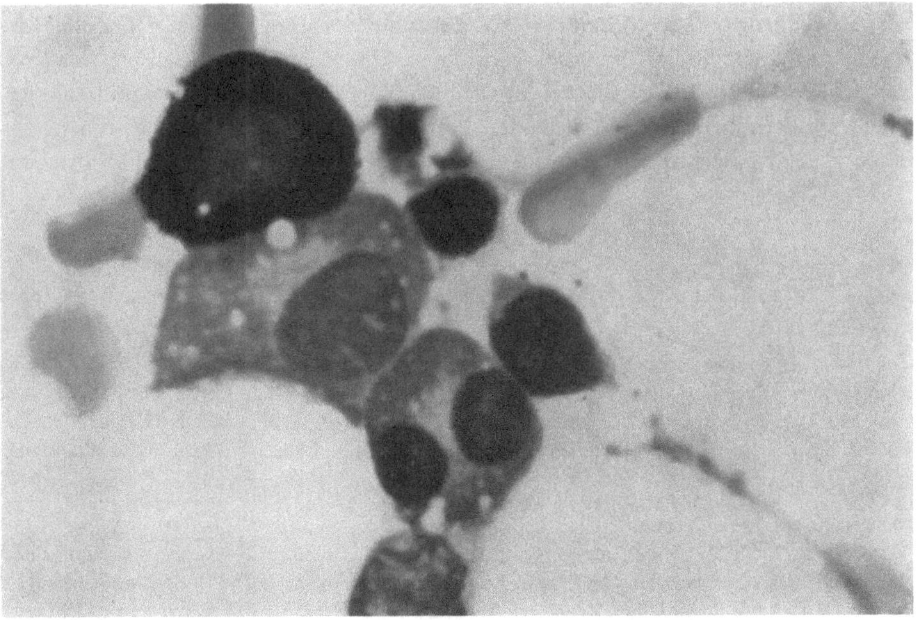

Abb. 186

Das Plasmozytom (Abb. 187 bis 201 und 204)

Zytomorphologische, eiweißchemische und ossäre Veränderungen stehen beim Plasmozytom in unmittelbarer pathologischer Beziehung. Seit *Apitz* hat sich der morphologisch unverbindliche Name „Myelom“ zumindest im deutschsprachigen Schrifttum nicht mehr halten können. In der angloamerikanischen Literatur wird von „plasmocytomatous diseases“ gesprochen, womit ausgedrückt werden soll, daß zwischen dem multiplen Plasmozytom, der seltenen Plasmazellenleukose, dem solitären Plasmozytom und der diffusen aleukämischen Plasmozytomatose im Hinblick auf ihre nosologische Stellung keine grundsätzlichen Unterschiede getroffen werden. Eine Form kann in die andere übergehen, wie dies das folgende Schema verdeutlicht.

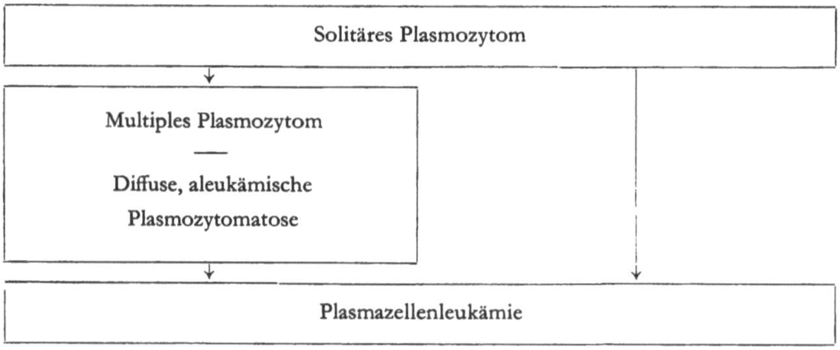

Von grundlegender Wichtigkeit war die Erkenntnis, daß es sich bei den Zellen des Plasmozytoms stets um neoplastisch-entdifferenzierte Plasmazellen handelt (*Wallgren; Zadek; Schulten;* u. a.). Aus diesem Zusammenhang heraus lassen sich nunmehr bei Kenntnis der funktionellen Fähigkeiten der Plasmazelle auch die schweren pathognomonischen Eiweißstoffwechselstörungen in Form einer Hyper- und Parapro-

Abbildung 187

Sternalmark, *Pappenheim*-Färbung

Plasmozytom. Dicht gelagerte Plasmozytomzellen, deren grobschollige Kerne annähernd gleiche Größe haben. Fast in jeder Zelle stellt sich ein hellblauer, nicht sehr großer Nukleolus dar. Das basophile Zytoplasma ist von zahlreichen Aufhellungen durchsetzt. Fast alle Kerne liegen exzentrisch.

Abbildung 188

Iliakalmark, *Pappenheim*-Färbung

Plasmozytom. Auch bei dieser Gruppe von Plasmozytomzellen sind die Kerne exzentrisch, in einem graublauen Zytoplasma gelegen. Der Nukleolus kommt durch die grobschollige Chromatinstruktur nicht zur Darstellung. In einzelnen Zellen randständige Vakuolenbildung. Auffällig starke Schlierenbildung des Untergrundes.

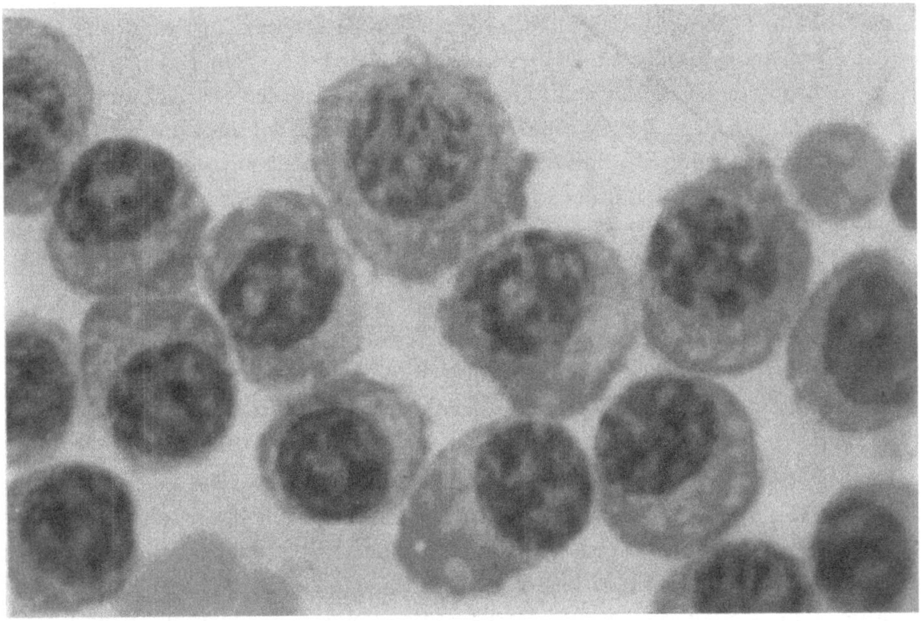

Abb. 187

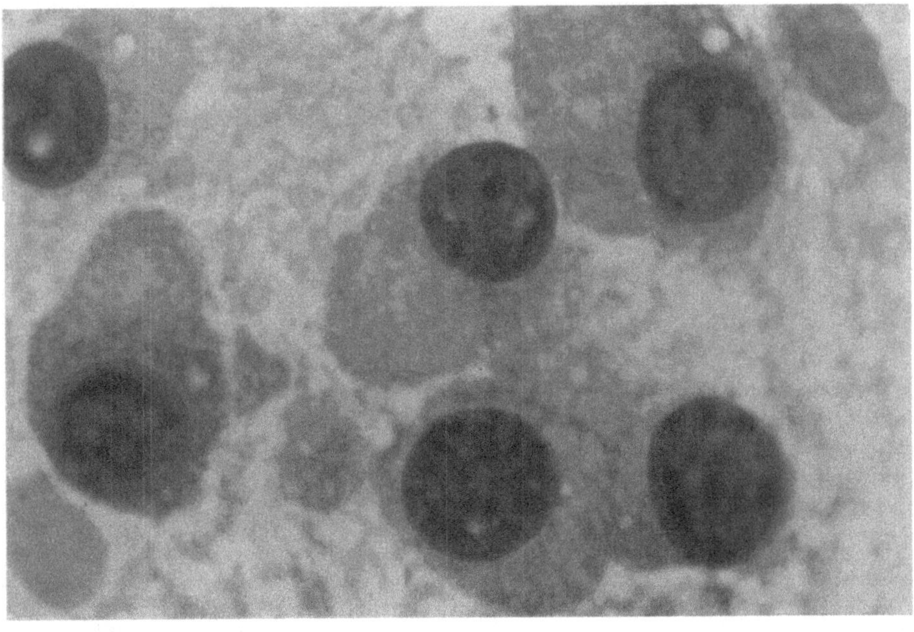

Abb. 188

teinämie beim Plasmozytom erklären. Neben der Paraproteinämie wird nicht allzuselten eine Paramyloidose und eine Paraproteinurie (*Bence-Jones*-Protein) gefunden. Entsprechend der γ-Globulinbildung durch Plasmazellen wird beim Plasmozytom in den meisten Fällen eine starke, durch die Elektrophorese erkennbare γ-Globulinvermehrung im Serum festgestellt. Weniger häufig sind Vermehrungen der β- oder auch α-Globulinfraktion, wobei jedoch Ultrazentrifugenuntersuchungen ergeben haben, daß auch diese Paraproteine sich im Hinblick auf ihr Molekulargewicht wie γ-Globuline verhalten.

Entsprechend dem neoplastischen Charakter der Plasmozytomzelle ist nach dem jeweiligen Entdifferenzierungsgrad eine starke Polymorphie der Zellbefunde bei den verschiedenen Kranken auch in ein und demselben Ausstrichpräparat nicht ungewöhnlich. Tatsächlich liegen von den kleinen, reifen, im Zytoplasma tiefblau gefärbten Plasmazellen alle Übergänge bis zu sehr unreifen, anaplastischen Zellen vor. Fast jedes Plasmozytom bietet besondere Eigenheiten im zytologischen Bild.

Die Polymorphie der Plasmozytomzellen tritt besonders in ihrer unterschiedlichen Größe in Erscheinung. So werden Riesenformen durch Polyploidie (bei Endomitosen) erklärbar *(Undritz)*. Die Häufung von vielkernigen Zellen ist beim Plasmozytom eindrucksvoll. Im Hinblick auf die Kernzahl von je 1000 Plasmozytom- bzw. Plasmazellen wurden Knochenmarkausstriche unserer Patienten aufgeschlüsselt *(Eckardt)*.

Anzahl der Kerne:	1	2	3	4	5	6
Plasmozytom	687	218	53	24	16	1
reaktive Markplasmozytose	910	82	7	1	–	–

Die Kerne sind meistens rund, gelegentlich mehrfach gelappt. Die Größe des Nukleolus wechselt; häufig sind große, runde, hellblaue Kernkörperchen. Zytoplasmafarbe und -struktur variieren erheblich. Phasenoptisch läßt sich in Plasmozytomzellen in dem grobstrukturierten Zellkern fast stets ein Nukleolus erfassen. Der

Abbildung 189
Sternalmark, *Pappenheim*-Färbung
Plasmozytom. Von den 3 Plasmozytomzellen der Abbildung ist eine vierkernig (oktoploid). Die Kerne dieser Zelle sind annähernd gleich groß. Das Zytoplasma ist nicht vollkommen homogen. Größere Vakuolen sind in den beiden Plasmozytomzellen im linken unteren Bildabschnitt festzustellen. Der Kern einer dieser Zellen enthält einen großen, hellen Nukleolus.

Abbildung 190
Sternalmark, *Pappenheim*-Färbung
Plasmozytom. Gruppe von Plasmozytomzellen, darunter eine polyploide Zelle im Zentrum. Die Zellen sind beim Ausstreichen teilweise lädiert worden. Der Ausstrichgrund zeigt Schlierenbildung.

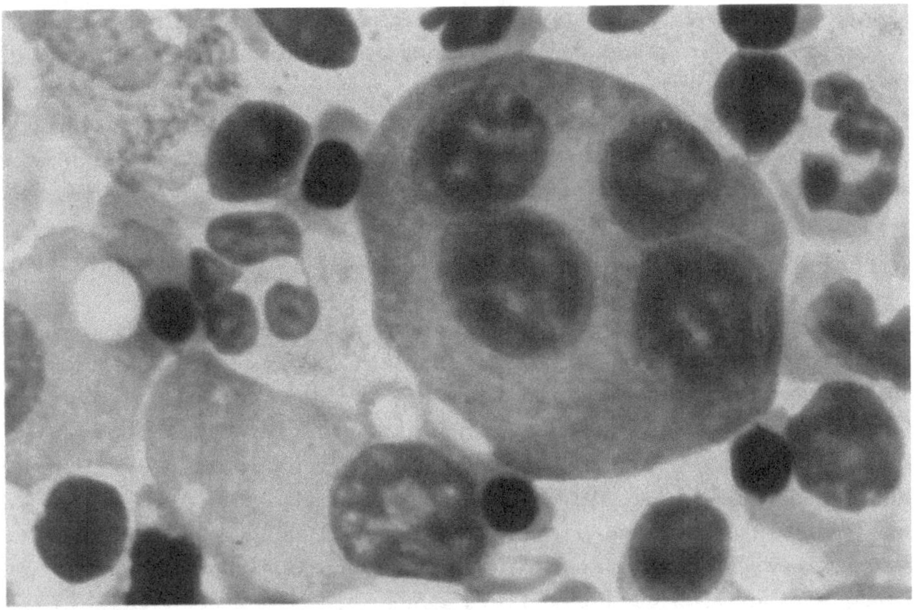
Abb. 189

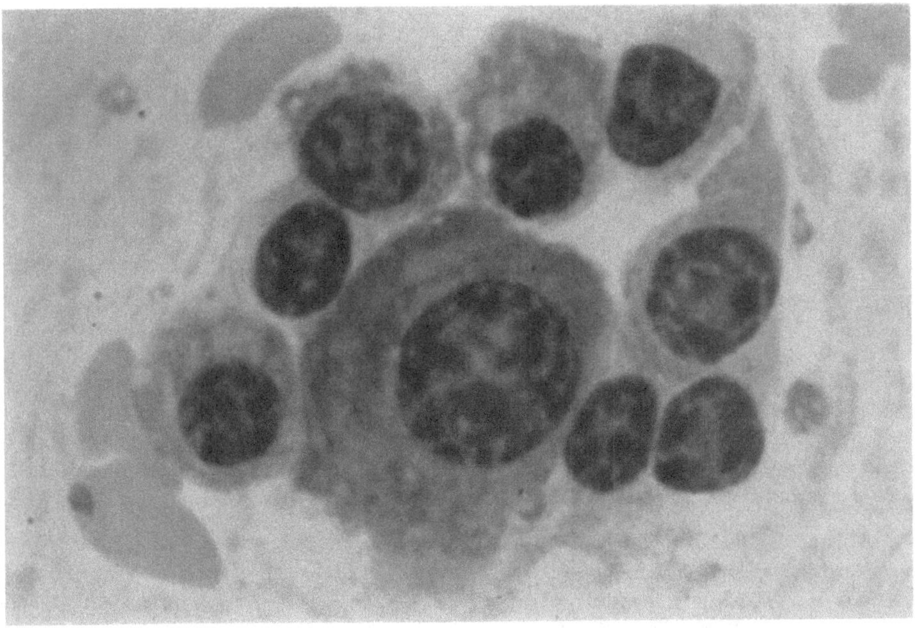
Abb. 190

perinukleäre Bezirk des Archoplasmas ist aufgehellt. In diesen Bereich ist das Zytozentrum zu projizieren. Kranzartig um das Archoplasma sind wie bei den Plasmazellen auch hier kugel- und stabförmige, sehr grobe Mitochondrien, einzelne glanzkornartige Gebilde (Lipochondrien) und Mikrosomen angeordnet. Gelegentlich ist ein randständiger Saum von hellen Vakuolen zu sehen, die nur teilweise optisch leer sind. Die verschiedenen Formen der Einschlußkörper (*Russell*sche Körper, Kristalle) wurden bereits erwähnt.

Immer wieder beeindruckt der Formenreichtum und der im Einzelfall verschieden ausgeprägte Entdifferenzierungsgrad der Plasmozytomzelle.

Nur selten sind aus dem zytologischen Bild Hinweise für das prognostische Verhalten, d. h. die Verlaufsform des Plasmozytoms, abzulesen. Immer wieder wurden auch Beziehungen zwischen dem elektrophoretisch-definierten Plasmozytomtyp und dem entsprechenden zytologischen Bild gesucht. Bekanntlich haben *Wuhrmann und Wunderly* Befunde mitgeteilt, nach denen sie vom γ- über das β- zum α-Plasmozytom eine zunehmende Unreife der Zellen festzustellen glaubten. Auch *Streicher und Sandkühler* teilen bestimmte elektrophoretisch nach Globulinfraktionen geordnete Plasmozytomtypen bestimmten zytologisch charakterisierten Plasmozytomzellformen zu. Andere Autoren konnten Beziehungen dieser Art nicht bestätigen (*Frank; Pende und Chiarioni; Stobbe*).

Abbildung 191

Iliakalmark, *Pappenheim*-Färbung

Plasmozytom. Plasmozytomzellen mit starker Kernlappung. In Bildmitte und am unteren Bildrand 2 Erythroblasten.

Abbildung 192

Sternalmark, *Pappenheim*-Färbung

Plasmozytom. Mehr als $^2/_3$ der Plasmozytomzellen dieses Falles weisen Doppel- bzw. Mehrkernigkeit auf. Dabei sind die Kerne einer Zelle oft von unterschiedlicher Größe. Kernkörperchen werden nicht sichtbar.

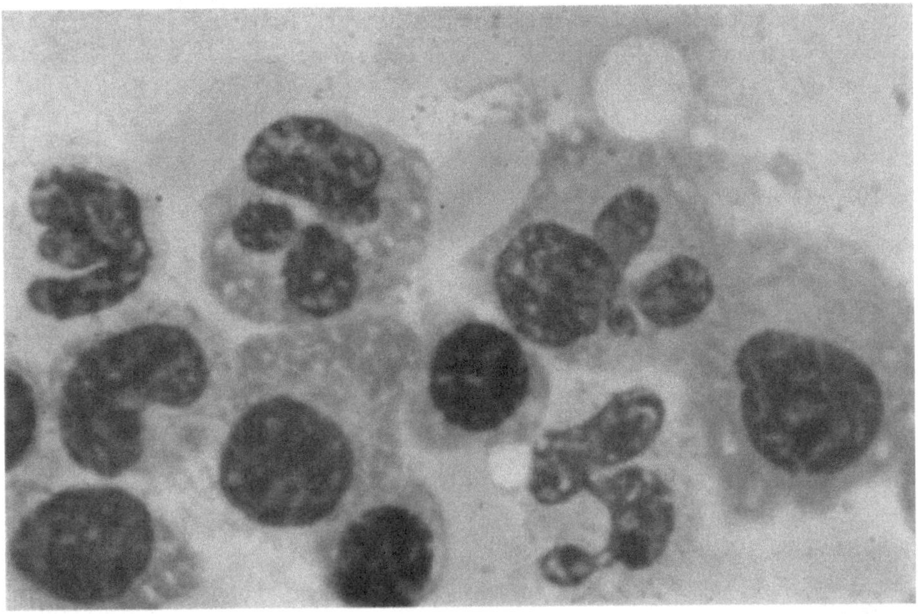

Abb. 191

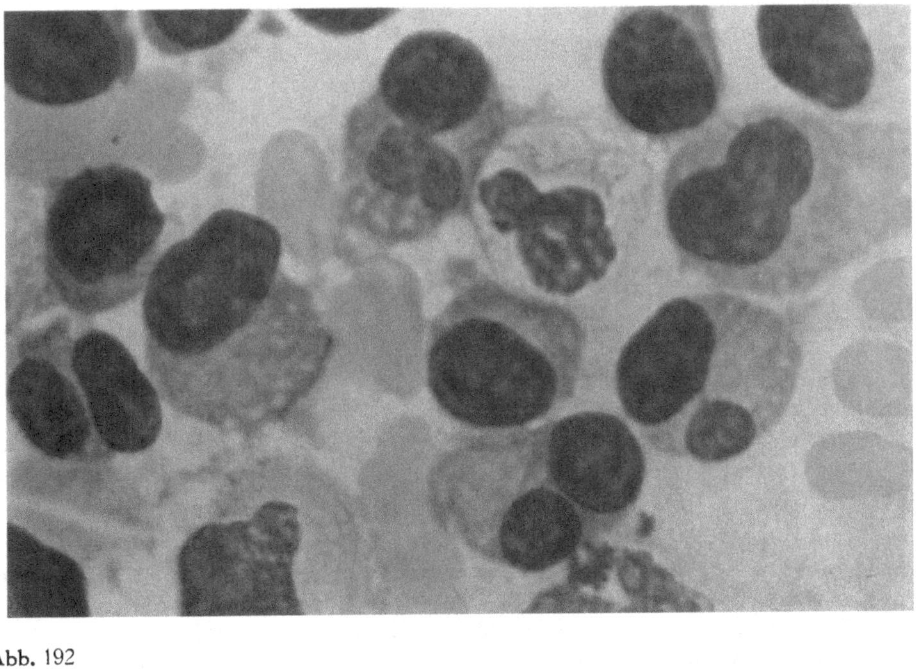

Abb. 192

Das folgende Schema soll nur Anhaltspunkte für die Abgrenzung reaktiver Markplasmozytosen und der Befunde beim Plasmozytom geben. Niemals hat *ein* morphologischer Gesichtspunkt allein Geltung.

Markbefunde

bei reaktiver Markplasmozytose	beim Plasmozytom
Markausstrich von normaler Zelldichte	Zelldichte wechselnd, oftmals zellärmer
Plasmozytose selten über 20 %	Plasmozytose meist über 20 %
Häufig begleitet von einem Anstieg der Retikulumzellen	Selten begleitet von einem Anstieg der Retikulumzellen
Plasmozytose im weiteren Verlauf selten ansteigend	Plasmozytose häufig ansteigend
Normale Plasmazellelemente, vorwiegend reife Zellen	Plasmozytomzellen (anaplastische Formen) – vorwiegend unreifer Zellcharakter
Zytoplasmavakuolisierung	Zytoplasmavakuolisierung zurücktretend
Mitochondrien mehr oder weniger vermehrt	Mitochondrien qualitativ und quantitativ erheblich verändert
Mitosestörungen am Kern selten	Häufig Mitosestörungen
Vielkernige Formen mit gleich großen Kernen bei gleichmäßiger Chromatinverdichtung	Vielkernige Formen mit ungleichen Kernen, Riesenformen, ungleichmäßige Chromatinverdichtung
Gruppiert in Nachbarschaft zu Retikulumzellen („Plasmazellnester")	Keine auffallenden Beziehungen zu Retikulumzellen
Im allgemeinen gleichmäßig über den Ausstrich verteilt	

Abbildung 193
Sternalmark, *Pappenheim*-Färbung
Plasmozytom. Starke Polymorphie der Zellen durch Polyploidie. Die beiden kleinen Kerne der dreikernigen Zelle entsprechen volumenmäßig dem dritten Kern.

Abbildung 194
Sternalmark, *Pappenheim*-Färbung
Plasmozytom. Neben kleinen Zellen mit dichten Kernen liegen größere mit lockerer Kernstruktur. Zytomorphologisch besteht in diesem Fall kein Unterschied zu normalen Plasmazellen.
Im vorliegenden Ausstrich sind die anderen Blutzellsysteme stark zurückgedrängt. Auch das Fettmark ist weitgehend reduziert. Schlierenbildung des Ausstrichgrundes.

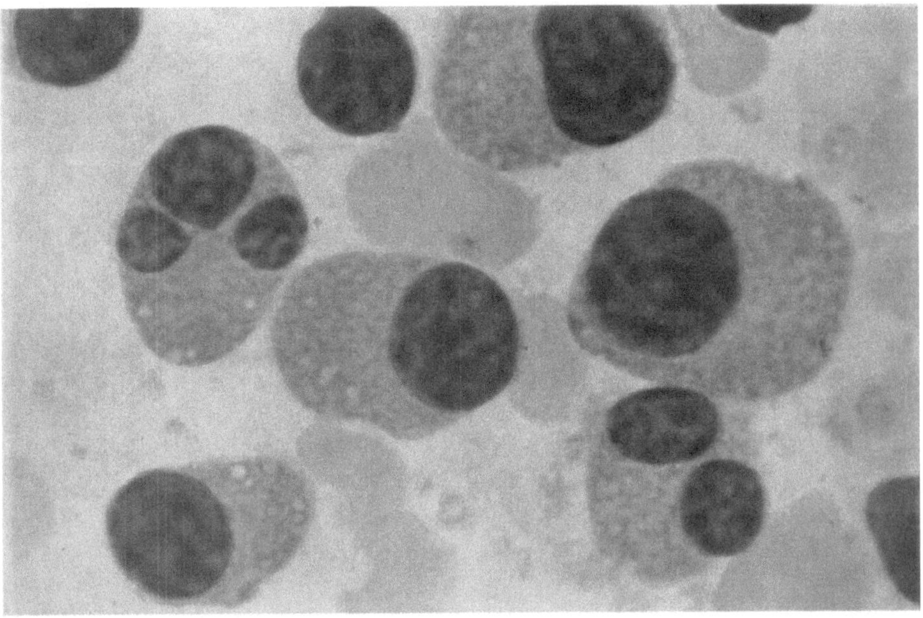

Abb. 193

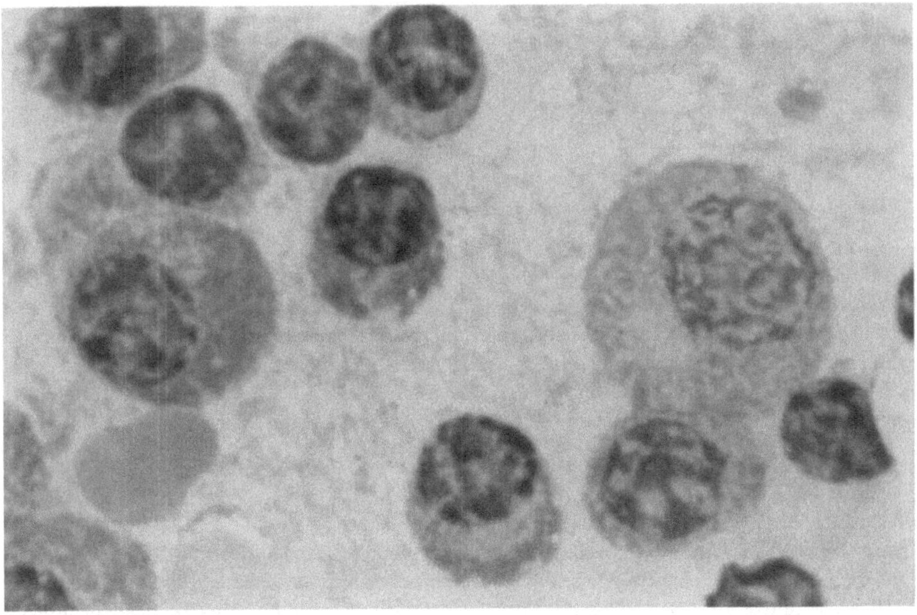

Abb. 194

Abbildung 195

Iliakalmark, Nativpräparat (Phasenkontrastoptik)

Plasmozytom. Der helle, lockere Kern dieser 3 Plasmozytomzellen zeigt Wabenstruktur. In den Kernen 1 bis 2 runde, phasenpositive Kernkörperchen. Die Kernmembran ist stellenweise kräftig. In dem hellen, perinukleären Bezirk des Archoplasmas liegen wolkige, homogene Verdichtungen. Um dieses Zytozentrum ist ein Kranz von tropfen- und fadenförmigen Mitochondrien, teilweise radiär angeordnet. In den Randgebieten einzelne glanzkornartige Gebilde von wechselnder Größe. „Geldrollenbildung" der Erythrozyten.

Abbildung 196

Sternalmark, Nativpräparat (Phasenkontrastoptik)

Plasmozytom. Die 3 Plasmozytomzellen besitzen sehr plumpe Mitochondrien. In den hellen Kernen stellen sich die großen phasenpositiven Kernkörperchen dar. Die Zelle rechts unten weist eine pathologische Mitose auf: Nach Ablauf ungleicher Teilungen hängen die dunklen, tropfenförmigen Kernkörperchen noch durch eine fadenförmige Brücke zusammen. Eine Teilung des Zytoplasmas erfolgte nicht.

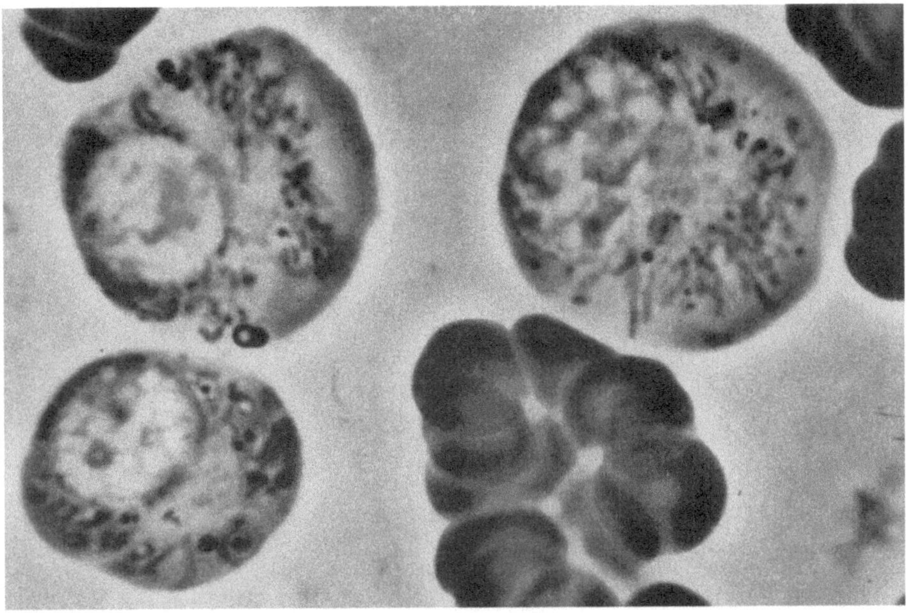

Abb. 195

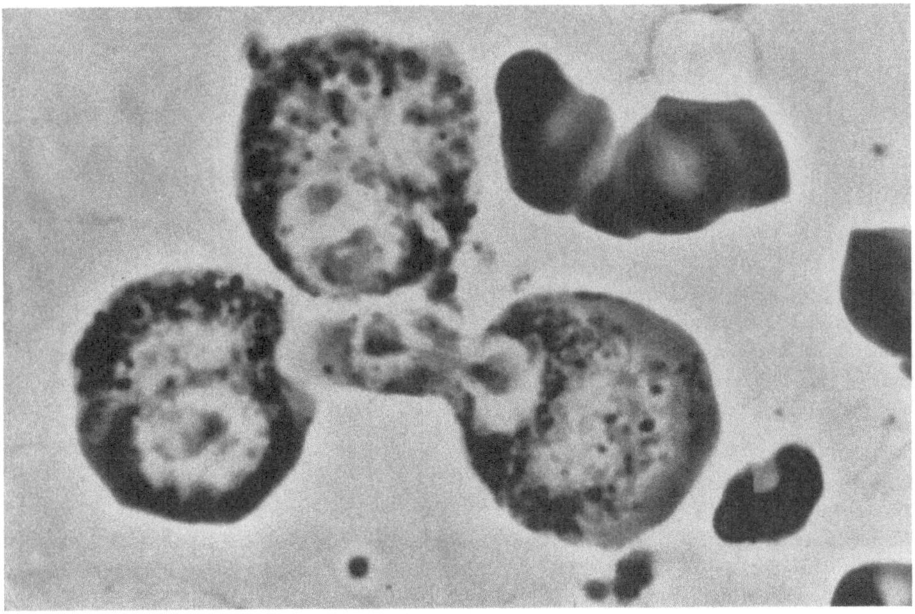

Abb. 196

Abbildung 197

Iliakalmark, Nativpräparat (Phasenkontrastoptik)

Plasmozytom. Die dargestellten Plasmozytomzellen besitzen neben den zahlreichen und sehr plumpen Mitochondrien in ihren Randgebieten mehrere glanzkornartige Gebilde. Von den phasennegativen Kernen heben sich die polymorphen, teils großen Kernkörperchen ab. Zytomorphologisch entsprechen die Zellen etwa den Plasmoblasten (siehe Abb. 177a).

Abbildung 198

Iliakalmark, Nativpräparat (Phasenkontrastoptik)

Plasmozytom

a) In den Randabschnitten dieser Plasmozytomzelle liegen zahlreiche, nur teilweise optisch leere (proteinhaltige?) Vakuolen. Diese Gebilde sind nicht als Zeichen einer Zellschädigung aufzufassen.

b) Oben: Doppelkernige Plasmozytomzelle. Das Zytozentrum ist wie auf dieser Abbildung bei doppelkernigen Zellen stets zwischen den Zellkernen gelegen. In den Randabschnitten wird die überwiegende Stabform der Mitochondrien deutlich.

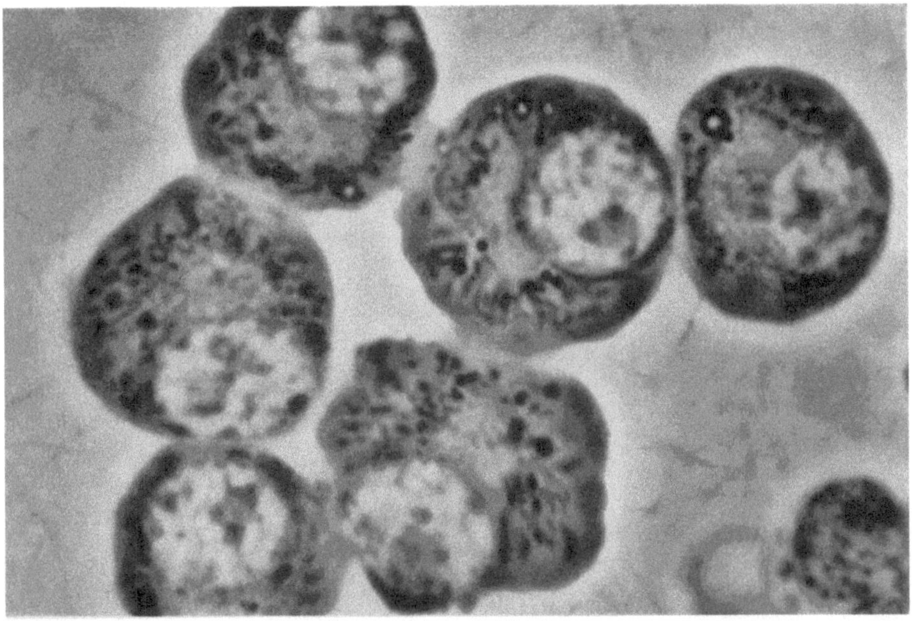

Abb. 197

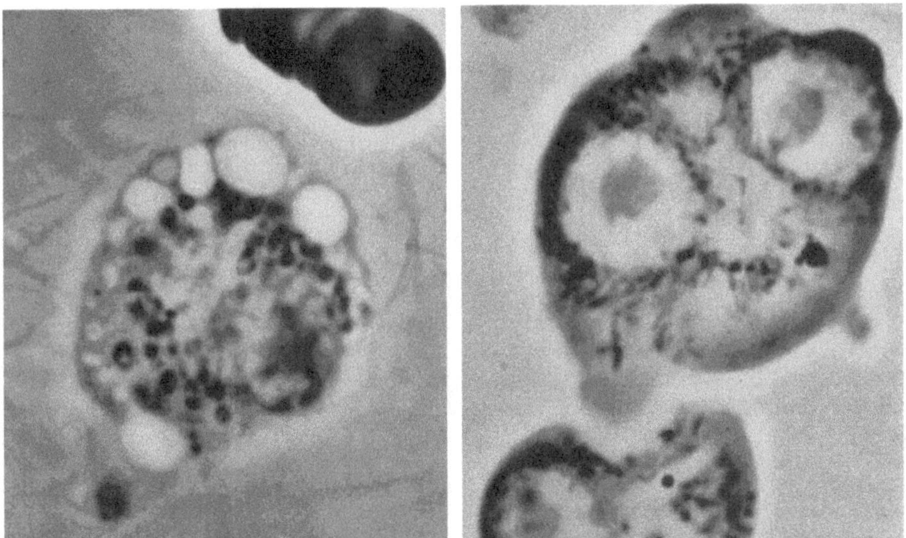

Abb. 198a, b

Abbildung 199

Sternalmark, *Pappenheim*-Färbung

Plasmozytom. In einer stark ausgebreiteten (beim Ausstreichen geschädigten) Plasmozytomzelle sehr unregelmäßige Chromosomanordnung während einer Mitose. Daneben weitere Plasmozytomzellen.

Abbildung 200a, b

Sternalmark, *Pappenheim*-Färbung

Plasmozytom

a) Mitose (Metaphase) einer Plasmozytomzelle.

b) Dichter, pyknotischer Kern mit zahlreichen Proteinkugeln (*Russell*-Körper). Bei diesem Fall wurden alle Übergangsformen von Abbildung 179a über Abbildung 179b zur vorliegenden „Traubenzelle" (grape-cell) beobachtet.

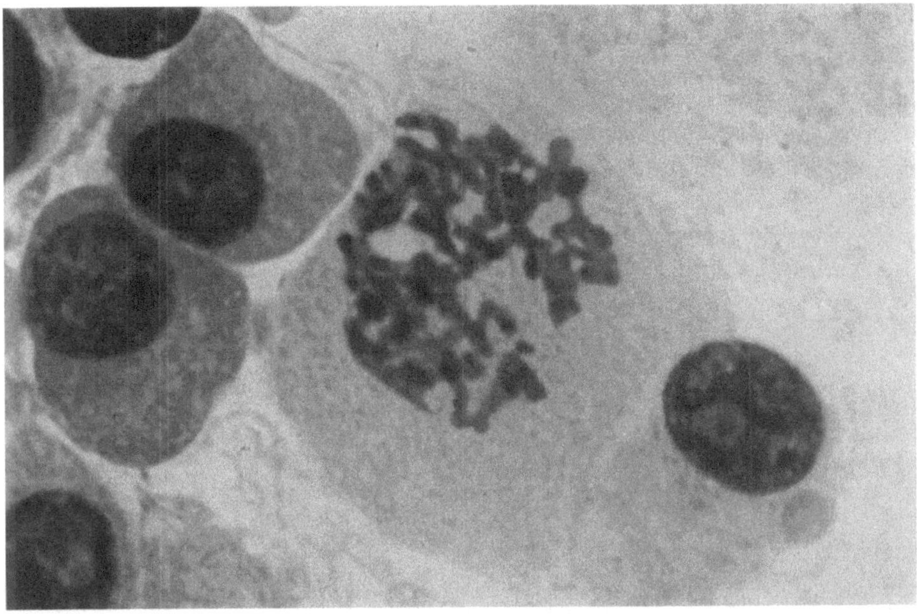

Abb. 199

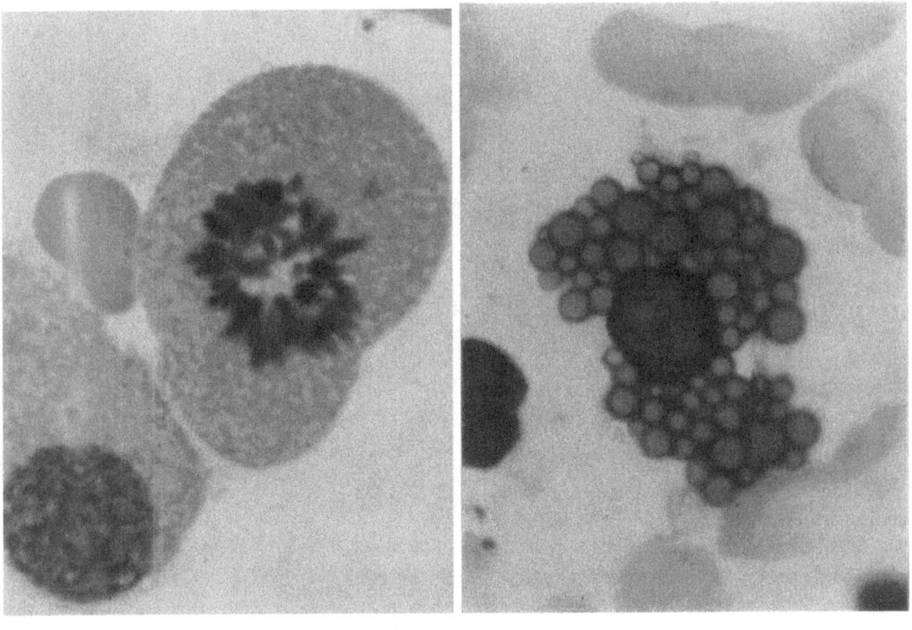

Abb. 200a, b

Abbildung 201

Sternalmark, *Pappenheim*-Färbung

Plasmozytom

Mehrere polymorphe Plasmozytomzellen, darunter eine Zelle mit 4 Kernen. Im rechten Bildteil extrazellulär zahlreiche *Russell*-Körper.

Abbildung 202

Punktionsmaterial aus Oberschenkelgeschwulst, *Pappenheim*-Färbung

Ewing-Sarkom (Durch histologische Untersuchung bestätigt).

Die großen, leicht lädierbaren Zellen enthalten einen runden oder ovalen Zellkern mit unregelmäßigen Chromatinstrukturen und einen großen hellblauen Nukleolus. Das Bild wurde aus differentialdiagnostischen Gründen in die Reihe der Plasmozytomzellen eingeschaltet.

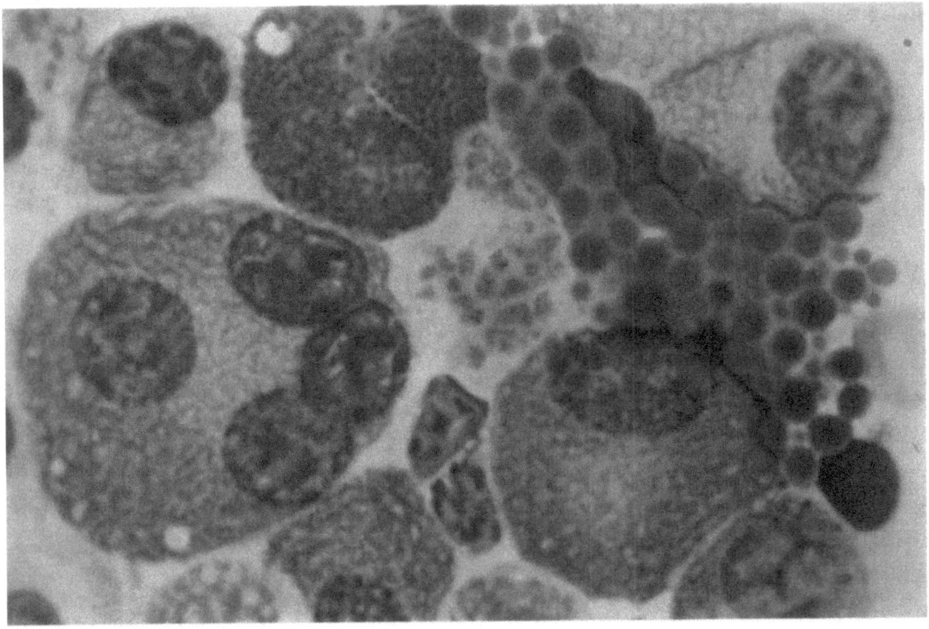

Abb. 201

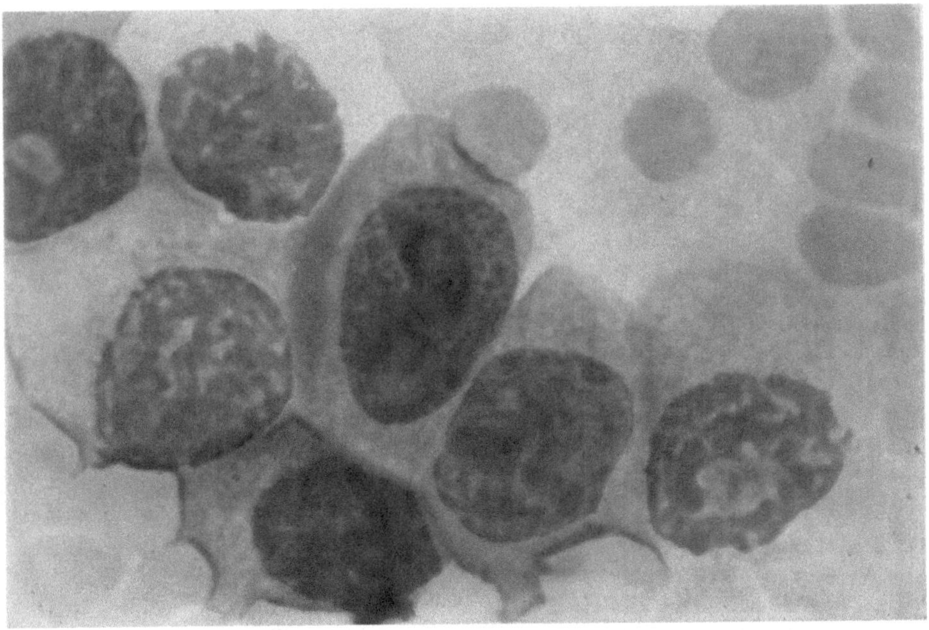

Abb. 202

Plasmazellen und Plasmozytomzellen im peripheren Blut (Abb. 204)

Die Knochenmarkplasmazelle ist keine obligate Zelle des peripheren Blutes. Bei lymphatischen Reaktionen (z. B. Rubeolae) werden Plasmazellen in das Blut ausgeschwemmt, die aus dem lymphatischen System stammen und deshalb auch als lymphatische Plasmazellen bezeichnet wurden. Meistens sind diese jedoch in die Gruppe der lymphozytären bzw. lymphoblastischen Reaktionsformen *(Klima)* einzureihen (siehe Lymphoidzellen).

Beim Plasmozytom gelingt der Nachweis von Plasmozytomzellen im peripheren Blutausstrich nicht allzuselten. Nicht nur in der terminalen Phase der Erkrankung werden diese Zellen in das Blut abgegeben, sondern schon Jahre vor dem Tode wurden Plasmozytomzellen neben der ebenfalls für die Hyperproteinämie charakteristischen Geldrollenbildung als wesentliche diagnostische Anhaltspunkte für das Plasmozytom gefunden. Der Nachweis dieser Zellen gelingt am ehesten in den Randgebieten des Blutausstriches. Bei 10 von 30 unserer Plasmozytomkranken wurde eine derartige Ausschwemmung von Plasmozytomzellen in einer Anzahl von 30 bis 3000/mm³ festgestellt. Am ehesten ist eine extramedulläre Ausbreitung bei diffuser Plasmozytomatose die Ursache. Die seltene Plasmozytomzell-Leukose ist lediglich eine besondere leukämische Ausbreitungsform des Plasmozytoms.

Abbildung 203

Sternalmark, *Pappenheim*-Färbung

Morbus Bechterew mit Markplasmozytose

Mehrere reife Plasmazellen, darunter 1 doppelkernige, mit grobscholligem Zellkern. Anordnung der Zellen um Sinusoidzelle. In diesem Markausstrich 20% Plasmazellen. Die Abbildung wurde aus differentialdiagnostischen Gründen in die Bildreihe von Markausstrichbefunden bei Plasmozytom gestellt.

Abbildung 204

Peripheres Blut, *Pappenheim*-Färbung

Plasmozytom

Plasmozytomzelle (am Rande eines Blutausstriches gelegen). Beachte die für eine Hyperproteinämie kennzeichnende sogenannte „Geldrollenbildung“ der Erythrozyten!

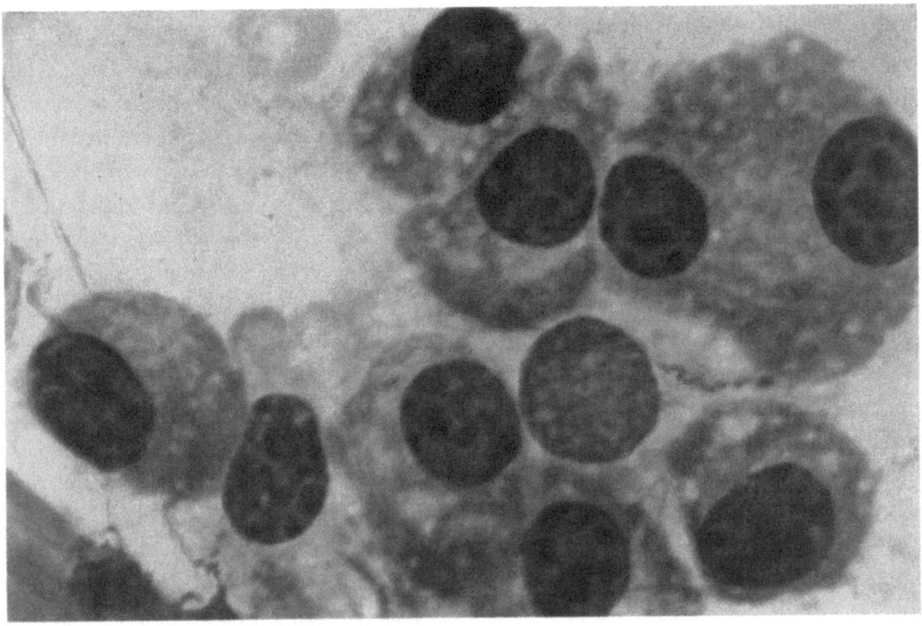

Abb. 203

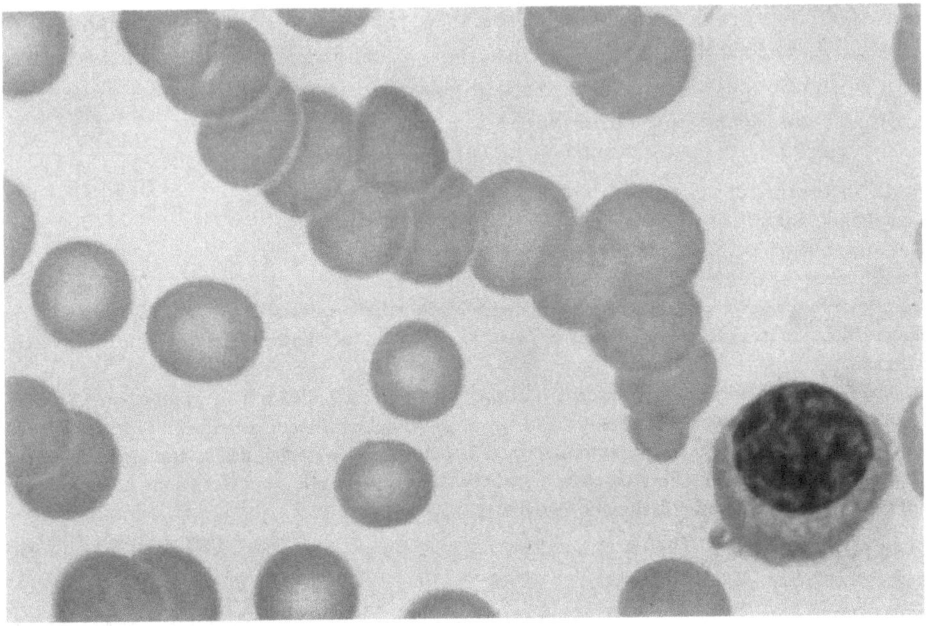

Abb. 204

Makroglobulinämie Waldenström (Abb. 205 und 206)

Als wesentlichste Symptome dieser Erkrankung gelten Vergrößerung von Leber, Milz und Lymphknoten, hämorrhagische Diathese, Anämie, hohe Blutsenkung, Hyperproteinämie und plasmozytom-ähnliches Elektrophorese-Diagramm vom γ- bis β-Globulintyp ohne umschriebene Skelettveränderungen, jedoch gelegentlich mit Osteoporose. Charakteristisch ist der Knochenmarkbefund. Nicht in jedem Fall liegt eine Spontangelierung des Serums bei Abkühlung, eine Kryoglobulinämie, vor.

Jeder Gesunde besitzt normalerweise einen Anteil von 3,7% des Gesamteiweißes in Form sogenannter Makroglobuline (Sedimentationskonstante 20 S) mit einem Molekulargewicht von 1 Million (übliche Globuline: 150000). Reaktive Vermehrungen dieses „schweren Eiweißes" werden bei Leberzirrhose, chronischer Lymphadenose und anderen Erkrankungen gesehen. Nur bei starker Vermehrung (über 10 rel.-%) kann bei Vorliegen der klinischen Symptomatik eine Makroglobulinämie *Waldenström* diagnostiziert werden.

Der zytomorphologische Befund, insbesondere des Knochenmarkausstriches, deckt eine starke Proliferation von Zellen auf, die den Lymphozyten und den Plasmazellen ähneln. Durch die leichte Lädierbarkeit dieser Zellen wird ihre Zuordnung zudem erschwert. So erklären sich unterschiedliche Auffassungen über den lymphozytären oder plasmozytären Charakter dieser Zellen. Zudem wechselt Richtung und Höhe der Zelldifferenzierung von Fall zu Fall und gelegentlich auch im Verlauf der Erkrankung. Da die Knochenmarkpunktion oft unbefriedigende Ergebnisse erzielt, wurde von *Haas* die Trepanationstechnik für diese Fälle empfohlen. Regelmäßig sind reichlich Gewebsbasophile im Markausstrich vorhanden, während Erythro-, Leuko- und Thrombopoese weitgehend zurückgedrängt sind, so daß damit aplastische Anämie, Leukopenie und Thrombopenie erklärt werden.

Abbildung 205

Sternalmark, *Pappenheim*-Färbung

Makroglobulinämie Waldenström

Der zellreiche Ausstrich enthält im wesentlichen 2 Zellformen:

1. Ausgereifte Plasmazellen, die jedoch auffallend leicht lädierbar sind. (Die Plasmazelle in der linken oberen Bildecke ist intakt, andere lassen sich nur noch an der Radspeichenstruktur ihrer Kerne erkennen.)

2. Neben diesen besonders am unteren und rechten Bildrand Zellen mit nur schmalem Zytoplasmasaum und lockerem, rundem bis ovalem Kern. Diese Zellen ähneln den Lymphozyten oder den Stromazellen. Die Abbildung demonstriert die Schwierigkeiten in der zytomorphologischen Einordnung der Zellen. Im Ausstrich reichlich Gewebsbasophile, von denen im Bildausschnitt einer mit stark verklumpter Granulation erfaßt ist.

Abbildung 206

Sternalmark, *Pappenheim*-Färbung

„Atypische" Makroglobulinämie. Im Ausstrich Zellen, die weitgehende Ähnlichkeit mit Plasmazellen aufweisen. Leichte Lädierbarkeit der Zellen beim Ausstreichen des Markes. Wenig Zellatypien der beschriebenen Zellen sichtbar. In anderen Abschnitten viele Gewebsbasophile.

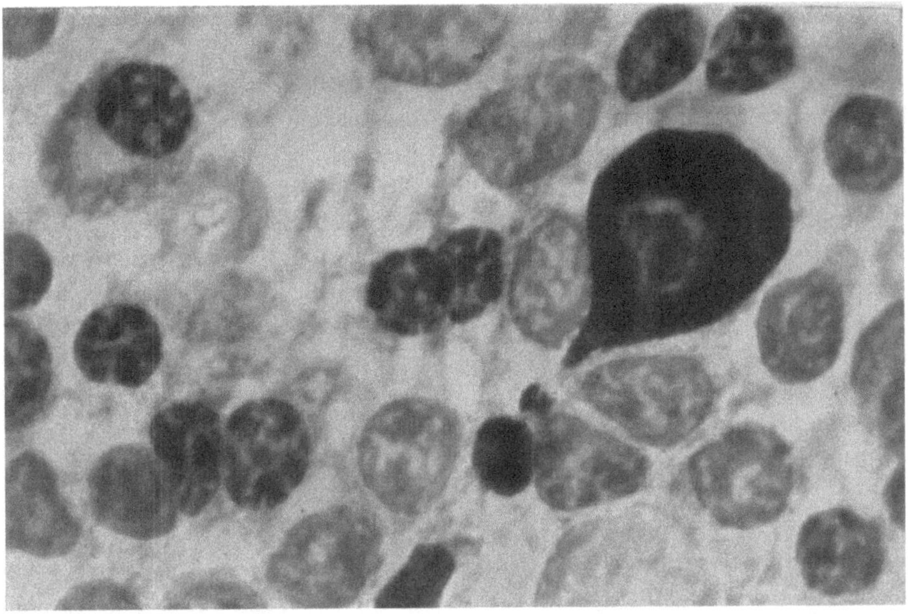

Abb. 205

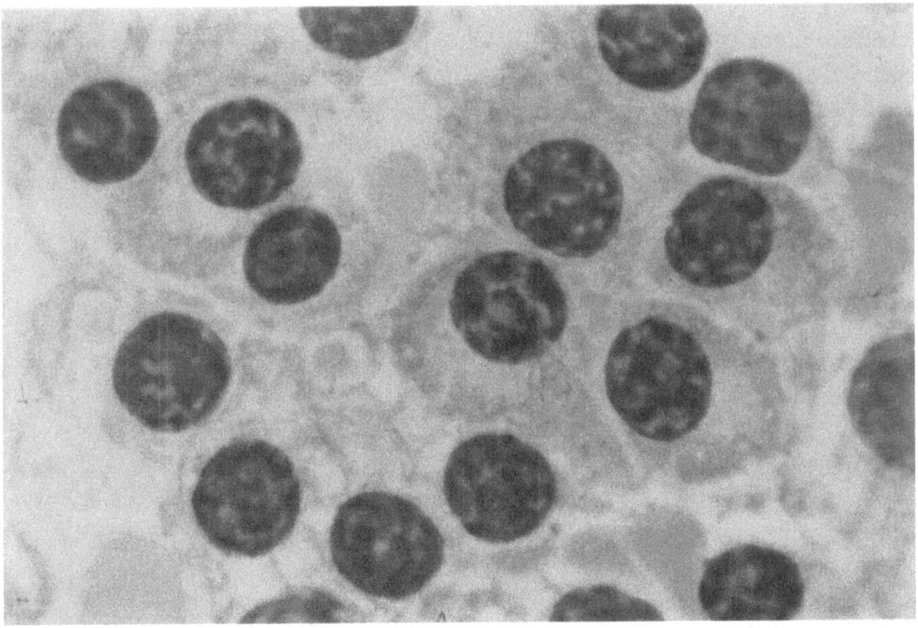

Abb. 206

Neben diesen Fällen gibt es solche, die klinisch durchaus einer Makroglobulinämie *Waldenström* entsprechen, die kennzeichnenden Makroglobuline im Ultrazentrifugendiagramm jedoch vermissen lassen. Diese seltenen Fälle enthalten im Serum ebenfalls eine pathologische Proteinfraktion, deren Moleküle größer und schwerer als die Masse der übrigen Serumproteine sind (Sedimentationskonstante zwischen 7 und 10 S). *Scholtan* faßte diese unter der Bezeichnung „atypische Makroglobuline" zusammen. Die plasmazellähnlichen Zellen herrschen im Ausstrich dieser Patienten vor, während eine rein plasmazelluläre Differenzierung bei der echten Makroglobulinämie *Waldenström* nicht die Regel ist. Diese Fälle stehen dem Plasmozytom sehr nahe. Gelegentlich wird bei dieser „atypischen" Makroglobulinämie eine Paraproteinurie (*Bence-Jones*-Protein) beobachtet. Eine sichere nosologische Einordnung derartiger „Retikulosen" stößt noch auf große Schwierigkeiten *(Jahnke, Kanzow und Scholtan; Haas, Hofmann und Teichmann; Kanzow)*.

II. Die Retikulumzellen

Das retikulo-histiozytäre System (RHS)

Metschnikoff hat erstmals auf „Makrophagen" hingewiesen, die grobe Partikel phagozytieren und verdauen. Mit der Methodik der Vitalfärbung ließ sich weiterhin zeigen, daß auch gelöste Substanzen von bestimmten Zellen aufgenommen werden. Nach parenteraler Verabfolgung saurer Farbstoffe (Lithiumkarmin, Trypanblau u. a.) werden diese in den betreffenden Zellen konzentriert und in Form von „Speichergranula" intrazellulär abgelagert. *Aschoff* und seine Mitarbeiter haben verschiedene Zellelemente vor allem in Leber, Milz, Lymphknoten und Knochenmark, die funktionelle Übereinstimmung bei derartigen Farbstoffspeicherversuchen zeigten und durch Gitterfaserbildung ausgezeichnet sind, zu einem System vereinigt. Weitere Hinweise waren gleichartiges, örtlich nur quantitativ wechselndes Verhalten bei Gallenfarbstoffbildung, beim Eisen-, Eiweiß- und Lipoidstoffwechsel, bei immunologischen und allergischen Vorgängen.

Abbildung 207
Sternalmark, *Pappenheim*-Färbung
In Bildmitte **2 Stromazellen,** deren Zytoplasma, wie oft, beim Ausstreichen abgestreift wurde. Typische „weidenkätzchenartige" Lagerung an Retikulinfasern. Beachte die Pigmentgranula!

Abbildung 208a–c
Sternalmark, *Pappenheim*-Färbung
Stromazellen mit ovalen, lockeren Zellkernen und meist unscharf begrenztem, granulafreiem Zytoplasma.

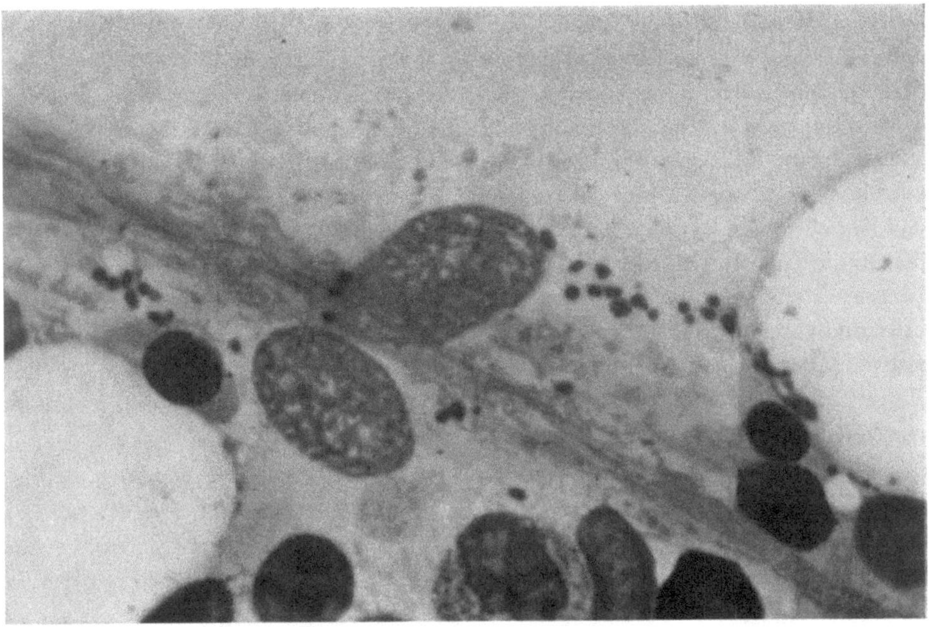

Abb. 207

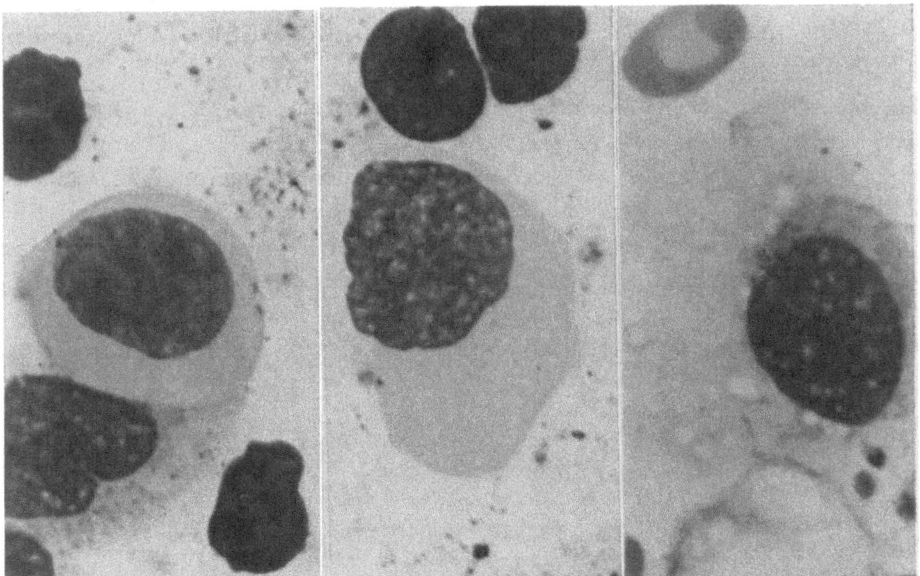

Abb. 208a–c

Die Endothelien der Blut- und Lymphgefäße des Knochenmarks, der Nebenniere und der Hypophyse sowie Fibrozyten und Histiozyten wurden von *Aschoff* in das retikuloendotheliale System einbezogen. Neuere Untersuchungen haben gezeigt, daß Endothelien nur bei übermäßigem Farbstoffangebot angefärbt werden. Es liegt dann jedoch eine Farbstoffimbibierung, keine Speicherung vor. *Fresen* hat deshalb nur die Retikulumzellen und Uferzellen der Sinusoide in Leber, Milz, Lymphknoten und Knochenmark mit dem gemeinsamen Strukturmerkmal des synzytial-retikulären Zusammenhanges der Zellen und des Vorhandenseins eines argyrophilen Retikulinfasernetzes zusammengefaßt. Aus der von *Fresen* bestätigten Existenz subendothelialer und adventitieller retikulärer Zellnester, auf die *Marchand* bereits aufmerksam machte („Perizyten"), ergaben sich bei gleicher Schutz- und Reinigungsfunktion dieser Zellen Beziehungen zu den mobilen, in der perivaskulären Indifferenzzone vorhandenen (und gebildeten ?) Histiozyten.

In diesem Sinne ist die Einführung des Begriffes „*Retikulo-histiozytäres System*" (RHS) und die von *Fresen* benutzte Bezeichnung „*Retotheliales System*" (RS) zu verstehen. Diese korrekten Bezeichnungen (an Stelle des RES) waren notwendig, weil eine klare histologische Unterscheidungsmöglichkeit zwischen dem echten, mit einer Basalmembran ausgestatteten Endothel und den synzytial-retikulär gebauten Sinusoiden funktionell und formal möglich ist. *Fresen* weist darauf hin, daß das fibrilläre Retikulum in Leber, Milz, Lymphknoten und Knochenmark einen übereinstimmenden Bau aufweist. Als zelliges Stroma des auch außerhalb der Lymphknoten vorkommenden lymphoretikulären Gewebes beherbergt es nach Art einer organoiden Symbiose die Lymphozyten und im Retikulum des Knochenmarks die myeloischen Blutzellen. In der Milz formt es das schwammartige Gefüge der blutführenden Pulpa.

Die besondere Form der Stoffaufnahme und -anreicherung, die *Speicherung*, wird nach einem Vorschlag von *Gérard und Cordier* auch als Athrozytose bezeichnet. Speicherungsvermögen ist notwendigerweise an eine Phagozytosefähigkeit der Zellen gebunden. Alle Retikulumzellen sind dementsprechend Phagozyten. Umgekehrt gilt dies jedoch nicht. So besitzen die Granulozyten, die Mikrophagen *Metschnikoffs*, keine Speicherungsfähigkeit für Kolloide. Nach *Jancsó* ist Speicherung als ein Mechanismus für die zelluläre Aufnahme und Anreicherung kolloidal verteilter Materie anzusehen. Im Abwehrsystem des Organismus gegen stoffliche und

Abbildung 209a, b
Sternalmark, *Pappenheim*-Färbung
Stromazellen, teilweise lädiert.

Abbildung 210
Sternalmark, *Pappenheim*-Färbung
Rechte Seite: **Sinusoidzelle.** Links: 2 Plasmazellen.

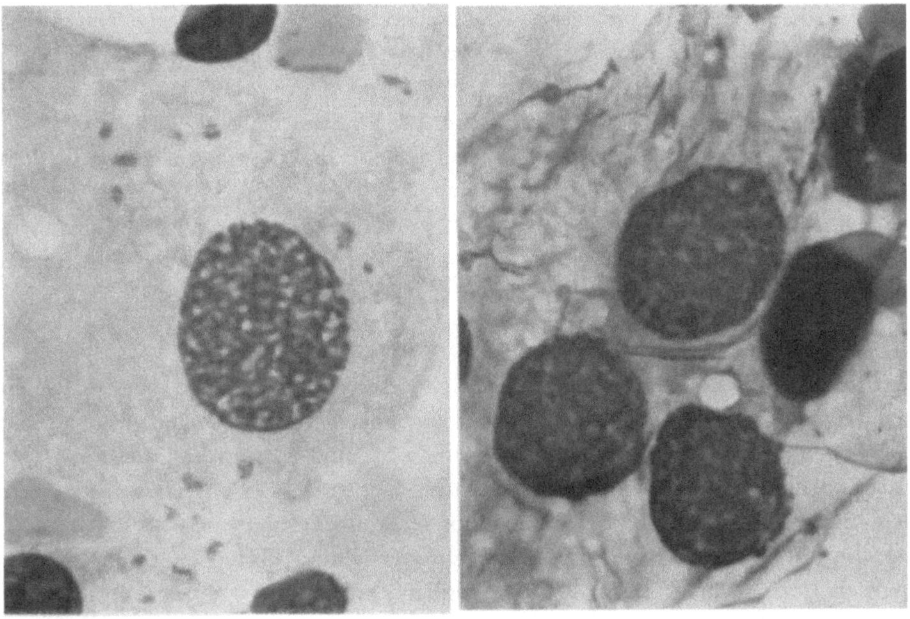

Abb. 209 a, b

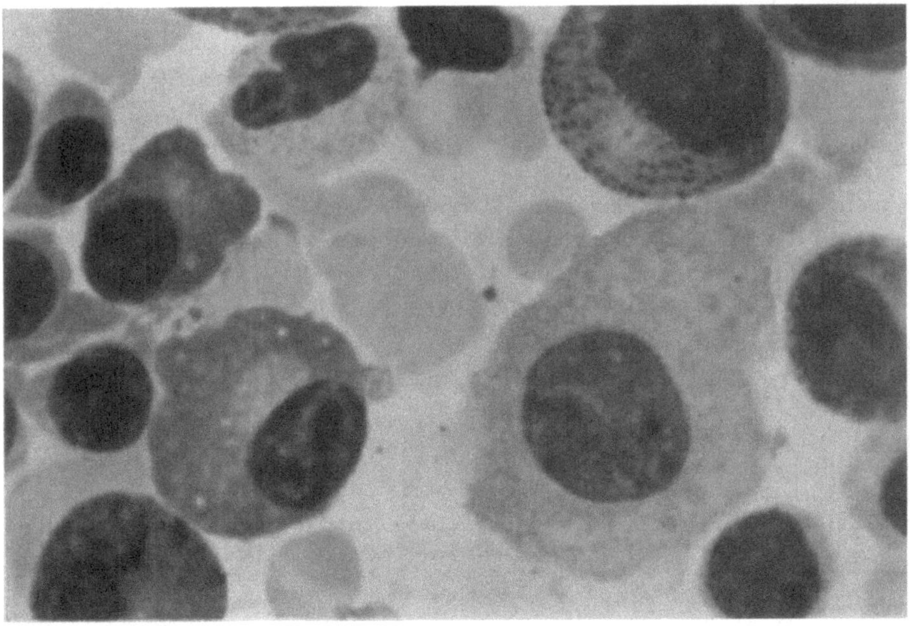

Abb. 210

bakterielle Einbrüche übernimmt das RHS neben den Granulozyten eine wesentliche Rolle: Die Umwandlung von grobem zu kleinmolekularem Fremdmaterial, ein Vorgang, der im Hinblick auf Antigen-Antikörpervorgänge wichtig ist. Die Lokalisation der Uferzellen ermöglicht besonders gut eine „Schutz- und Reinigungsaktion" für Blut und Lymphe *(Heilmeyer)*. Umfang und Stärke einer Speicherung werden wesentlich bestimmt durch die Quantität des Angebotes. Die schnellere und stärkere Speicherung der Uferzellen der Sinusoide, im Gegensatz zu anderen Retikulumzellen, erklärt sich im Tierexperiment aus der leichteren Zugänglichkeit des Fremdmaterials innerhalb der Blut- und Lymphbahnabschnitte *(Kettler)*.

Die Retikulumzellen des Knochenmarks

Es wurde bereits auf die histologische Eigenart hingewiesen, daß ein Synzytium von Retikulumzellen das eigentliche Knochenmarkstroma darstellt. *Undritz* hat diese Zellen deshalb als *Stromazellen* bezeichnet. Sie sind meistens im Markausstrichpräparat lädiert, da sie aus ihrem retikulären Gerüst herausgerissen wurden. Das reichliche Zytoplasma stellt sich bei panoptischer Anfärbung zart oxyphil dar. Die Zelle ist im Ausstrich häufig stark ausgebreitet, ihre Zellgrenzen sind fast stets unscharf. Oft ist nur noch der nackte, länglich ovale Zellkern anzutreffen, der bei *Pappenheim*-Färbung eine feinmaschige Struktur zeigt. Charakteristisch ist der Reichtum des Zytoplasmas an ausgebreiteten, argyrophilen Retikulinfasern, die innige Beziehungen zum Zellkern besitzen *(Heckner und Voth)*. Um den Kern liegen oft Pigmentkörnchen (siehe Abb. 207). Nach *Undritz* ist diese Stromazelle die einzige Retikulumzelle des Knochenmarks, da allein sie Retikulinfasern enthalte. Sie dürfte der „großen lymphoiden Retikulumzelle" *Rohrs* entsprechen.

Durch Einlagerung von Fett ist eine Umwandlung der Stromazelle in eine *Fettzelle* möglich. Dieser Vorgang ist rückläufig. Das Fettmark stellt damit eine große „innere Reserve" und ein Gewebe dar, in dem sich bei Bedarf blutbildendes Mark ausbreiten kann.

Ein weiterer Retikulumzelltyp ist die *Uferzelle der Knochenmarksinusoide (Siegmund)*. Sie entspricht der „phagozytierenden Retikulumzelle" *(Rohr)*, dem „regionären Monozyten der Blutkörperchennester" *(Undritz)*, dem Histiozyten beziehungsweise Histiomonozyten u. a. Diese *Sinusoidzelle* besitzt einen längsovalen, oft eiförmigen, gleichmäßig strukturierten Kern, der fast stets ein kleines Kernkörperchen enthält. Das Zytoplasma ist bei panoptischer Färbung meistens zart basophil getönt. Im Nativ-

Abbildung 211 a, b
Sternalmark, Nativpräparat (Phasenkontrastoptik)
Sinusoidzellen mit reichlich scholligem, phagozytiertem Material. Auf Abbildung 211b ist ein Erythrozyt phagozytiert, der rechts neben dem ovalen, eiförmigen, lockeren Kern liegt.

Abbildung 212
Sternalmark, Nativpräparat (Phasenkontrastoptik)
Sinusoidzelle.

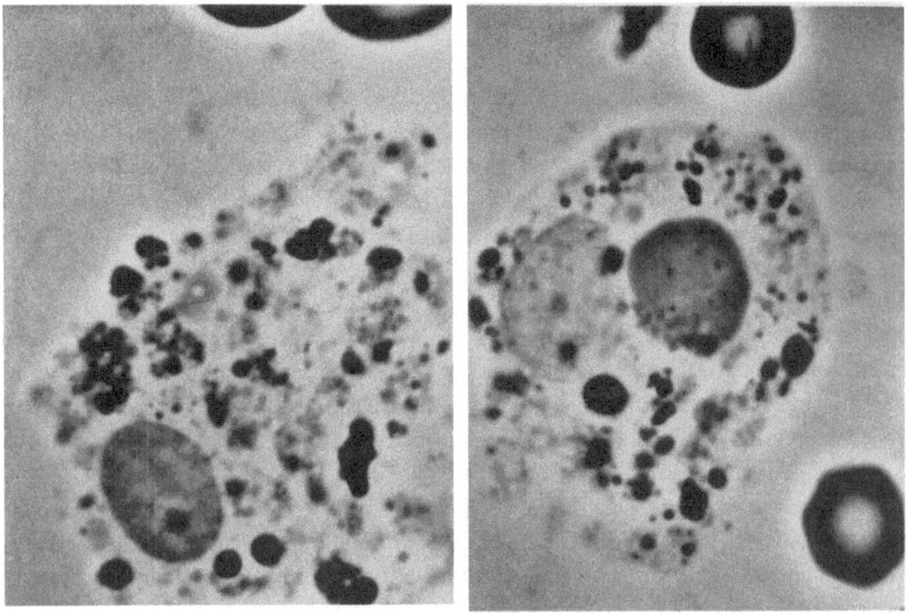

Abb. 211 a, b

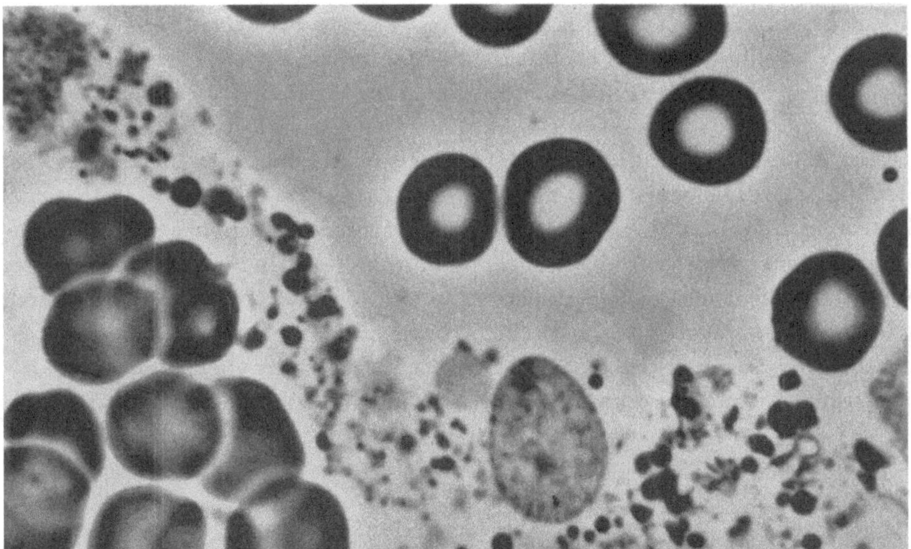

Abb. 212

präparat läßt sich bei phasenoptischer Betrachtung eine intensive Zytoplasmabewegung, auch Fortbewegung mit eifriger Phagozytose erkennen. Im Zytoplasma sind die verschiedensten aufgenommenen Partikel nachweisbar. Die Zelle wird einzeln oder in Gruppen angetroffen. Nach *Heckner und Voth* enthalten diese Gruppen zahlreiche feinste argyrophile Fasern, die nur bei gewaltsam aus dem Verband gerissenen Einzelzellen nicht immer nachweisbar sind. Diese Uferzellen der Sinusoide lösen sich unter besonderen Umständen unter Gitterfaseraufbruch und können dann als „Monomakrophagen" in das periphere Blut ausgeschwemmt werden (siehe Abb. 149 und 150).

Die Zuordnung der *Plasmazelle* zum RHS ist noch umstritten. Eine vermehrte Gitterfaserbildung bei plasmazellulären Reaktionen nimmt offenbar von den im engsten Kontakt mit den Plasmazellen vorliegenden Sinusoidzellen ihren Ausgang. Die Entwicklung der Plasmazellen über „transitional-cells" spricht für eine direkte histiozytäre Abstammung.

Die *Gewebsbasophilen* wurden von *Rohr*, *Bremy* und auch von *Kabelitz* in die Gruppe der Retikulumzellelemente des Knochenmarks eingereiht, obwohl eine Gitterfaserbildung nicht deutlich wird. Dem Retikulum können sie nur unter dem erweiterten Begriff des RHS als eine histiozytäre Komponente zugerechnet werden.

Die Retikulosen

Der Begriff „Retikulose" wird heute nicht mehr allein wie ursprünglich auf *eine* Krankheitsgruppe irreversibler, autonom-neoplastischer Proliferationen von Retikulumzellen begrenzt angewandt, sondern hat sich zu einem allgemein-pathologischen Begriff für alle die Erkrankungen ausgeweitet, bei denen Retikulumzellen wesentlich beteiligt sind. Zur nosologischen Einordnung der einzelnen Krankheitsbilder stehen verschiedene Einteilungsprinzipien zur Verfügung, die nach klinischen, ätiologischen oder anatomischen Gesichtspunkten entwickelt wurden. Nach *Fresen* erlauben nur pathogenetische Grundsätze eine sinnvolle Bestimmung des retothelialen Prozesses. Die wichtigsten morphologischen Äußerungen des RHS sind entzündlich, metabolisch oder neoplastisch bedingt. Sie spielen sich lokal oder generalisiert ab. Demnach setzt sich eine Einteilung in reaktiv-entzündliche, granulomatöse, speichernde und neoplastische Retikulosen durch, wobei das Gebiet der Retikulosen, nach einem Ausspruch von *Rohr*, einem Irrgarten gleicht, weil reaktive, hyperplastische und neoplastische Retikulosen nicht immer scharf abgrenzbar sind. *Stein* hat sich mit ihrem umstrittenen Wesen auseinandergesetzt und auf die Schwierig-

Abbildung 213
Iliakalmark, *Pappenheim*-Färbung
Oben: **Sinusoidzelle.**
Unten: Plasmazelle.

Abbildung 214
Sternalmark, *Pappenheim*-Färbung
Sinusoidzelle, Athrozytose.

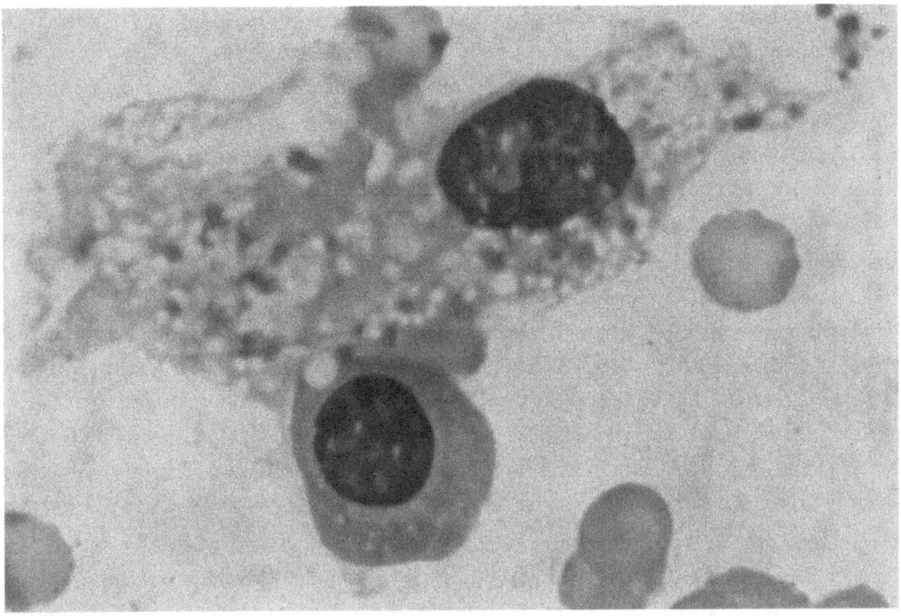

Abb. 213

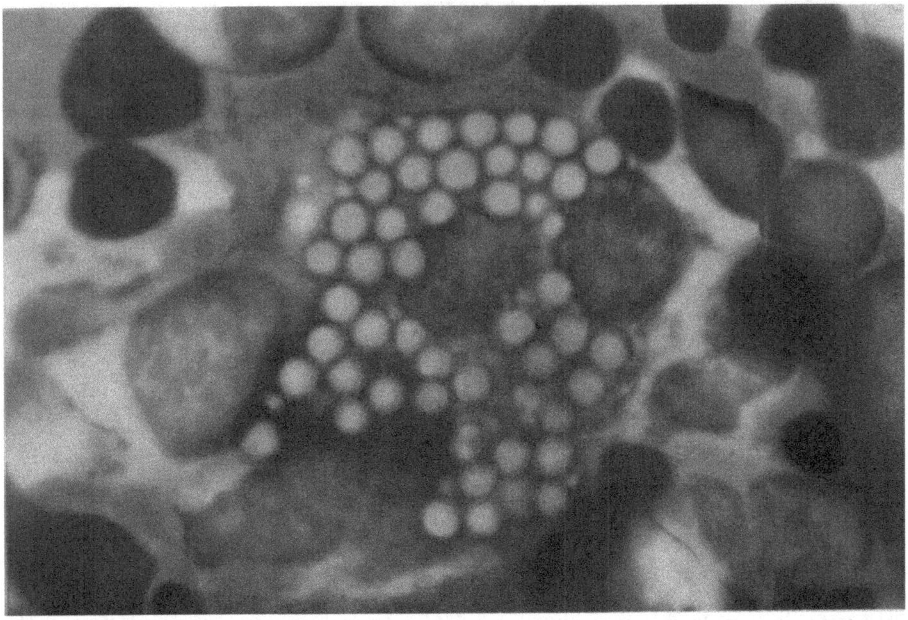

Abb. 214

keiten der Diagnose einer Retikulose hingewiesen: Es ist oder kann das Wesen eines derartigen Zellensystems sein, meint *Stein*, systematisch, d. h. an vielen Orten zugleich zu reagieren, so daß bei simultanen Proliferationen eine Bösartigkeit im Sinne einer Metastasierung vorgetäuscht und nicht sicher von einer regulativ bedingten Systematisierung unterschieden werden kann. Zudem ist oft durch die Eigenart der Retikulumzellen bei Vorliegen einer zellulären „Unreife" keine sichere Diagnose möglich.

Eine Reihe von proliferativen Prozessen ist jedoch eindeutig als reaktiv und reversibel, damit sinnvoll als kompensatorisch, regeneratorisch oder anpassungsbedingte Wucherung aufzufassen. Ein anderer Teil gehört zu den neoplastischen Wucherungen vom Typ des Retothelsarkoms. Zwischen diese Extreme stellt *Stein* die „automatisierte Hyperplasie", die ursprünglich vielleicht aus reversiblen, reaktiven Zellvermehrungen hervorgeht. Diese drei Formen haben gegeneinander unscharfe Grenzen. Die Gruppe der eigentlichen sicheren malignen Tumoren des RHS soll hier nicht näher erörtert werden.

Als Beispiel einer reversiblen, retikulären Proliferation wird das Bild der produktiven tuberkulösen Entzündung, der miliaren Tuberkel gelten können. In diesen Granulomen ist durch Versilberung ein Netz argyrophiler Gitterfasern nachweisbar. Im Knochenmark sind solche Wucherungen bei ätiologisch unterschiedlichen Entzündungen bekannt geworden; so bei Tuberkulose, der *Boeck*schen Erkrankung, Morbus *Bang*, Kala-Azar und verschiedenen Virusinfekten, wie Mononucleosis infectiosa, Herpes zoster und Hepatitis epidemica *(Rohr, Stahel, Dreßler und Sundberg, Schleicher)*. Die Zellen des Tuberkels haben die Fähigkeit, Tuberkelbazillen zu phagozytieren. Tierexperimentell läßt sich ihre Tendenz zur Farbstoffspeicherung nachweisen. Diese funktionell und formal sich als Elemente des RHS ausweisenden Zellen werden beim Tuberkel als *Epitheloidzellen* bezeichnet. Die Entstehung von *Langhans*schen Riesenzellen im Tuberkel wird durch Polyploidie oder synzytiale Vereinigung von Epitheloidzellen erklärt.

Abbildung 215a, b
Sternalmark, *Pappenheim*-Färbung
Fettzellen.

Abbildung 216
Sternalmark, *Pappenheim*-Färbung
Miliartuberkulose. Im Bildausschnitt mehrere **Epitheloidzellen.** (Die histologische Untersuchung im Anschluß an die Sektion dieses Falles bestätigte die Diagnose.)

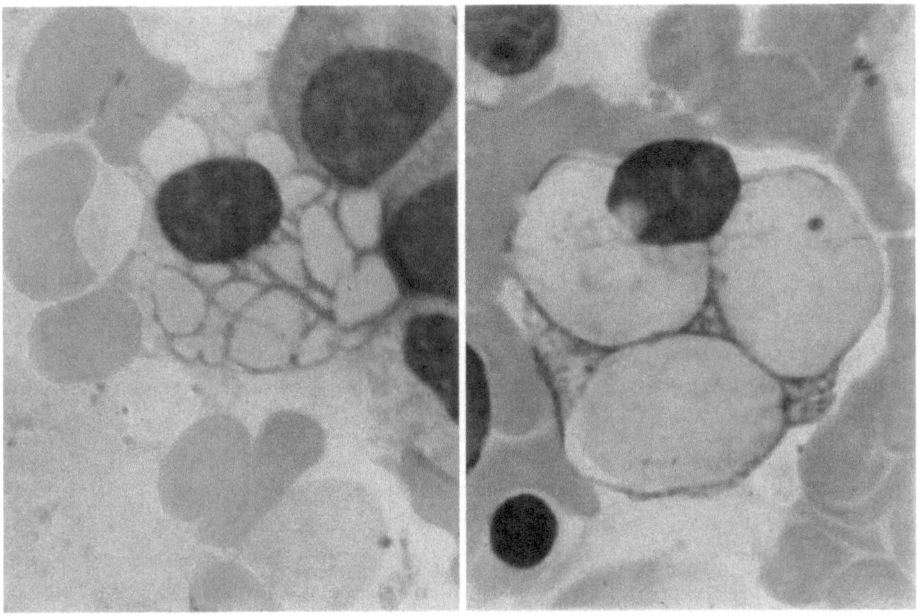

Abb. 215a, b

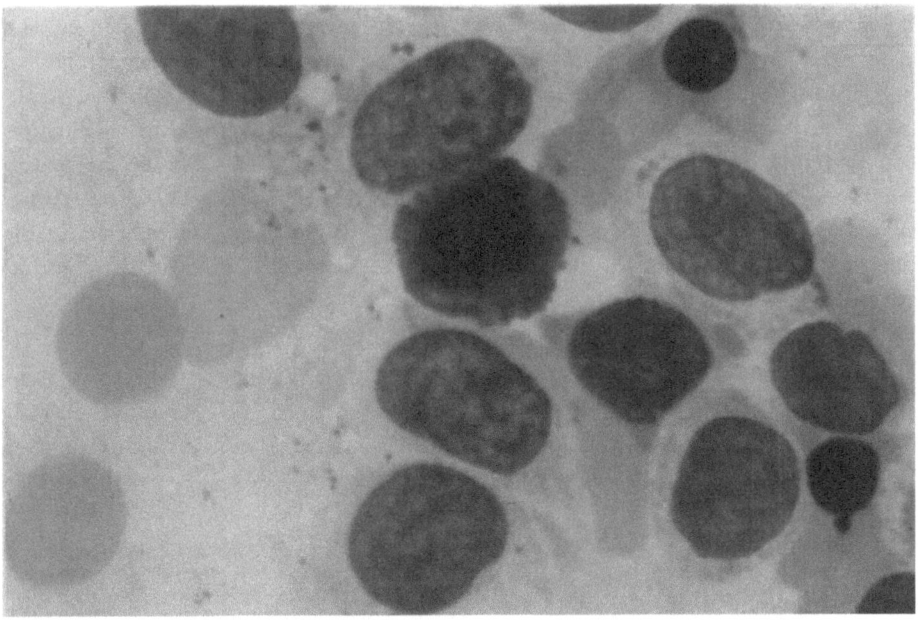

Abb. 216

Der *Morbus Gaucher* ist als Prototyp einer Speicherretikulose zu erwähnen.
Eine *mastozytäre Retikulose*, die bereits als Hyperplasie im oben erwähnten Sinne zu werten ist, stellt die Mastozytose bei Urticaria pigmentosa dar. Sie ist eine wichtige Brücke zu den Osteomyeloretikulosen.
Die zytologischen Befunde *histioplasmozytärer, paraproteinämischer Retikulosen* sind im Anschluß an das Plasmozytom besprochen.

Die Gewebsbasophilen (Abb. 186, 205, 217 und 218)

Ehrlich nannte diese Zellen mit der reichlichen, mit basophilen Farbstoffen anfärbbaren Granulation „Mastzellen", weil er die Vorstellung einer Speicherung von Stoffen in diesen Zellen hatte. Es ist kennzeichnend für die Gewebsbasophilen, daß sie sich nach Toluidinblau metachromatisch, d. h. unter Farbumschlag zum langwelligen Bereich hin färben. *Holmgren und Wilander* bemerkten als erste die positive Korrelation zwischen dem Heparingehalt und der Zahl der Gewebsmastzellen in verschiedenen Geweben. Die bei der Reifung zunehmende Metachromasie ist durch steigende Sulfurierung des Heparins bedingt, die auch zu einer Zunahme der gerinnungshemmenden Aktivität führt *(Jorpes, Odeblad und Bergström)*. Demnach stellen die meist adventitiell gelegenen Gewebsbasophilen wahrscheinlich als einzellige Drüsen die Bildungsstätte des Heparins dar. Auch der vermehrte Gehalt dieser Zellen an Histamin ist festgestellt, das vom Heparin gebunden wird.
Die Größe des Gewebsbasophilen entspricht etwa der eines Promyelozyten. Während die jüngeren Zellen wenig Granulation besitzen, ist die der reifen Zellen sehr dicht. Wechselnd ist auch die Granulagröße und deren Farbintensität. Die Zellen sind stets peroxydase-positiv. Einige wenige gröbere phasenpositive Granula lösen sich nach Anfärbung und stellen dann Vakuolen dar, die den Kern kranzartig umgeben. Die Kerne sind klein, rund und dicht oder auch größer, ovaler und feinnetzig strukturiert. Sie scheinen durch die mehr oder weniger dichte Zytoplasmagranulation deutlich hindurch. Phasenoptisch finden sich meist mehrere, gröbere Chromatinverdichtungen in dem sonst hellen, strukturlosen Kern. *Kabelitz* ist der Meinung, daß sich die Zellen aus ungranulierten Vorstufen entwickeln. *Rohr* reiht sie in die Zellen des Markretikulums ein. Bei entsprechender Ausstrichtechnik (siehe Methodik) fehlen die Gewebsbasophilen in keinem normalen Knochenmark.

Abbildung 217a–c
Sternalmark, *Pappenheim*-Färbung
Gewebsbasophile. Die sehr dichte Granulation verdeckt fast vollkommen den runden Zellkern. Die 10 gleich großen Vakuolen, die perlenkettenartig um den Kern (Abb. 217a) angeordneten Vakuolen, entsprechen den dunklen, phasenpositiven Granula (Abb. 218a), die durch Fixierung herausgelöst werden.

Abbildung 218a–d
Sternalmark, Nativpräparat (Phasenkontrastoptik)
Gewebsbasophile
Die unterschiedliche Größe und Dichte der Granulation wird im phasenoptischen Bild deutlich. In den hellen Kernen unregelmäßige phasenpositive Verdichtungen durch Kernkörperchen.

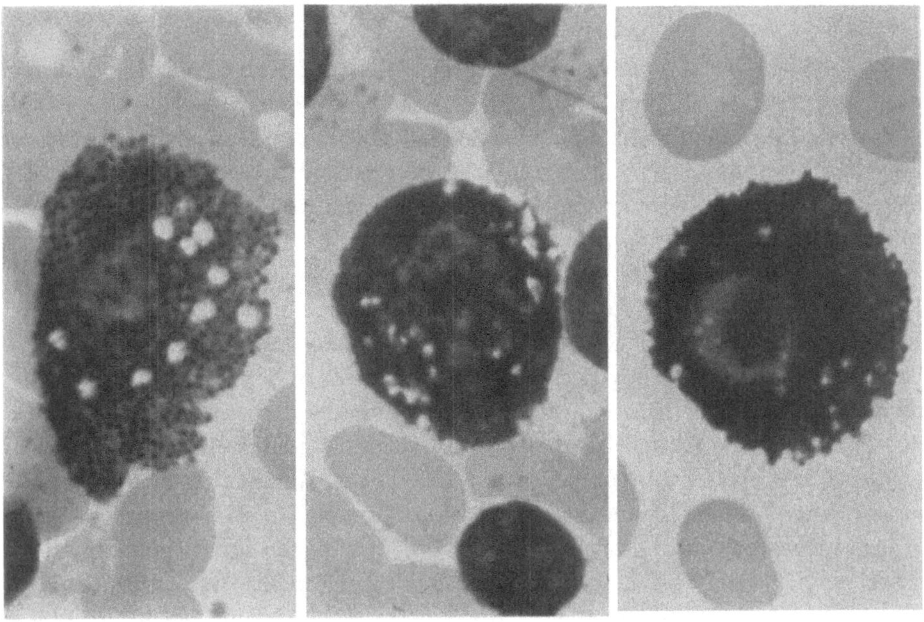

Abb. 217a–c

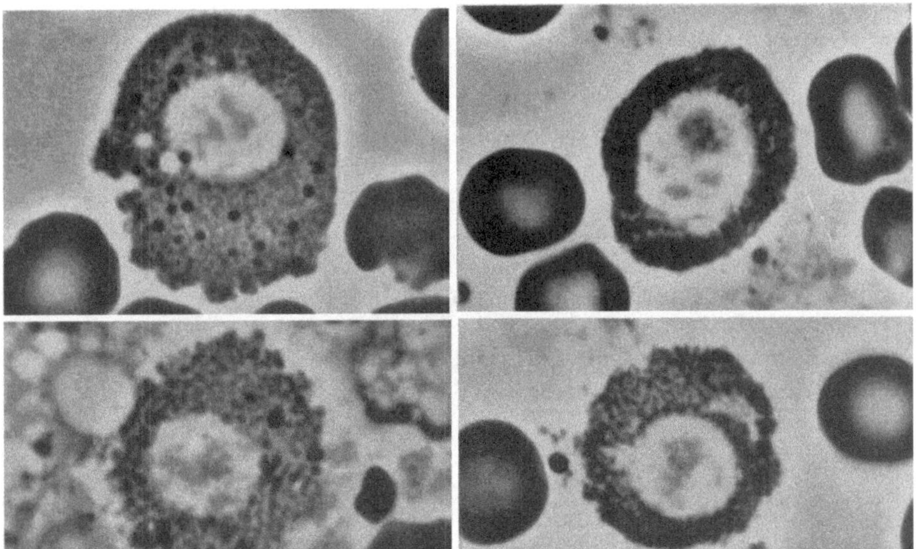

Abb. 218a–d

Die Mastozytose (Abb. 219 und 220)

Die *symptomatische Vermehrung der Gewebsbasophilen* im Knochenmark wurde eingehend von *Bremy* studiert. Nach seiner Ansicht weisen derartige Vermehrungen auf chronisch-entzündliche Veränderungen im RHS hin und kennzeichnen bestimmte Formen schwerer Markschädigung. Gehäuft werden Gewebsbasophile bei aplastischer aregeneratorischer Anämie, Panmyelophthise, Leukosen, Plasmozytom, bei der Makroglobulinämie *Waldenström* u. a. gefunden.

Eine *genuine, generalisierte Hyperplasie der Gewebsbasophilen* (Mastozytose) liegt bei der Urticaria pigmentosa vor, die mit Lymphknoten-, Leber- und Milzschwellung sowie Skelettveränderungen im Sinne herdförmiger Osteosklerosen neben den bisher bekannten Hautveränderungen einhergeht. Besonders an den inneren Organen und im Bereich des Knochenmarks ist in der Umgebung der diffusen oder herdförmigen Ansammlung von Gewebsbasophilen eine starke Bindegewebsvermehrung vorhanden (mastozytoide Osteomyeloretikulose). Die urtikariellen Symptome bei der Erkrankung werden auf die Freisetzung von Histamin aus den vermehrten Mastzellen bezogen, wie auch gastroenteritische Erscheinungen durch erhöhte Histaminfreisetzung erklärt werden. Andere Erscheinungen bei der Mastozytose sind die durch eine Hyperheparinämie gekennzeichneten Rückwirkungen auf die Blutgerinnung. Den Gewebsbasophilen wird heute eine wesentliche Funktion bei der Bildung von Faserproteinen zugesprochen *(Schallock, Lennert)*. *Remy* stellt im folgenden Schema die Mastozytose in die Nachbarschaft wesensmäßig ähnlicher Erkrankungen, insbesondere in die Nähe der Osteomyeloretikulose *(Rohr)*.

Zelltyp:	Mastzellen	Polykaryozyten	Plasmazellen	Lymphoide Retikulumzellen
Krankheit:	Mastozytose	Osteomyeloretikulose	Plasmozytom	Waldenströmsche Krankheit
Stoffwechselveränderungen:	Hyperheparinämie Hyperhistaminämie		Paraproteinose	Makroglobulinämie

Zellhyperplasie mit Lymphadenopathie bzw. Hepatosplenomegalie

Skelettveränderungen mit Herdbildungen oder diffuser Osteosklerose

Ausschwemmungen von Gewebsbasophilen in das periphere Blut oder eine Vermehrung der Blutbasophilen werden bei der Mastozytose nicht gesehen.

Abbildung 219 und 220

Sternalmark, *Pappenheim*-Färbung

Mastozytose

Im teilweise weit ausgebreiteten Zytoplasma dieser Zellen zahlreiche kugelige, wechselnd große und sehr unterschiedlich anfärbbare (stets metachromatische!) Körnchen.

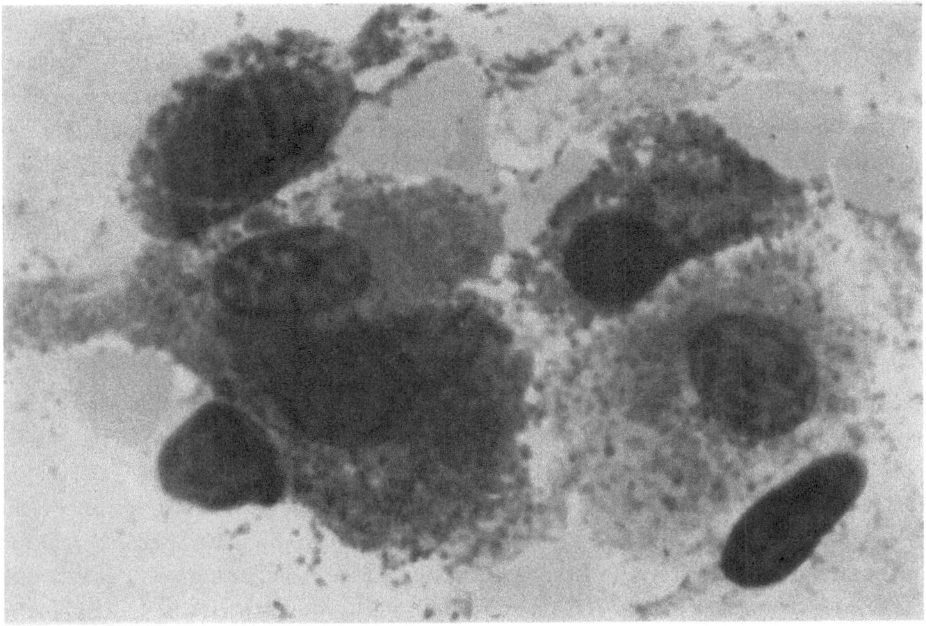

Abb. 219

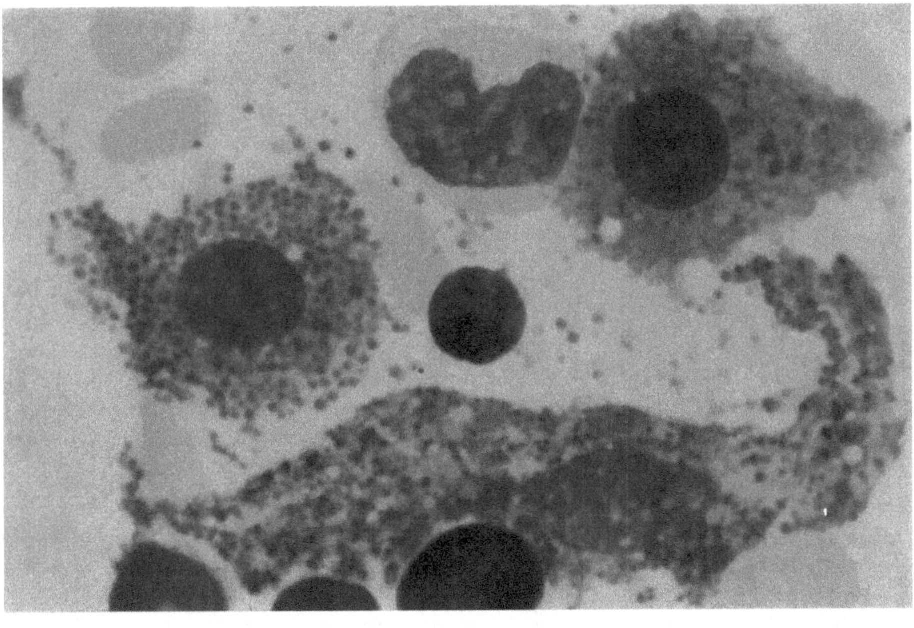

Abb. 220

Morbus Gaucher (Abb. 221 und 222)

Die großzellige, familiäre, idiopathische Splenomegalie, Typus *Gaucher*, ist die wichtigste und häufigste der Speicherungskrankheiten (Thesaurismosen). Bei dieser Erkrankung kommt es zu einer mächtigen Anhäufung von Kerasin, einem Zerebrosid in den Retikulumzellen von Leber, Milz, Lymphknoten, Knochenmark und anderen Organen. Diese charakteristischen *Gaucher*-Zellen lassen sich in den meisten Fällen reichlich aus dem Sternalmark gewinnen. In das periphere Blut werden sie nicht ausgeschwemmt. Sie sind von rundlicher bis ovaler Form mit einem Durchmesser von 30 bis 40 μ, selten auch 60 bis 80 μ. Das reichliche, bei *Pappenheim*-Färbung rötlich tingierte Zytoplasma besitzt eine an „zerknittertes Seidenpapier" *(Schartum-Hansen)* erinnernde Struktur. Diese ist durch die Herauslösung der gespeicherten Lipoidsubstanzen bedingt. Während jüngere Zellen basophiles Zytoplasma besitzen, stellen sich andererseits Zellen mit starker Speicherung als farblose Schaumzellen dar. Der runde, kleine Kern wird meistens an den Rand der Zelle gedrängt.

Bei Säuglingen und Kleinkindern kommt beim Vorliegen ähnlicher morphologischer Befunde differentialdiagnostisch eine weitere, wesentlich seltenere Speicherkrankheit, der Morbus *Niemann-Pick*, in Frage. Hierbei liegt eine Ablagerung von Phosphatiden in den Retikulumzellen vor. Bei einer ebenfalls sehr seltenen Krankheit, dem Morbus *Hand-Schüller-Christian*, werden Lipoide, insbesondere Cholesterin, gespeichert.

Abbildung 221

Sternalmark, *Pappenheim*-Färbung

Morbus Gaucher. Die 3 großen Zellen sind in ihrer Begrenzung nicht immer scharf. Ihr Zytoplasma ist zart rötlich getönt, die Zytoplasmastruktur eigenartig unregelmäßig, gefaltet. Der Kern dieser Zellen ist sehr dicht.

Abbildung 222

Sternalmark, *Pappenheim*-Färbung

Morbus Gaucher. Die Zelle auf der linken Bildseite mit einem an den Rand gedrängten ovalen Kern besitzt basophiles Zytoplasma, das in kennzeichnender Weise faltig, knittrig ist. Die größere Zelle der rechten Bildseite zeigt gleichmäßig vakuolisierte, fast schaumige Zytoplasmabeschaffenheit. Auch dieser Kern ist klein und sehr dicht.

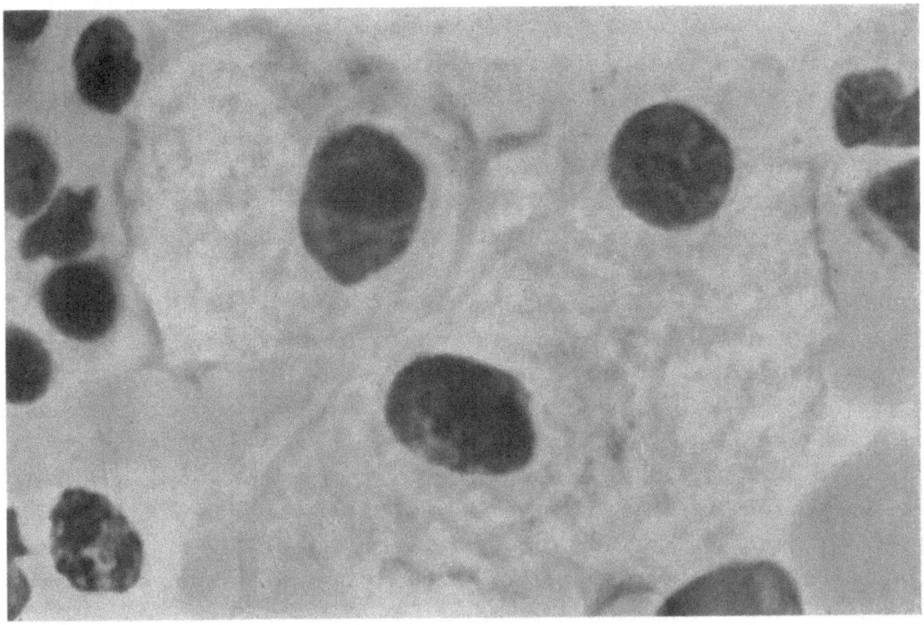

Abb. 221

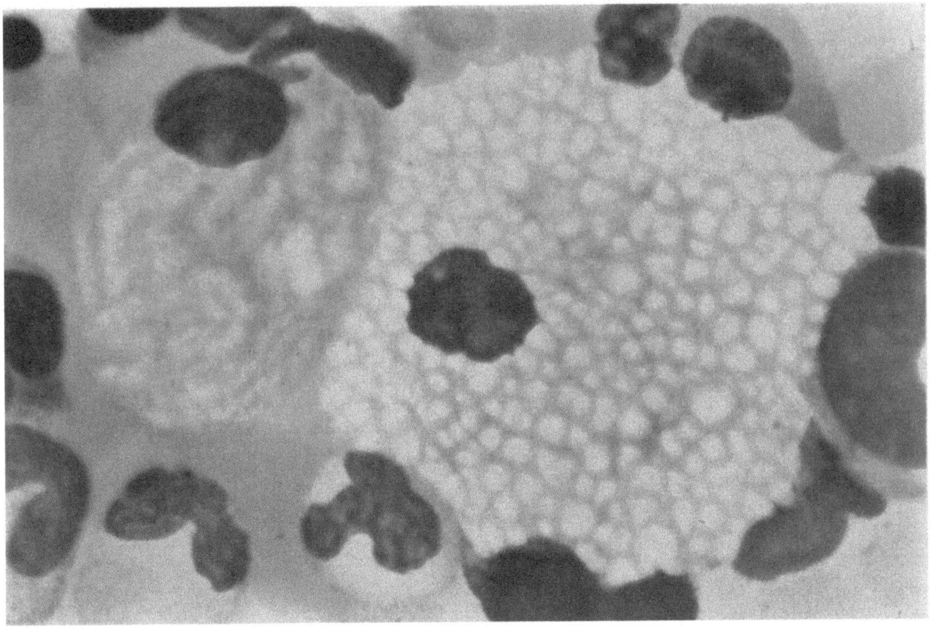

Abb. 222

III. Die Gefäßzellen (Abb. 185, 223 und 224)

Der Knochenmarkgefäßapparat ist als ein geschlossenes System aufzufassen, so daß normalerweise die Kapillaren in die venösen Sinusoide lückenlos übergehen. Mit der geschilderten Ausstrichtechnik der Markbröckel werden regelmäßig wechselnd lange, oft auch verzweigte Abschnitte kleinerer Gefäße erfaßt. Durch die Manipulationen des Ausstreichens sind besonders die Marksinusoide leicht lädierbar, während die Kapillaren etwas widerstandsfähiger erscheinen. Im Phasenkontrastmikroskop kann im Knochenmarknativpräparat gelegentlich das Einwandern reifer Granulozyten in das Kapillarlumen beobachtet werden. Der früher als „Ausschwemmung" bezeichnete Vorgang setzt zumindest für die stab- und segmentkernigen Granulozyten eine aktive Fortbewegungsmöglichkeit voraus. Für das Eindringen der sehr verformbaren Retikulozyten (Proerythrozyten), die regelrechte Wurstform annehmen können (siehe Abb. 223), und der kleinen Thrombozyten in die Gefäßlichtung werden dagegen entsprechende Strömungen als Erklärung herangezogen. Sie lassen sich vielleicht als Folge unterschiedlicher Druckverhältnisse („extravaskulärer Wachstumsdruck") zwischen den Reifungszentren des Marks und den Gefäßlumina auffassen. Hierzu sind vorübergehende Kontinuitätstrennungen der Gefäßzellen (Diapedese) erforderlich.

Die Gefäßzellen der Kapillaren besitzen längsovale, teilweise stark gestreckte, sehr lockere Kerne ohne erkennbare Kernkörperchen. Das sehr helle Zytoplasma läßt Zellgrenzen, beziehungsweise Kittlinien selbst phasenoptisch nicht erkennen. An Abrißstellen runden sich die Gefäßzellen ab. Isolierte Gefäßzellen sind als solche im Präparat schwer deutbar.

Abbildung 223

Sternalmark, Nativpräparat (Phasenkontrastoptik)

Aufzweigung einer Kapillare mit walzenförmig verformtem Erythrozyten in ihrem Lumen. Beachte die hellen, dichtliegenden Kerne der Gefäßzellen.

Abbildung 224

Sternalmark, Nativpräparat (Phasenkontrastoptik)

Markkapillare, die mit einigen Plasmazellen besetzt ist (siehe auch Abb. 185).

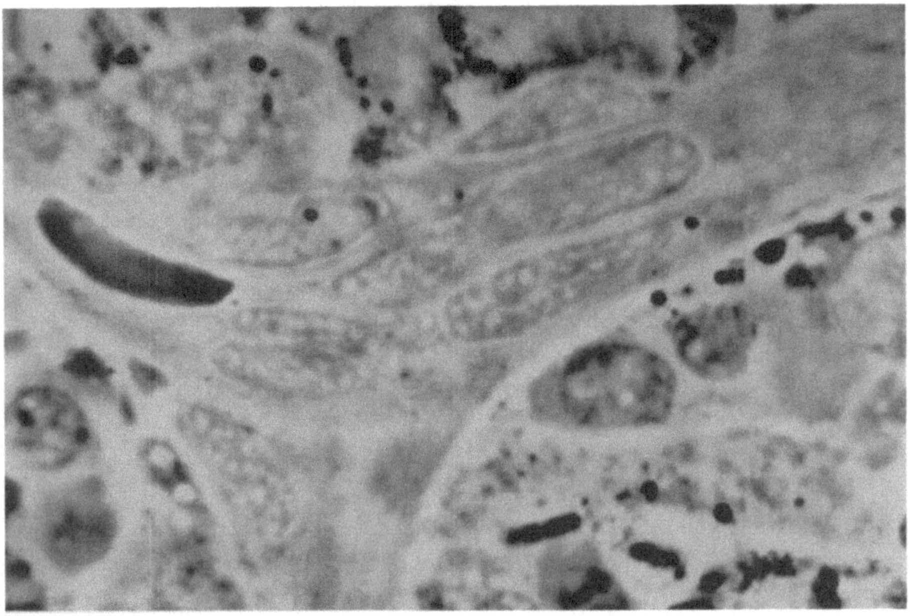

Abb. 223

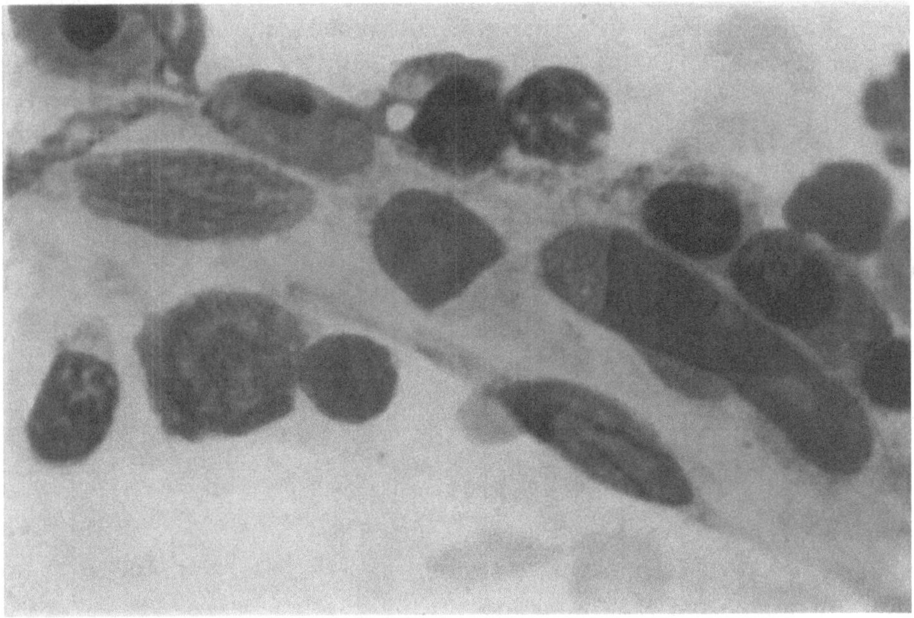

Abb. 224

IV. Die Osteoplasten (Abb. 225)

Die Osteoplasten zeigen eine gewisse Ähnlichkeit mit Plasmazellen, die leicht zu Verwechslungen führt. In isolierter Lage haben sie eine ovale Form, bei Lagerung in Gruppen dagegen sind sie polygonal. Ihr Durchmesser beträgt 20 bis 30 μ. Das basophil getönte Zytoplasma läßt oft eine Aufhellungszone (das Archoplasma) in Kernnähe erkennen. Der Kern ist eiförmig, von dichter Chromatinstruktur. Er enthält 1 bis 3 rundliche, helle kleine Kernkörperchen. Die Fähigkeit der Osteoplasten zur Osteoidbildung ist seit langem bekannt. Entsprechend sind die Zellen an Stellen mit starker Knochenproduktion zu finden. Im normalen Markausstrich sind sie rar.

(Zur Nomenklatur: Osteo„blast" – βλαστός = Keim, Bläschen;
besser Osteo„plast" – πλαστός = gebildet;
von πλάσσειν = bilden, formen)

V. Die Osteoklasten (Abb. 226)

Die Osteoklasten gehören zu den größten Zellen des Knochenmarks. Ihr Durchmesser erreicht 100 μ und mehr. Ihre Kernzahl ist wechselnd; 10 bis 20 Kerne stellen keine Seltenheit dar. Morphologisch gleicht die Zelle den Fremdkörperriesenzellen; vielleicht besteht sogar eine Identität. Ihr Zytoplasma ist graublau, oft auch polychromatisch; es enthält feine rote Körnchen und gröbere Schollen. Nach *Streicher und Sandkühler* stellen diese Schollen phagozytierte Knochensubstanz dar. Die fast immer gleich großen, ovalen bzw. eiförmigen Kerne entsprechen in ihrer Struktur den Osteoplastenkernen. Auch sie enthalten Kernkörperchen. Der mehrfach benutzte Name „Polykaryozyten" wird von *Streicher und Sandkühler* für diese Zellen mit umschriebener, die Knochensubstanz abbauender Funktion abgelehnt. Im allgemeinen werden heute *(Rohr, Kabelitz)*, wie auch früher *(Bizzozero* u. a.*)*, diese vielkernigen polyploiden Riesenzellen (Osteoklasten = Polykaryozyten) von den Riesenzellen mit gebuchteten, segmentierten bzw. gelappten großen Kernen (Megakaryozyten) abgegrenzt. Auch die Osteoklasten finden sich im normalen Markausstrich selten. Vielleicht ist ihre Lagerung in Knochenlakunen einer der Gründe, weshalb sie so selten im Markausstrich beobachtet werden.

Abbildung 225a, b
Iliakalmark, *Pappenheim*-Färbung
Osteoplasten.

Abbildung 226
Sternalmark, *Pappenheim*-Färbung
Osteoklast (Polykaryozyt) (Vergrößerungsmaßstab 1:1750).

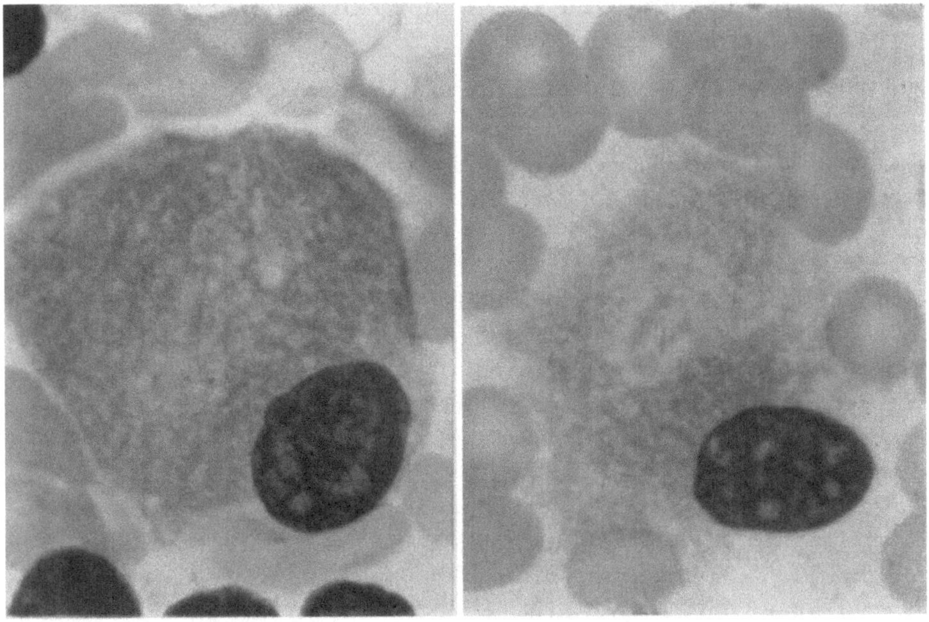

Abb. 225

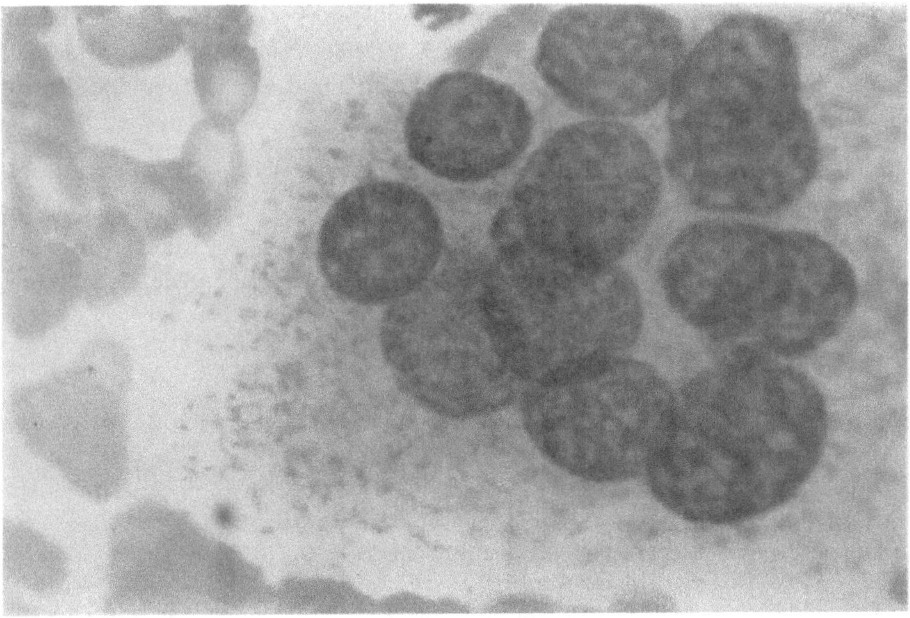

Abb. 226

F. Knochen- und knochenmarkfremde Zellen

I. Die Tumorzellen

Zellen bei Lymphogranulomatose (Morbus Hodgkin) (Abb. 227)

Das Knochensystem ist bei der Lymphogranulomatose häufig beteiligt (nach *Falck und Horn* in 58 % der Fälle). Es sind osteoplastische, osteosklerotische und osteolytische Veränderungen zu unterscheiden. Eine Markpunktion aus diagnostischen Gründen wird nur selten bei M. *Hodgkin* notwendig sein. Eine Röntgenuntersuchung des Skelettsystems zur Lokalisation lymphogranulomatöser Herde muß einer Punktion vorausgehen, die dann an der mutmaßlichen, oft besonders empfindlichen Stelle erfolgen sollte. Regelmäßig sind die *Hodgkin*-Zellen Bestandteile lymphogranulomatösen Gewebes, während Lymphozyten, *Sternberg-Reed*sche Riesenzellen, Eosinophile, Retikulum-, Epitheloid-, Plasmazellen u. a. als fakultative Zellen gelten müssen. Die *Hodgkin*-Zelle ist demnach eine für die Lymphogranulomatose spezifische ein- oder mehrkernige Zellart, die in ihrer Größe erheblich differiert, einen polymorphen Kern mit großem Nukleolus und eine mehr oder weniger starke Zytoplasmabasophilie besitzt. Die *Sternberg-Reed*sche Riesenzelle kann gewissermaßen als mehrkernige große *Hodgkin*-Zelle aufgefaßt werden *(Potter, Lennert)*. Es finden sich so alle Übergangsformen zur *Hodgkin*-Zelle neben zahlreichen pyknotischen Formen. Meistens färbt sich das Zytoplasma der Riesenzellen nur wenig basophil. Ihre Kerne weisen einen geringen Chromatingehalt auf. Dabei sind die Kerne im Zentrum des Zytoplasmas, manchmal zu zweien in spiegelbildlicher Anordnung *(Reed)*, aber auch ähnlich den *Langhans*schen Riesenzellen in der Peripherie angeordnet *(Lennert)*.

Das periphere Blutbild kann bei M. *Hodgkin* vollkommen normal sein. Schon im Anfangsstadium der Erkrankung fällt jedoch oft eine absolute Lymphopenie auf. Immer wieder besteht auch Eosinophilie, Monozytose und Vermehrung der Neutrophilen mit „Linksverschiebung".

Zellen bei großfollikulärem Lymphoblastom (Morbus Brill-Symmers) (Abb. 28)

Diese seltene Lymphknotenerkrankung beginnt schleichend mit zunächst lokalisierten, später generalisierten Lymphknotenschwellungen. Häufig tritt ein Milztumor auf. In späteren Jahren kommt es zu einer malignen Entartung. Die Erkrankung

Abbildung 227

Sternalmark, *Pappenheim*-Färbung

Lymphogranulomatose (Morbus Hodgkin). Doppelkernige **Sternbergsche Riesenzelle** mit großen Kernkörperchen.

Abbildung 228

Sternalmark, *Pappenheim*-Färbung

Großfollikuläres Lymphoblastom (Morbus Brill-Symmers). Große Zellen (durchschnittlicher Durchmesser 21 μ) mit grobnetzig strukturierten, rundlichen Kernen, blassen Kernkörperchen und hellem, fast glasklarem, oft auch zart basophilem Zytoplasma, das durch Vakuolen oft schaumig wirkt. In einzelnen Zellen feine Azurgranula, so bei Zelle in linker Bildhälfte (durch P.-E. bestätigt).

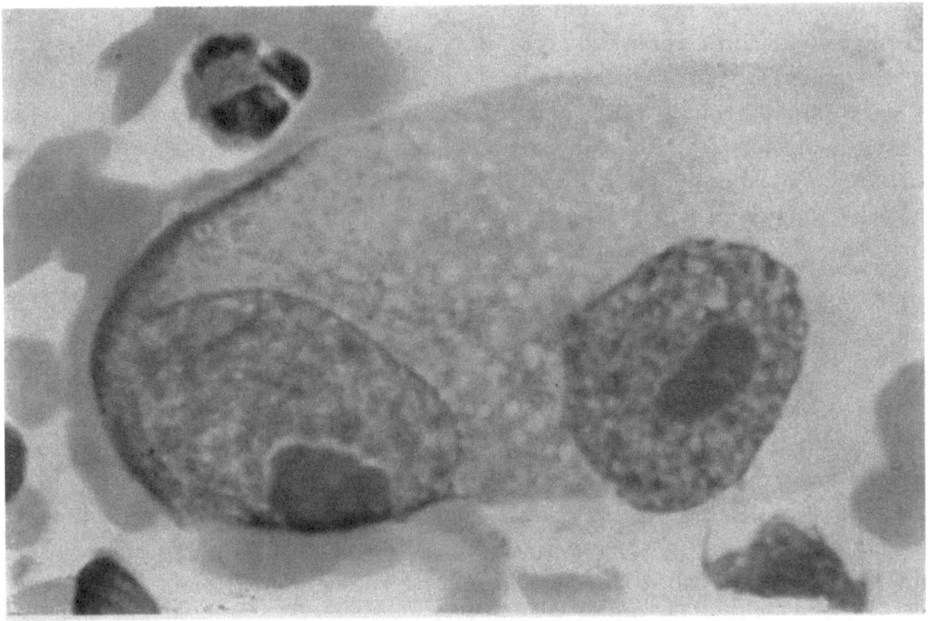

Abb. 227

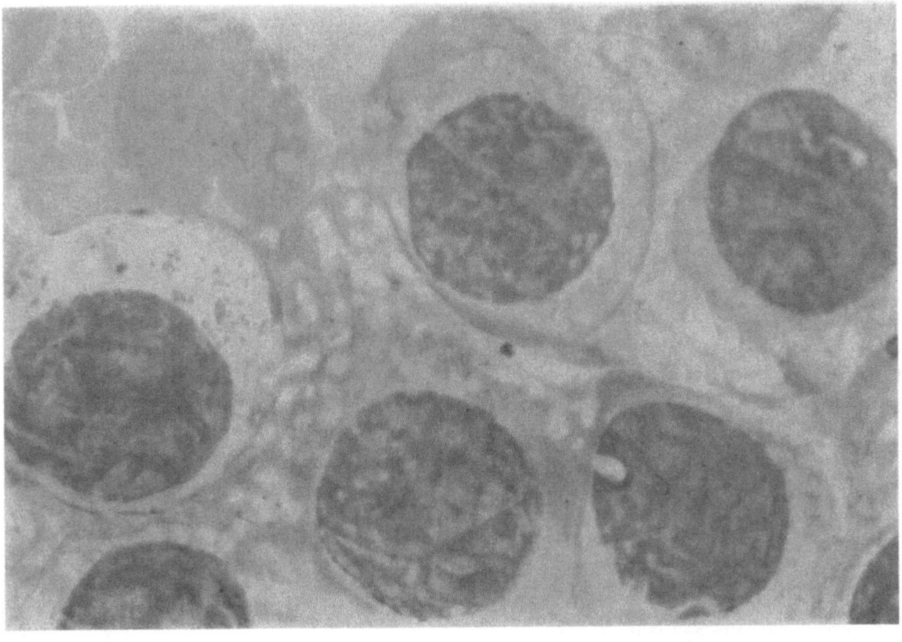

Abb. 228

kann nur aus dem histologischen Bild der Lymphknoten, das durch eine Vermehrung und ungewöhnliche Vergrößerung von Pseudofollikeln charakterisiert ist, diagnostiziert werden. Das periphere Blutbild ist meistens ohne Besonderheiten. Auch die Knochenmarkbefunde weisen nicht auf die Erkrankung hin *(Bilger)*. Der Befund typischer „Lymphoblastomzellen" im Mark stellt eine Rarität dar, da sie sonst nur bei Lymphknotenpunktaten in dieser Weise erhalten werden. Die großen Zellen zeichnen sich neben dem locker strukturierten, rundlich-ovalen Kern besonders durch das von Vakuolen durchsetzte, fast schaumige Zytoplasma aus.

Zellen im Knochenmark bei Karzinomen und Sarkomen (Abb. 229 bis 234)

Eine Absiedelung von Tumorzellen in das Knochenmark ist schon vor röntgenologisch erkennbaren Knochenveränderungen anzutreffen. Sind bereits Hinweise für eine Lokalisation von Metastasen im Skelettsystem vorhanden, dann gelingt der Nachweis durch Punktion an diesen Orten leicht. Im Knochenmark muß die massive Metastasierung, d. h. die Ausbreitung eines größeren, soliden Zellverbandes im Mark von dem Vorliegen einzelner, kleinerer Zellgruppen und dem Auftreten einzelner Tumorzellen unterschieden werden. Während osteoplastische Prozesse im Bereich von Tumorzellabsiedelungen eine Markgewinnung erschweren, so daß man sich gegebenenfalls dann zur Trepanation entschließen muß, wird bei diffusen osteoporotischen oder umschriebenen osteoklastischen Prozessen der Untersucher die Punktion besonders sorgfältig durchführen müssen, um Komplikationen zu vermeiden.

Neben dem Nachweis der Tumorzellen im Ausstrichpräparat ergibt sich die Frage, ob das Markbild reaktiv verändert ist. Falls das Mark nicht räumlich durch Tumorgewebe verdrängt ist, müssen keine pathologischen Markbefunde vorliegen, jedoch besteht meistens eine Vermehrung der Plasmazellen und eine starke Proliferation der Retikulumzellen. Für die Tumorzelle sind bindende Kriterien als Ausdruck der Malignität bekanntlich nicht gegeben. Der Zellverband, oft nur aus einigen, wenigen Zellelementen zusammengesetzt, gibt einen besseren Überblick, so daß bisher histo-

Abbildung 229

Sternalmark, *Pappenheim*-Färbung

Metastase eines verhornenden Plattenepithelkarzinoms (Bronchialkarzinom). Bei dem Verband fallen Größe, Polymorphie der Zellen und Unschärfe der Zellgrenzen auf. Die Nukleolen werden in diesem Präparat nicht sehr deutlich. In dem hellen, rötlichen Protoplasma dunkelrote Einlagerungen von Keratohyalin (besonders deutlich auf der linken Bildseite). Bei stärkerer Verhornung finden sich größere Keratohyalinschollen neben nekrotischen Zellen (durch Sektion bestätigt).

Abbildung 230

Iliakalmark, *Pappenheim*-Färbung

Metastase eines verhornenden Plattenepithelkarzinoms (Bronchialkarzinom). Die stark angefärbten, polymorphen Kerne lassen einige, nicht allzugroße Nukleolen erkennen. Die Zellgrenzen sind in diesem Verband deutlicher als auf Abbildung 229. Auch hier liegen staubförmige, rötliche Keratohyalineinlagerungen im Zytoplasma vor (durch Sektion bestätigt).

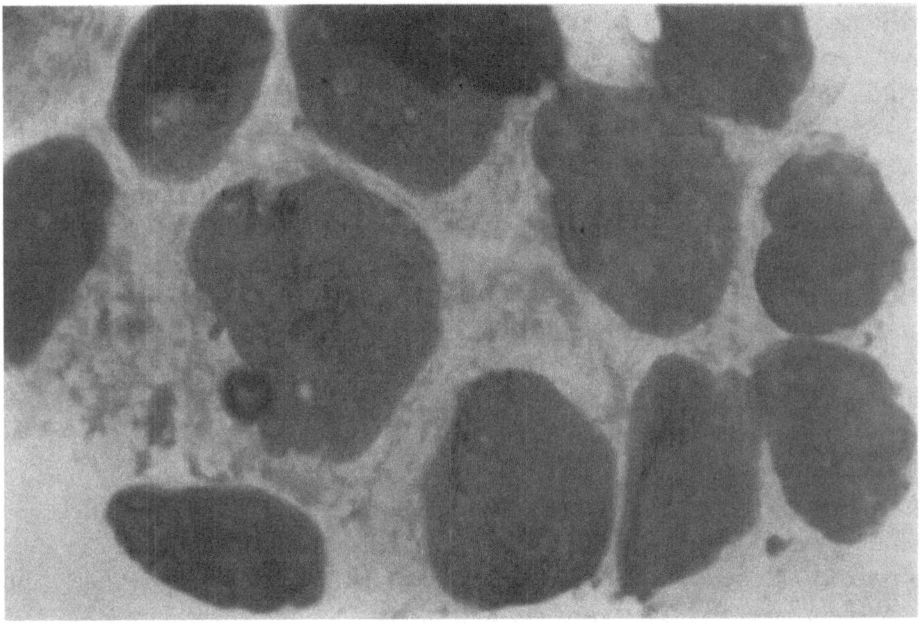

Abb. 229

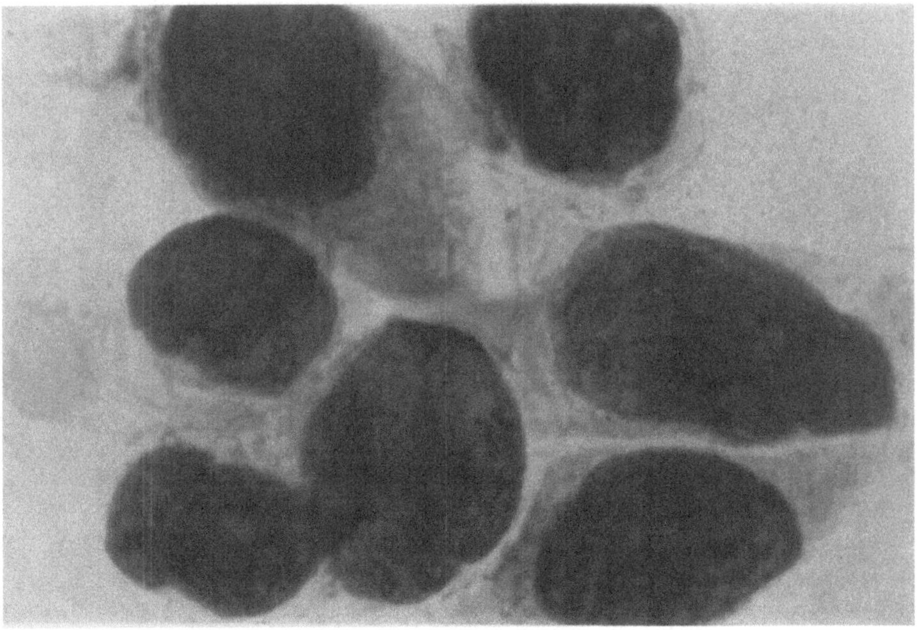

Abb. 230

logische Schnitte diese Voraussetzung am ehesten erfüllen. Die Entdifferenzierung zur Tumorzelle geht fast stets mit morphologischen Veränderungen einher, von denen Polymorphie im Hinblick auf Größe und Form der Zelle und ihrer Kerne, Verschiebung der Kern-Plasma-Relation zugunsten des Kerns und atypische Kernstrukturen mit stärkerer Kernanfärbbarkeit sowie großen Kernkörperchen in erster Linie erwähnenswert sind. Nicht alle Zellen mit großen Nukleolen wiederum sind jedoch als Tumorzellen anzusprechen. Die Zahl der Mitosen ist meistens erhöht, und die Zellen sind beim Ausstreichen leichter verletzlich. Auch *Lüdin* ist der Ansicht, daß die Artdiagnose bei der Mehrzahl der üblichen Geschwülste nur mit Hilfe histologischer Schnitte zu stellen ist. Die Untersuchung wird sich bei Ausstrichpräparaten mit der Feststellung der Tumorzellen begnügen müssen. Bei einzelnen Formen des Bronchialkarzinoms wird auf Grund zytologischer Kriterien eine speziellere Diagnose möglich sein. So gelingt dies beim verhornenden Plattenepithel-, beim Oatcell-Karzinom der Bronchien und beim Hypernephrom.

Lüdin empfiehlt bei Verdacht auf Hypernephromzellen im Mark die Glykogenreaktion nach *Hotchkiss*, die eine teils diffuse, teils schollige Anfärbung des Zytoplasmas der Hypernephromzellen ergibt. Auch die Zellen des malignen Melanoms können im Ausstrichpräparat leicht erkannt werden.

So sind Knochenmarkpunktionen zum Nachweis von Tumorzellverbänden immer dann vertretbar, wenn eine Sicherung einer Verdachtdiagnose notwendig wird.

Abbildung 231
Sternalmark, *Pappenheim*-Färbung
Metastase eines nicht verhornenden Plattenepithelkarzinoms (Bronchialkarzinom). Die Kerne besitzen meist mehrere, teilweise recht große, helle Nukleolen (durch Sektion bestätigt).

Abbildung 232
Sternalmark, *Pappenheim*-Färbung, Vergrößerung 1:1500.
Oat-cell-Karzinommetastase (Bronchialkarzinom). Kleiner Verband, der aus stark anfärbbaren Zellen mit rundlichen und ovalären Zellkernen, mehreren Nukleolen und einem schmutzigblaugrauen Zytoplasmasaum besteht (durch Sektion bestätigt).

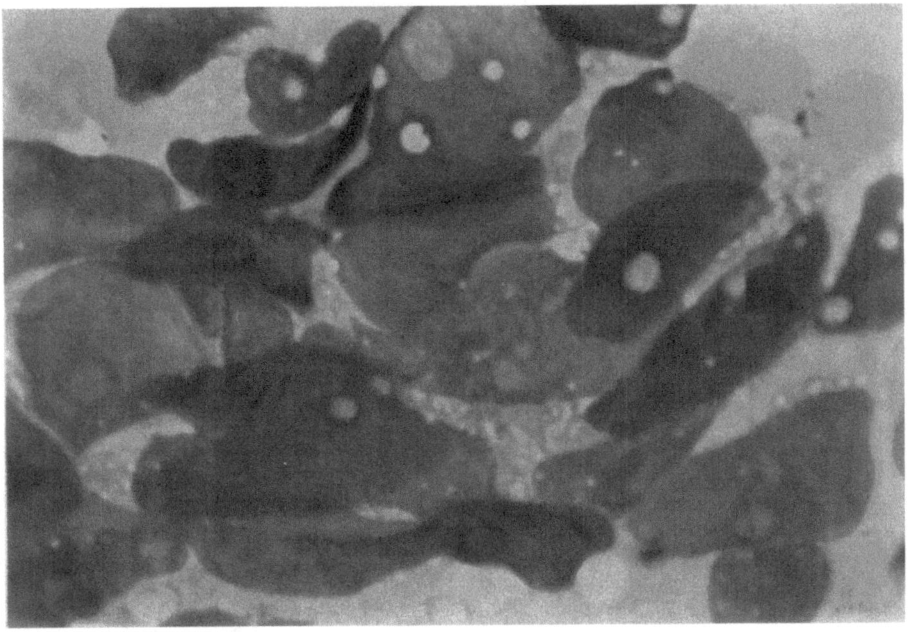

Abb. 231

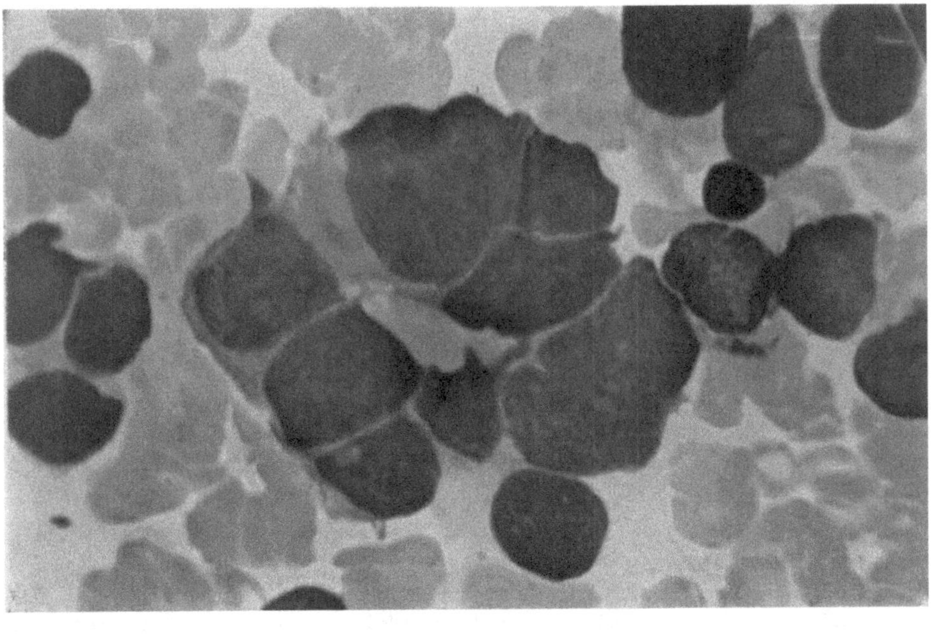

Abb. 232

Abbildung 233

Iliakalmark, *Pappenheim*-Färbung

Metastase eines Prostatakarzinoms. Im dichten Zellverband ovale Kerne mit sehr lockerer, netzartiger Kernstruktur. In jeder Zelle ein großer, hellblauer, runder Nukleolus. Die Zellgrenzen sind verwaschen.

Abbildung 234

Iliakalmark, *Pappenheim*-Färbung

Retothelsarkommetastase. Einzellage der Tumorzellen. Sie besitzen einen großen, runden, fast homogenen Kern. In 2 lädierten Zellen treten mehrere kleinere Kernkörperchen deutlicher hervor. Der schmale Zytoplasmasaum ist ohne Einlagerungen. Tripolare Mitose (linke obere Bildecke).

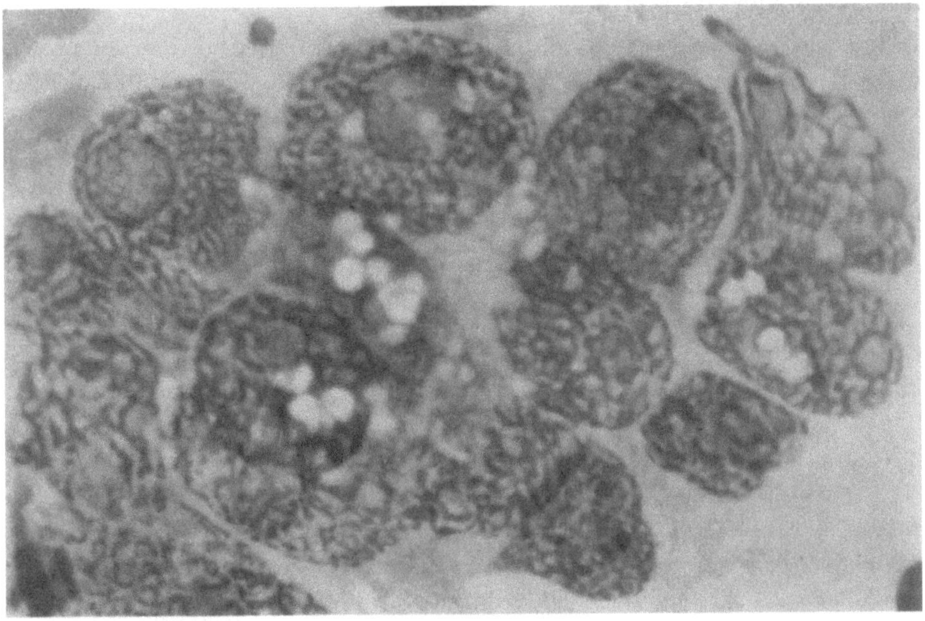

Abb. 233

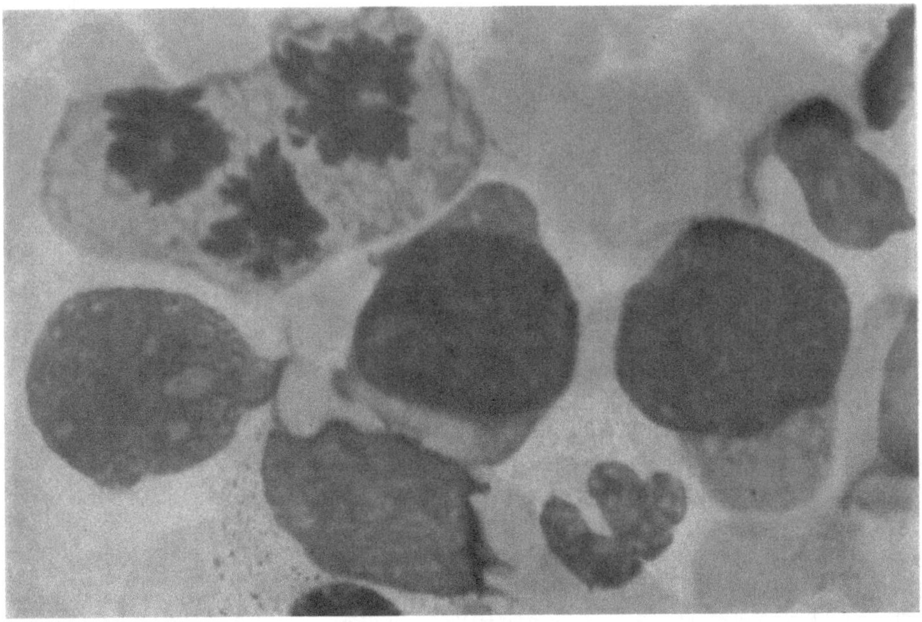

Abb. 234

Zellen bei malignem Melanom (Abb. 235 und 236)

Die braunen bis tiefschwarzen Geschwülste haben als Matrix das Pigmentgewebe der Haut, des Auges und des zentralen Nervensystems, d. h. melaninbildendes, ektodermales Gewebe. Spontan oder nach Reizung entwickeln sich gelegentlich aus Pigmentnaevi der Haut diese klinisch ungemein bösartig verlaufenden malignen Melanome. Nach *Rohr* können durch Knochenmarkpunktion u. U. bereits vor einer Absiedelung in Lymphknoten die charakteristischen Tumorzellen gefunden werden. Meistens liegen große Zellen mit runden, gleichförmigen Kernen vor, die mehrere, wechselnd große Kernkörperchen enthalten. Immer wieder treten auch mehrkernige Zellen auf. Die Kernstruktur ist grob, dickbalkig, wobei die Chromatinbälkchen eine recht unregelmäßige Anordnung aufweisen. Andere Formen besitzen wiederum zarte Chromatinstrukturen. Das Zytoplasma enthält schwarze Pigmentkörner verschiedenster Größe, doch wechselt der Melaningehalt von Zelle zu Zelle. Diejenigen Zellen, welche mit Pigment regelrecht vollgestopft sind (siehe Abb. 236), verraten sich durch ihren kleinen Kern als Sinusoidzellen, die das beim Zerfall der Tumorzellen reichlich frei werdende Pigment aufnehmen.

Bei der Sektion wird bei solchen Fällen ein rauchgraues oder auch teerschwarz verfärbtes Knochenmark gefunden. Hierbei ist das Stroma meistens stärker pigmentiert als die diffus verteilten oder kompakten Geschwulstmetastasen, die oft sogar pigmentarm, manchmal pigmentfrei sein können.

Abbildung 235

Sternalmark, *Pappenheim*-Färbung

Malignes Melanom. Mehrere, teilweise lädierte Zellen mit deutlicher Polymorphie. Die Grenzen der Zellen sind unscharf. Die Zellkerne sind groß, rund bis oval. Die Kernkörperchen treten nicht allzu deutlich in Erscheinung. Die Pigmentbildung im Zytoplasma ist unterschiedlich und in den rechts gelegenen Zellen spärlich, in der (doppelkernigen?) Zelle links oben reichlich grobkörniges Melaninpigment.

Abbildung 236

Sternalmark, *Pappenheim*-Färbung

Malignes Melanom. Die Zelle im linken Bildteil ist lädiert. In einer Sinusoidzelle (rechte Bildhälfte) reichliche Speicherung von Melanin in groben Schollen, so daß der kleine Kern fast überdeckt wird (gleicher Fall wie Abb. 235).

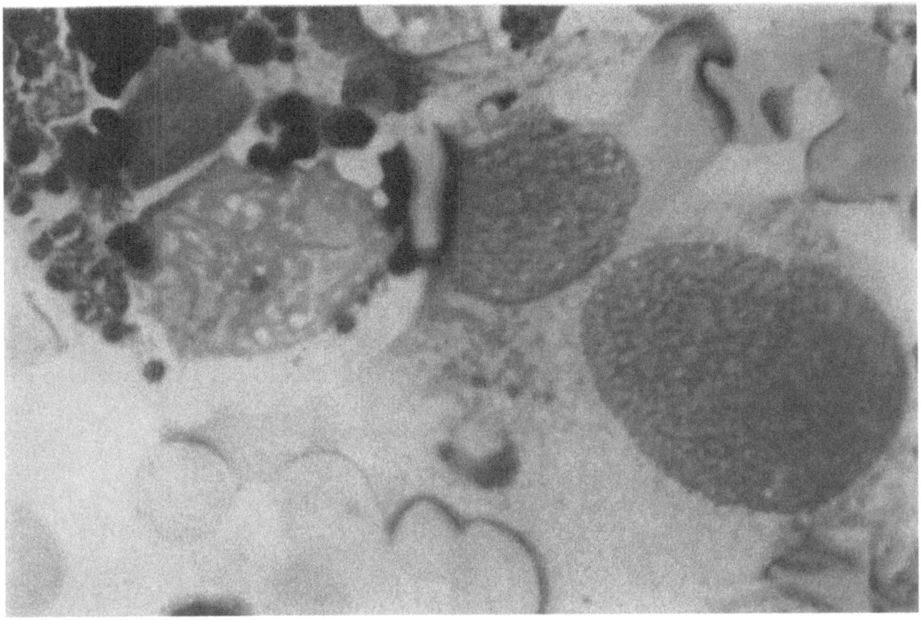

Abb. 235

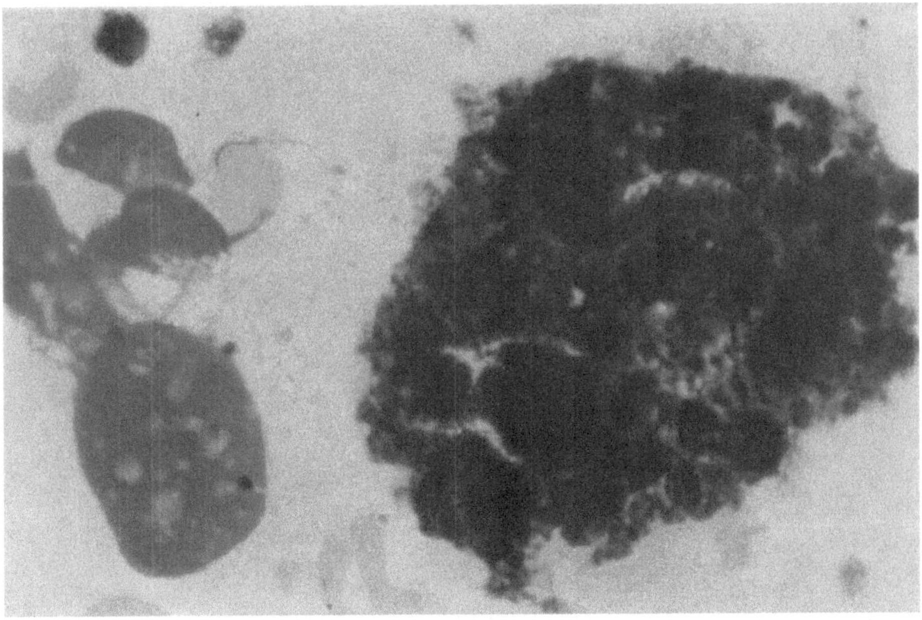

Abb. 236

II. Epitheliale Zellelemente in Blut- und Knochenmarkausstrichen

In Blut- und Knochenmarkausstrichen sind nicht allzuselten Hornhautschuppen der obersten Epithelschichten zu finden. Diese großen, flachen Gebilde von runder bzw. polyedrischer Form sind meistens kernlos, zeigen Knitter und Faltungen und stellen sich bei *Pappenheim*-Färbung basophil dar. In gleicher Weise sind gelegentlich Schleimhautepithelien der Mundhöhle in den Ausstrichen anzutreffen, die mit Speicheltröpfchen vor oder nach Anfertigung des Ausstriches auf die Präparate gelangt sind.

Auf dem Einstichwege der Punktionsnadel können Zellen der Hautanhangsgebilde (der Talg- und Schweißdrüsen, der Haarwurzelschäfte u. a.) mitgerissen werden und als markfremde Elemente beim Ausstreichen des Markbröckels ebenfalls in das Präparat gelangen.

2. TEIL

Methodik der morphologischen Blut- und Knochenmarkuntersuchung

Im Anhang:
Hämatologische Zähl- und Meßmethoden

A. Das Nativpräparat

Die mikroskopische Beobachtung lebender Blut- und Knochenmarkzellen

Die Beobachtung lebender Zellen im Mikroskop war früher erschwert, weil diese bei der normalen Hellfeldmikroskopie ungefärbter Nativpräparate zu kontrastarm zur Darstellung gelangten. Die jeweiligen Zellabschnitte unterscheiden sich dabei kaum durch Absorption, sondern lediglich durch ihre Lichtbrechung.

Kontrastreichere Bilder lassen sich durch *Eingriffe am Objekt* erreichen: Alle Färbeverfahren zielen auf eine Verstärkung der Lichtabsorption beim Durchtritt durch die unterschiedlich angefärbten Zellstrukturen hin (Absorptions- oder Amplitudenpräparate). Die Anfärbung bewirkt jedoch meistens eine Abtötung der Zelle. Auch die sogenannten Vitalfärbungen und die Fluoreszensmikroskopie führen zu schwerer Schädigung, so daß diese Methoden zur Beurteilung der vitalen Gestalt und Verhaltensweise der Zelle nicht geeignet sind.

I. Das Dunkelfeldverfahren

Eine Verstärkung des Kontrasts ist außerdem durch *Eingriffe in den Strahlengang* des Mikroskopes zu erreichen: Die durch Verengung und Verschiebung der Kondensorblende zu erreichende schräge Hellfeldbeleuchtung bringt in dieser Richtung nur einen bescheidenen Erfolg, da diese Verfahren mit störenden Beugungserscheinungen am Objekt verbunden sind. Beim Dunkelfeldverfahren werden die Lichtstrahlenbündel in der Weise geführt, daß die zentralen Strahlen nicht zur Bildentstehung beitragen. Dagegen werden die Randstrahlen durch einen Immersionsöltropfen zwischen Objektglasunterfläche und Kondensorfrontlinse in die Flüssigkeitsschicht des Deckglaspräparates gelenkt. Dort erfolgt an der Unterseite des Deckglases normalerweise eine Totalreflexion. Die Strahlen treten nur dann in das Objektiv ein, wenn sie innerhalb der Flüssigkeitsschicht durch korpuskuläre Elemente abgebeugt werden. Dabei kann jede noch so kleine „optische Kontinuitätsänderung“ Anlaß zur Beugung der Lichtstrahlen sein, so daß sich diese Methode besonders zum Nachweis feinster isolierter Strukturen (z. B. Bakteriengeißeln, Spirochäten u. a.) eignet. Stets leuchten die Konturen der Objekte hell gegen den dunklen Untergrund auf, während bei allmählicher Brechzahl- bzw. Dickenänderung der Strukturen von einer gewissen Grenze an keine merkbare Beugung (und damit kein faßbares Bild) mehr auftritt. Stets werden deshalb nur die scharfen Begrenzungen der Zellränder erfaßt, während die übrigen Zellstrukturen völlig unzureichend zur Darstellung kommen. Diese Nachteile des Dunkelfeldverfahrens haften dem Phasenkontrastverfahren nicht an.

II. Das Phasenkontrastverfahren

Das Phasenkontrastverfahren *(Zernike)* bewirkt, daß die für das Auge nicht registrierbaren Phasen- bzw. Gangdifferenzen von Lichtwellen nach Durchgang durch Objekte unterschiedlicher Dichte von einer optischen Vorrichtung, dem Phasenplättchen, in Amplitudenunterschiede umgewandelt werden. Sie sind dadurch als Schwarzweiß-Kontraste wahrzunehmen (Auf die theoretisch-physikalischen Prinzipien des Phasenkontrastverfahrens soll in diesem Rahmen nicht eingegangen werden).

Die im normalen Hellfeld zu kontrastarmen, lichtdurchlässigen Strukturen lassen sich im Phasenkontrastverfahren einwandfrei darstellen und ermöglichen dadurch eine optimale Beurteilung von Nativpräparaten.

Das für das Phasenkontrastverfahren benötigte Zubehör kann in Verbindung mit den gebräuchlichen Mikroskopen verwendet werden. Im einzelnen sind für die praktische Durchführung folgende Teile erforderlich:

1. Das in der Brennebene des Objektives angebrachte Phasenplättchen (die verschiedenen Objektive sind durch ein eingraviertes Ph gekennzeichnet, jedoch auch für die Hellfeldmikroskopie benutzbar).
2. Die ringförmige Kondensorblende, deren Bild mit dem Phasenplättchen im Objektiv zur Deckung zu bringen ist. Damit diese ringförmige Spaltblende einen geringen Lichtverlust und zugleich günstigste Lichtverteilung erzielt, ist jedem Ph-Objektiv eine ringförmige Kondensorblende bestimmter Größe zugeordnet.
3. Ein Hilfsmikroskop, welches mit dem Okular ausgetauscht wird, dient zur Justierung von Kondensorblende und Phasenplättchen.

Stets ist die Einstellung nach dem *Köhler*schen Beleuchtungsprinzip vorzunehmen. Bei diesem wird bekanntlich die Lichtquelle durch die Kollektorlinse in der Blendenöffnung des Kondensors am Mikroskop abgebildet, wodurch die Kondensorblende voll ausgeleuchtet wird. Dabei ist die Irisblende am Kollektor für die Größe des Leuchtfeldes verantwortlich (Leuchtfeldblende). Die Kondensorblende, die beim Hellfeldmikroskop Helligkeit und Bildschärfe (Tiefenschärfe) regelt, kann beim Phasenkontrastverfahren weit geöffnet werden.

Ein zwischengeschaltetes Grünfilter führt durch das erhaltene monochromatische Licht zu günstigeren optischen Bedingungen.

Für die Phasenkontrastmikroskopie ist eine ausreichend starke Lichtquelle erforderlich, da im Strahlengang starke Lichtverluste eintreten. Wir verwenden eine Niedervolt-Glühlampe 12 Volt/8 Ampere.

Herstellung von Nativpräparaten: Alle Präparate sollen nur von frisch entnommenem Blut bzw. Knochenmark hergestellt werden. Vor der Entnahme des Bluttropfens darf die Einstichstelle nicht mit Äther oder Waschbenzin gereinigt werden. Auch die Benutzung von Zellstofftupfern zur Reinigung ist wegen der dadurch möglichen Verunreinigung der Präparate zu vermeiden. Die sauberen und entfetteten Objektträger und Deckgläschen müssen „körperwarm" sein. Alle Phasenkontrastuntersuchungen werden durch möglichst dünnes Glasmaterial sehr erleichtert. Insbesondere ist die Elastizität der Deckgläschen (0,05 — 0,08 mm Dicke) ein wesentlicher Faktor für das Gelingen guter Präparate. Als Material für Objektträger eignet sich besonders Quarz- und Plexiglas. Silikonisiertes Glas fördert die für das Verfahren wichtige Ausbreitungstendenz der Zellen. Beim Auflegen des Deckglases auf den kleinen (etwa buntstecknadelkuppengroßen!) Bluttropfen muß die Bildung störender Luftblasen vermieden werden. Die Kräfte der Kapillarattraktion im Deckglaspräparat genügen für die Ausbreitung des Bluttropfens, so daß ein „Andrücken" des Deckglases zumindest beim Blutpräparat nicht erforderlich wird, während sich dies beim evtl. vorher zerkleinerten Knochenmarkbröckel meist nicht vermeiden läßt. Eine Verdünnung des Blutes und des Knochenmarkes bei der Präparatherstellung ist unserer Erfahrung nach nicht notwendig und bewirkt höchstens durch eine Milieuänderung eine vorzeitige Schädigung der Zellen. Das Abdichten der Deckglasränder mit Paraffin oder säurefreier Vaseline verhindert eine Verdunstung des Blutserums und bewirkt zudem eine günstige Arretierung des Deckglases.

Der elektrisch oder mit Wasser beheizte Objekttisch ist für experimentelle Fragestellungen unerläßlich. Die Untersuchungen sollen sich unserer Erfahrung nach nicht über mehr als 2 Stunden ausdehnen, denn nach dieser Zeit sind Strukturveränderungen an Kern und Zytoplasma zu erwarten, deren Ursachen nicht immer exakt faßbar sind. Der für die Untersuchungspraxis wichtige Mittelweg zwischen möglichst dünnem Deckglaspräparat mit freier Bewegungsmöglichkeit der Leukozyten und ihrer Läsion durch Quetschung ist besonders anfangs nicht immer leicht einzuhalten. Eine brauchbare Darstellung der Zellen kann nur bei dünnen Präparaten erwartet werden. Eine Geldrollenbildung der Erythrozyten weist bereits auf ein zu dickes Präparat hin. Immer sollte beachtet werden, daß die von der Anfärbung her bekannten Effekte an Zellen im Hellfeld mit der Phasenkontrastwirkung nicht unmittelbar vergleichbar sind. So deuten auch die Lichthöfe um die Objekte beim Phasenkontrastverfahren die Möglichkeit einer optischen Täuschung an.

Trotz gewisser Nachteile – insbesondere beschränkte Haltbarkeit der Präparate und Notwendigkeit der sofortigen Untersuchung – stellt das Phasenkontrastverfahren die derzeit beste Methode zur Beurteilung von Vitalpräparaten in der Hämatologie dar. Die verhältnismäßig rasche Vergänglichkeit des isolierten vitalen Zellmaterials erfordert die dokumentarische Fixierung der jeweiligen Beobachtung durch Mikrophotographie oder -kinematographie. Die im Atlasteil dieses Buches wiedergegebenen Phasenkontrastmikrophotographien wurden mit einer Miflex-Einrichtung und einer Kleinbildkamera (Exakta Varex, Dresden) aufgenommen. Die Expositionszeit bei Verwendung der Ölimmersion (Ph-Objektiv 90) betrug 1 bis 3 Sekunden. Als Filmmaterial hat sich der Isopan-FF-Film (10/10°) bewährt.

B. Das Ausstrichpräparat

I. Der Blutausstrich

Die Voraussetzung für eine bestmögliche Beurteilung der verschiedenen Blutzellen ist im wesentlichen eine korrekt durchgeführte Technik beim Ausstreichen des Blutes. Die Blutentnahme sollte morgens, nüchtern, durchgeführt werden, doch wird sich dies aus praktischen Gründen nicht immer einrichten lassen. Die physiologischen Tagesschwankungen der Blutzellwerte sind außerdem nicht so wesentlich, daß unsere diagnostischen Gesichtspunkte gestört werden. An den meisten Kliniken und Polikliniken ist es üblich, die Blutentnahme am Vormittag durchzuführen, um eine Beeinträchtigung durch die Mittags- (Haupt-) Mahlzeit zu vermeiden. Objektträgerausstriche sind gegenüber der Deckgläschenausstrichmethode vorteilhafter. Es sollten nur fehlerfreie Objektträger benutzt werden. Durch wiederholte Reinigung verschrammte bzw. zerkratzte Gläser sind unbrauchbar. Eine intensive Säuberung der Objektträger ist vor der Verwendung notwendig: Entfettung in 10%iger Kalilauge oder Chromschwefelsäure für 24 Stunden; dann Spülen in fließendem Leitungswasser. Nach Einlegen in 96% Alkohol und Äther $\overline{aa}$ trocknen mit Leinentuch und putzen mit Lederläppchen. Staubfreie Aufbewahrung. Objektträger dürfen nur an den Rändern angefaßt werden; auf keinen Fall sollten die Flächen berührt werden. Als Blutentnahmestelle eignet sich 1. das Ohrläppchen, 2. die seitliche Fingerbeere. Die Blutentnahme am Finger ist schmerzhafter als am Ohr und bietet kaum Vorteile. Bei Verdacht auf Blutungsbereitschaft ist die Fingerbeere zur Entnahme vorzuziehen, da eine Blutung am Finger besser zu stillen ist. Die Haut sollte vor dem Einstich mit Äther gereinigt werden. Infektionen der Einstichwunde werden extrem selten beobachtet. Der Einstich ist mit einer schreibfederähnlichen Lanzette (Impffeder) vorzunehmen, die leicht zu reinigen und nach jedem Gebrauch zu desinfizieren ist (Trockensterilisator). Die früher übliche *Franke*sche Nadel ist aus diesen Gründen zu verwerfen. Ein zaghaftes Vorgehen beim Einstechen ist nicht angebracht. Das Blut muß spontan hervorquellen und darf nicht durch Drücken oder Streichen „herausgepreßt" werden. Das durch solche Manipulationen mühsam gewonnene Blut würde einen größeren Anteil von Gewebesaft enthalten, der die Zellwerte fälscht. Der erste Bluttropfen ist zu verwerfen (siehe „Ohrblutmonozytose", Seite 152). Stets sind mindestens 2 Ausstriche anzufertigen. Zum Ausstreichen des Blutes wird der Objektträger zwischen Daumen und Mittelfinger der linken Hand genommen und ein frischer, kleiner (!) Bluttropfen auf die rechte Objektträgerseite aufgebracht, indem der Objektträger an das Ohrläppchen geführt wird. Zum Ausstreichen des Tropfens eignet sich ein normales Deckgläschen, besser ein Zählkammerdeckgläschen, das von links nach rechts an den Bluttropfen herangebracht und dann etwa unter einem Winkel von 45° mit leichter Hand gleichmäßig nach links geführt wird. Der Ausstrich soll das andere Ende des Objektträgers nicht erreichen und randfrei sein. Ungleichmäßige, dicke Ausstriche erschweren das Differenzieren außerordentlich. Das Ausstrichende wird bei korrekter Technik gleichmäßig dünn sein, „Zerrissene" Ausstrichenden sind zum Auszählen unbrauchbar. Ein dünnes Präparat wird rasch lufttrocken. Danach ist der Name des Patienten und das Datum mit der Lanzette einzuritzen oder mit Bleistift an der dickeren Seite des Ausstriches zu notieren. Die endgültige Beschriftung des Präparates mit chinesischer Tusche kann durch Azetonlack haltbar, insbesondere wasserfest gemacht werden.

Bei der Aufbewahrung der Präparate bis zum Färben muß daran gedacht werden, sie vor Fliegen und anderen Insekten zu schützen, die gern in kurzer Zeit weite Abschnitte der Blutschicht abfressen. Blutausstriche sind nach dem Auszählen vom Immersionsöl zu befreien, indem das Präparat kurz in Xylol eingestellt und der Ölrest dann mit Zellstoff vorsichtig abgewischt wird. Aus den verschiedensten Gründen sollten die Blutausstriche (wochenweise gebündelt) über längere Zeit aufbewahrt werden. Für Kliniken ist ein Präparateschrank zu empfehlen. Beim Postversand müssen die Blutpräparate durch Holzkästchen (im Handel erhältlich) vor Bruch geschützt werden. Kleine Pappschachteln (Zigarettenschachteln usw.) haben sich als ungeeignet erwiesen.

Deckglasausstriche: Auf ein sorgfältig gereinigtes Deckgläschen wird ein kleinstecknadelkopfgroßer Bluttropfen gebracht. Nach Auflegen eines zweiten Deckgläschens breitet sich der Tropfen rasch durch Kapillarität zwischen den Gläschen aus. Dann zieht man die beiden Gläschen auseinander. Dies wird dadurch erleichtert, daß die Ecken der beiden Gläschen jeweils frei sind, da die Deckgläschen gegeneinander um 45° verdreht sind. Die Zellschädigung ist bei diesem Verfahren wesentlich größer als bei Objektträgerausstrichen.

Die Zelldifferenzierung wird im Bereich der Ausstrichfahne, d. h. in den dünnen Abschnitten des Blutausstriches durchgeführt. Zweckmäßig ist die regelmäßige Durchmusterung der gesamten Ausstrichbreite, so daß die Abschnitte von Rand zu Rand erfaßt werden. Nach jedesmaligem Erreichen des Randes ist dann das Präparat in einer Richtung, d. h. entweder nach links oder nach rechts, ein wenig zu verschieben, so daß ein wiederholtes Erfassen der gleichen Blutzellen vermieden wird. *Schilling* empfiehlt das mäanderartige Absuchen der Ausstrichränder an 4 verschiedenen Stellen (4-Feld-Mäandermethode). *Sprode* hat kürzlich versucht, die Fehlerbreite der Differenzierung bei Leukozyten im Rahmen des Differentialbildes festzustellen. Für klinische Bedürfnisse ist eine Auszählung von 200, für Forschungszwecke von 500 Zellen erforderlich. *Sprode* stellte fest, daß nach Auszählung von nur 100 Zellen der zu erwartende Fehler fast doppelt so hoch ist wie bei der Auszählung von 200 Zellen. Die einzelnen s-Werte (mittlere Streuung) sind folgender Tabelle zu entnehmen (nach *Sprode*):

Zellart	s in % Vierfeld-Mäander-Zählung
Basophile	0,3
Eosinophile	0,8
Stabkernige N.	0,5
Segmentkernige N.	3,4
Lymphozyten	3,3
Monozyten	0,6

Der Zufallsbereich dürfte für allgemeine klinische Untersuchungen mit $\pm$ 2 s (s = mittlere Streuung) bei einer Überschreitungswahrscheinlichkeit von 4,55 % begrenzt werden. Für wissenschaftliche Untersuchungen ist die Benutzung des 3-s-Bereiches zu empfehlen, wobei die Überschreitungswahrscheinlichkeit nur 0,27 % beträgt. Bei der Feststellung der Absolutwerte der einzelnen Zellarten ist zu berücksichtigen, daß außer dem Fehler der Ausstrichzählung auch der Fehler der Kammerzählung in das Resultat eingeht.

II. Das Leukozytenkonzentrat

Besonders bei Leukopenien dauert es gelegentlich recht lange, wenn beispielsweise 500 bestimmte Leukozyten in einem guten Blutausstrich einzeln beurteilt werden sollen. Eine Anreicherung der Leukozyten im Ausstrich ist bei Benutzung von Venenblut durch *Klima, Beyreder und Lampar* zur Leukozytendifferenzierung für die verschiedensten Zwecke empfohlen worden.
Technik: Entnahme von 4,8 ml Venenblut mit einer Spritze, die bereits 0,2 ml Vetren (20 I.E.) enthält. Danach erfolgt Zentrifugieren in Röhrchen von etwa 11 mm Durchmesser bei einer Tourenzahl von 2800 bis 3000 über 20 Minuten. Nach Absaugen der Plasmasäule werden aus der dem Erythrozytensediment aufsitzenden Schicht mit der Kapillarpipette 2 Tropfen abgehoben, einzeln auf einem Objektträger vorsichtig durchmischt und in der üblichen Weise ausgestrichen. Erst danach wird das meist gut sichtbare Thrombozytenhäutchen mittels Platinöse entfernt und die Leukozytenschicht erneut abgesaugt.

III. Der „Dicke Tropfen"

Der Wunsch, spärliche Parasiten im Blut leichter auffindbar zu machen, führte zur Methode des „Dicken Tropfens" *(Ross, Ruge, Schilling)*. Durch Auslaugen, d. h. Hämolysieren des deckenden Blutfarbstoffes, werden größere Blutmengen leichter übersehbar. Die Methode ist zum Nachweis aller Blutparasiten zu verwenden; beim

Menschen demnach für Malariaplasmodien, Spirochäten, Trypanosomen und Filarien. Zur Orientierung über das Vorliegen von *Heinz*-Körpern, Polychromasie, basophiler Punktierung in Erythrozyten oder auch Eosinophilie sind „Dicke Tropfen" besonders bei Reihenuntersuchungen von Bedeutung. Bei der Blutentnahme zur Anfertigung eines „Dicken Tropfens" ist stets auch ein normaler Blutausstrich zur Kontrolle des Befundes anzufertigen. Eine Beurteilung des Präparates setzt einige Erfahrung voraus, da die im normalen Ausstrichpräparat stark ausgebreiteten Leukozyten im „Dicken Tropfen" durch ihre Kugelform sehr klein erscheinen und auch die Plasmodien geschrumpft sind.

Technik: Notwendiges Reagens: Frisch hergestellte *Giemsa*-Lösung (1 bis 2 Tropfen *Giemsa*-Stamm-Lösung auf 1 ml Aqua dest.).

2 größere Bluttropfen werden auf einen gut gereinigten, vollkommen fettfreien Objektträger gebracht, mit Hilfe der Impffeder auf etwa $1^1/_2$ cm Durchmesser ausgebreitet und ausgiebig (24 Stunden) luftgetrocknet. Rascheres Trocknen ist im Brutschrank (37°) oder in der Sonne (30 Minuten) zu erreichen. Das unfixierte Präparat wird auf der Färbebrücke vorsichtig mit *Giemsa*-Lösung begossen. Die Hämolysierung ist am Auftreten einer deutlichen roten Farbwolke erkennbar. Nach 3 bis 5 Minuten erfolgt der einmalige Ersatz der ersten Farblösung durch ein frisches Gemisch. Nach weiterer Färbung für 25 Minuten sehr vorsichtig abspülen mit Aqua dest., erst jetzt das Präparat von der Färbebrücke nehmen, senkrecht aufstellen und trocknen lassen.

Nach Betrachtung mit Ölimmersion dürfen „Dicke-Tropfen"-Präparate nur mit dem Handballen vom Immersionsöl befreit werden. Die Benutzung von Xylol führt zu störenden Niederschlägen. Eine längere Aufbewahrung bzw. Erhaltung des Präparates zur späteren Demonstration gelingt mit Paraffinum liq. unter dünnstem Deckglas *(Schilling)*.

IV. Der Knochenmarkausstrich

Durch *Neumann* wurde 1868 das Markorgan als wesentlicher Ursprungsort der Hämatopoese erkannt. Die Knochenmarkgewinnung erfolgt seit *Arinkin* durch die *Markpunktion* im Bereich des Brustbeins, der Darmbeinschaufel, der Dornfortsätze der Lendenwirbel und am Kreuzbein. Bei Kindern bis zu 2 Jahren wird das obere Tibiadrittel anderen Punktionsstellen vorgezogen. Todesfälle zu Lasten der Sternalpunktion sind bekannt geworden; sie lassen sich bei vorsichtigem, korrektem Vorgehen (z. B. Einstellen und Arretieren der Schutzplatte an der Punktionskanüle) sicher vermeiden. Die den Patienten nicht so belastende Iliakalpunktion wird zu Unrecht weniger angewandt. Die Markpunktion ist im Prinzip einfach und auch ambulant (außer bei Blutungsbereitschaft!) durchführbar.

Im Hinblick auf die Materialgewinnung stellt die *Marktrepanation (Seyfarth)* eine vorteilhafte Methode dar und wird deshalb bei speziellen Fragestellungen herangezogen (siehe folgendes Kapitel).

Eine gute Haut-, Unterhaut- und insbesondere Periostanästhesie (8 bis 10 ml 2% Novocainlösung) ist vor der Punktion erforderlich. Die scharfe, kurz geschliffene Kanüle soll unter Drehbewegungen die Kortikalis durchbohren. Der Widerstand des Knochens ist bei den einzelnen Kranken unterschiedlich und oft überraschend gering. Zum Aspirieren des Knochenmarks wird zweckmäßig eine trockene 20-ml-Spritze benutzt. Ist die Markpunktion zunächst scheinbar ohne Erfolg, so findet man nicht selten für die Diagnosestellung vielleicht eben ausreichende Markpartikel am Spritzenstempel oder in der Kanüle.

Das erhaltene Material wird in saubere (evtl. paraffinierte) Uhrglasschälchen gegeben. Auf diesen werden die graugelblichen Markbröckel an den Rand geschoben, mit möglichst wenig anhaftendem Blut auf einen sauberen Objektträger gebracht und Quetsch- oder Tupfpräparate hergestellt. Für die Routineuntersuchungen eignen sich vorwiegend Quetschpräparate, die „gewebsähnliche" Markausstriche ergeben. Bei vorsichtigem Vorgehen ist bei solchen zwischen 2 Objektträgern hergestellten Ausstrichen der Anteil der geschädigten Zellen recht gering.

Bereits makroskopisch erhält man Hinweise über die Markbeschaffenheit. Während normalerweise die Zahl der Markbröckel gering ist, wird bei hyperplastischen Prozessen, besonders bei solchen der Erythropoese, reichlich Mark gewonnen. *Rohr* weist auf die verschiedenen Gründe einer erfolglosen Punktion hin. Diese ist nicht selten durch die „Festigkeit" der histologischen Struktur des punktierten, pathologisch veränderten Markgewebes bedingt. Bei chronischen Lymphadenosen, Retikulosen u. a. wird gelegentlich erst die Wiederholung einer Punktion nach einer „punctio sicca" zum Erfolg führen. Bei klinisch bereits vermuteten aplastischen, myelofibrotischen oder -sklerotischen Markveränderungen ist eine negative Punktion diagnostisch ebenso hinweisend.

Der Untersucher sollte sich bemühen, die diagnostische Aussagemöglichkeit der Knochenmarkpunktionsmethode einzuschätzen, d. h. ihre Grenzen beurteilen zu lernen. Eine Punktion ist besonders indiziert zur Klärung aleukämischer Leukosen, ätiologisch unterschiedlicher Anämien, bei Osteomyelosklerose, Retikulosen, Plasmozytom und anderen Hyperplasien und Neoplasien, sowie aplastischen Zuständen der Knochenmarkzellsysteme.

Zur Beurteilung der Markbefunde ist zunächst eine Registrierung der qualitativen und quantitativen Zellzusammensetzung des Ausstriches notwendig. Um absolute quantitative Feststellung des Knochenmarkzellgehaltes hat sich in letzter Zeit *Sandkühler* bemüht. Die flächenhaften, gewebeartigen Markausstriche (Methodik siehe oben) werden mit einem Zählnetz quantitativ ausgewertet. *Sandkühler* gibt folgende Technik an:

Durchmusterung des Präparates, Aufsuchen einer Markstelle, deren Zell- bzw. Fettgehalt etwa „durchschnittlich", also für das Präparat charakteristisch ist.

Mit einem Spezialokular zur Knochenmarkauszählung *(Leitz, Wetzlar)*, das für das betreffende Mikroskop und mit einem 20- bis 25fachen Objektiv geeicht wurde (Kantenlänge der Begrenzungsquadratblende entsprechend 316 μ im Objekt), zählt man die kernhaltigen Zellen in zwei „repräsentativen“ Gesichtsfeldern aus. Differieren die beiden Werte um weniger als 10 % vom Mittel, so genügt dies für Routinezwecke; die gefundene Zahl braucht nur mit 1000 multipliziert zu werden und stellt dann den Zellgehalt in einem cm² dar.

Ist ein Gesichtsfeld nicht völlig von Zellen bzw. Fetttropfen erfüllt, so darf es bis zu 10 % (notfalls bis 20 %) aus einer anderen Stelle ergänzt werden. Zellen und Fett sind als Gewebsanteile gleichberechtigt, Blutseen und Plasmalücken nicht. Einzelne Erythrozyten liegen auch in Schnittpräparaten zwischen den Parenchymzellen und stören die Beurteilung nicht. Dagegen ist bei vermehrtem Bindegewebsgehalt die Methode nicht brauchbar. Hier ist aber auch für die qualitative Diagnostik meist die Histologie nötig. Die kleinen Zählfelder innerhalb des großen Quadrates müssen, sofern sie nicht fetthaltig sind, *mindestens* 2 kernhaltige Zellen aufweisen; anderenfalls sind sie zu ersetzen (Ausnahme: Riesenzellen). An den zu zählenden Stellen müssen die Zellen gut differenzierbar ausgebreitet sein. Verklumpte und unübersichtliche Zellkomplexe werden nicht benutzt.

Die Zelldifferenzierung wird nicht auf 1000 durchgeführt und prozentual ausgedrückt, sondern man bestimmt die Zahl einer Zellform in einer Okularblende. Die Summe jeder einzelnen Zellart ergibt dann – mit 1000 multipliziert – direkt ihre *absolute* Zahl je cm². So werden ungerade Zahlen und fast alle Berechnungen vermieden, und der Zeitaufwand bleibt verhältnismäßig gering. Bei größerer Genauigkeitsforderung zählt man ein Mehrfaches der genannten Zellzahl und reduziert die gewonnenen Werte.

Mit dieser Technik erhielt *Sandkühler* folgende *Normalwerte der Markzellen* (Absolutwerte auf cm²), die Durchschnittszahlen von 18 gesunden Erwachsenen darstellen:

Retikulum:	Sinusoidzellen (Makrophagen)	– 500
	Stromazellen	6200 – 22000
	Plasmazellen	4500 – 10000
Erythropoese:	Proerythroblasten	1000 – 6000
	Erythroblasten verschiedener Reifestufen	75000 – 150000
Granulopoese:	Myeloblasten	1000 – 2500
	Promyelozyten	6000 – 22000
	Myelozyten	40000 – 70000
	Metamyelozyten	55000 – 95000
	Reife Neutrophile	40000 – 75000
	Unreife Eosinophile	1000 – 8000
	Reife Eosinophile	1500 – 9000
Gewebsbasophile:		– 2000
Lymphozyten:		10000 – 60000

Diese Form der Auszählung der Markzellen ist für eine korrekte Beurteilung bestimmter wissenschaftlicher Fragestellungen notwendig. Sie beweist ihren Wert besonders bei Bewertung von Verlaufsserien.

Im klinischen Alltagsbetrieb werden jedoch die wesentlichsten aus dem Markpunktat überhaupt erkennbaren Krankheitsbilder auch ohne eine genaue Auszählung der einzelnen Zellen möglich sein.
Die Bewertung von Markausstrichen wird durch das Vorliegen von gleichzeitig abgenommenen Blutausstrichen erleichtert. Bei Zusendung von Punktaten an ein hämatologisches Labor zwecks Beurteilung sollte neben klinischen Hinweisen deshalb auch ein Blutausstrich beigefügt werden.

C. Der histologische Schnitt des Knochenmarks

Auch die vorsichtigsten Ausstrich- bzw. Tupfmethoden verwischen die histologische Struktur des Markes vollkommen, nachdem bereits durch die Art des Vorgehens bei der Punktion die kleinen Markbröckel aus ihrem geweblichen Zusammenhang gerissen sind. Die Möglichkeiten der histologischen Markdiagnostik werden sowohl intra vitam wie postmortal nur wenig geübt, obwohl nur dadurch Aufschlüsse über die Marktopographie zu erhalten sind. Bei der feingeweblichen Untersuchung von Leichenmaterial sind bereits nach wenigen Stunden die Veränderungen am Knochenmark so stark, daß dann die histologische Beurteilung von anderen Voraussetzungen ausgehen muß. Die folgenden Angaben beziehen sich deshalb in erster Linie auf intravitale Verhältnisse.

Dem Kliniker steht durch die Trepanation nach *Seyfarth* bei bestimmten Fragestellungen Markmaterial in Form eines Gewebszylinders zur weiteren histologischen Untersuchung zur Verfügung. Auch die kleinen Markbröckel, die durch die übliche Markpunktion mit der Sternalnadel gewonnen werden, können histologisch weiterverarbeitet werden. Diese werden auf dem Uhrglasschälchen zusammengeschoben und gelangen nach der Gerinnung des Markblutes in dieser Form zur Fixation. Günstiger ist das Aufsaugen der einzelnen Markbröckel in einer 5-ml-Rekordspritze (ohne Kanüle), die dann bis zur Gerinnung des Markblutes mit dem ein wenig herausgezogenen Stempel nach oben gehalten wird. Das zylindrische Koagulum, das die Bröckel enthält, sitzt beim Herausziehen auf dem Spritzenstempel. Zur Beurteilung eines histologischen Schnittes ist die Kenntnis der normalen „Markraumanatomie“ *(Wienbeck)* erforderlich. *Wienbeck* unterscheidet zwischen Reifungs- und Bildungszonen im Mark: In der um die Spongiosabälkchen und die Arterien verlaufenden Bildungszone findet die Granulopoese statt. Die Reifungszone liegt in der Nachbarschaft der Knochenmarksinusoide, also annähernd in der Mitte zwischen 2 Spongiosabälkchen. In diesem Bereich erfolgten die Ausreifung der Granulozyten und auch die vorwiegend in Gruppen lokalisierte Erythropoese. Diese fällt wegen ihrer dunklen Kerne oft schon bei schwacher Vergrößerung auf. Zahl und Größe dieser Erythropoesegruppen geben einen guten Anhalt über den Grad der roten Blutbildung.

Eine exakte histologische Technik ist notwendig, um die Zellen des Knochenmarks auch im Schnittpräparat differenzieren zu können. Im folgenden wird die von *Maxi-*

mow bereits angewandte, von *Wienbeck* übernommene und von *Lennert* vervollkommnete Technik angegeben:

Fixierung: Notwendige Reagenzien: Frisch zubereitete *Maximow*-Lösung (90 ml *Zenker*scher Flüssigkeit werden unmittelbar vor Gebrauch 10 ml Formol zugegeben). Fixierungsdauer: 6 bis 12 Stunden (max. 18 Stunden). Danach 24 Stunden auswaschen in fließendem Leitungswasser. Daran anschließend Aufbewahrung in 70% Alkohol oder Weiterbehandlung.

Entkalkung: Notwendiges Reagens: 5% Salpetersäure. Einwirkung nicht über 18 bis 24 Stunden ausdehnen. Bei Trepanationszylindern reichen 18 Stunden aus. Anschließende Neutralisierung mit Natriumsulfat für 24 Stunden, das wiederum 24 bis 48 Stunden lang mit Leitungswasser ausgewaschen wird.

Einbettung: Zelloidin-Paraffin-Einbettung; es genügt auch Paraffin-Einbettung, wobei Methylbenzoat als Intermedium zu verwenden ist.

Färbung: 2 bis 3 Stunden (oder länger) in *Giemsa*-Lösung (etwa 1 bis 2 ml Stammlösung auf 75 ml abgekochtes Aqua dest., evtl. nach jeder Stunde erneuern), kurz differenzieren in essigsaurem Aqua dest. (1 Tropfen Eisessig auf 100 ml Aqua dest.) bis Spongiosa rötlich gefärbt ist. Weiter differenzieren in 96% Alkohol (Äthylalkohol!), oder zur Erhaltung der Megakaryozytengranula und geschädigter Gewebsmastzellen für einige Minuten in *Haden*sche Pufferlösung stellen und anschließend mit Filtrierpapier abtrocknen. Unterbrechung der Differenzierung in Hartosol, zweimal je $^1/_2$ Minute, um dann die Präparate durch 3 Küvetten reinen, d. h. säure- und alkoholfreien Xylols zu führen; Caedax (säurefrei!).

Zur Darstellung der Mastzellen sind alkoholisch fixierte und nicht entkalkte Schnitte in alkoholischer Toluidinblaulösung zu färben.

Färbeergebnis: Kerne und basophile Zytoplasmakomponente blau; neutrophile Granula rosafarben; eosinophile Granula kräftig orangerot; Granula der Gewebsmastzellen (metachromatisch) rotviolett; Nukleolen blauviolett; Erythroblasten in allen Abstufungen blau-violett-eosinrot.

D. Färbe- und Zählmethoden für Blut- und Knochenmarkausstriche

I. Panoptische Färbungen

Sowohl bei Routine- als vor Spezialuntersuchungen ist als erste Färbung eine der 3 folgenden Differenzierungsfärbungen angezeigt.

Färbung nach Giemsa (Romanowsky)

Notwendige Reagenzien:

Methylalkohol,
Giemsa-Standardstammlösung (eosin-saures Methylen-Azurblau)

Den luftgetrockneten Objektträgerausstrich 5 Minuten in unverdünntem Methylalkohol fixieren; danach lufttrocknen; anschließend 25 bis 30 Minuten auf der Färbebrücke mit frisch hergestellter *Giemsa*-Lösung färben. Herstellen der Lösung: 10 bis 20 Tropfen *Giemsa*-Stammlösung auf 10 ml Aqua dest.

(Beachte: In den letzten Jahren fallen die *Giemsa*-Stammlösungen unterschiedlich aus, so daß ein Erproben der besten Färbbarkeit notwendig ist.)

Ausstriche mit Aqua dest. abspülen und in senkrechter Stellung lufttrocknen lassen. (Beachte: Vorbedingung für jede gute Färbung ist neutral reagierendes, d. h. besonders CO_2-freies Aqua dest. Ist das zur Verdünnung der Farblösung und als Spülflüssigkeit benutzte Aqua dest. von saurer Reaktion, werden die nach *Giemsa* gefärbten Ausstriche kräftig rot, ist das Wasser zu alkalisch, werden die Ausstriche graublau oder grünlich gefärbt, während sie bei einwandfreier Färbung mattrosa aussehen sollen.

Schilling empfiehlt bei schlechten Färberesultaten trotz Beachtung der Färbevorschriften folgendes: 5 bis 10 ml Aqua dest. werden mit einigen Körnchen Hämatoxylin versetzt [Pinzette!]. Nach 1 Minute, spätestens nach 5 Minuten muß eine schwach violette Farbe auftreten, sonst ist das Wasser für die *Giemsa*-Lösung unbrauchbar. Durch tropfenweisen Zusatz von 1 % Natriumkarbonat kann das Aqua dest. verwendbar gemacht werden. Oft genügt bereits 15 Minuten langes Kochen des Aqua dest.)

Kombinierte May-Grünwald-Giemsa-Färbung nach Pappenheim

Notwendige Reagenzien:

Eosin-Methylenblau nach *May–Grünwald*,
Giemsa-Standardstammlösung.

Den luftgetrockneten Blutausstrich auf der Färbebrücke mit Eosin-Methylenblau nach *May-Grünwald* für 3 bis 5 Minuten bedecken. In dieser Zeit muß eventuell Lösung nachgegossen werden, da diese rasch verdunstet. Das Verdunsten führt zu Niederschlägen. (Beachte: Eine besondere vorausgehende Fixierung entfällt, da der Farbstoff Methylalkohol enthält.)

Danach Verdünnung der Farblösung auf dem Objektträger durch Zugabe etwa der gleichen Menge Aqua dest. (etwa 15 bis 20 Tropfen). Einwirkung 1 Minute; danach Abgießen der verdünnten Farbflüssigkeit. Nachfärben mit verdünnter *Giemsa*-Lösung (10 bis 20 Tropfen *Giemsa*-Stammlösung auf 10 ml Aqua dest.) bei Blutausstrichen über 30 Minuten, bei Knochenmarkausstrichen über 45 Minuten. Schließlich intensives Abspülen mit Aqua dest.; lufttrocknen.

Färbung nach Wright

Notwendiges Reagens: Farblösung nach *Wright*.

Dem luftgetrockneten Blutausstrich werden 10 Tropfen der Farblösung nach *Wright* aufgeträufelt, die gleichzeitig fixiert. Nach 1 bis 3 Minuten Verdünnung durch Auftropfen von 10 bis 15 Tropfen Aqua dest; nach 4 bis 6 Minuten Abspülen; lufttrocknen lassen.

II. Färbung und Zählung der Retikulozyten

Färbung nach Wolfer, modifiziert durch Schudel

Notwendiges Reagens: 5 % alkoholische Brillantkresylblaulösung.

Eine gesättigte 5 % alkoholische Brillantkresylblaulösung wird mit dem Glasstab auf Objektträger übertragen. Nach dem Verdunsten wird die Farbstofffläche angehaucht und mit Watte oder einem Seidenläppchen leicht verrieben, so daß eine gleichmäßige kräftige Farbschicht resultiert. Um eine Verfärbung der Finger zu vermeiden, bestreiche man nur die Hälfte der Objektträger, von denen man sich einen entsprechenden Vorrat bereithalten sollte. Mit der Schichtseite eines Objektträgers werden 4 bis 6 mittelgroße Bluttropfen von der Fingerkuppe abgenommen und mit einem zweiten mit Brillantkresylblaulösung vorbereiteten Objektträger Schicht zu Schicht zugedeckt. Durch ein- bis zweimaliges Abheben und Zudecken der Objektträger erfolgt eine ausreichende Vermischung des Blutes mit Farbe, so daß nach 2 bis 3 Minuten die Färbung abgeschlossen ist. Das zusammengemischte Blut wird nun auf saubere Objektträger ausgestrichen. Färberesultat: Erythrozyten hellgrün, Substantia reticulo-filamentosa dunkelblau.

Zur Auszählung ist eine Verkleinerung des Gesichtsfeldes durch ein selbstverfertigtes, aus Papier geschnittenes Okularfensterchen bzw. ein Zählokular notwendig. Es werden 3000 Erythrozyten ausgezählt und die hierbei beobachtete Retikulozytenzahl in ‰-Werten angegeben, mit denen die absoluten Werte errechnet werden können. Normalwerte: 8 bis 10 ‰, Streubreite 5 bis 15 ‰.

Färbung nach Holboll

Notwendiges Reagens: Kochsalzhaltige 1 % Brillantkresylblaulösung (Brillantkresylblau 1,0; Sol. natr. chlor. 0,9 % ad 100,0).

In ein paraffiniertes Blockschälchen werden 1 Tropfen kochsalzhaltige Brillantkresylblaulösung und ein gleich großer Bluttropfen gegeben und mit einem paraffinierten Glasstab gemischt. Nach 30 bis 45 Minuten Stehenlassen in feuchter Kammer werden nach erneutem Mischen Ausstriche angefertigt, die lufttrocknen müssen. Färberesultat und Auszählungsmethode wie oben.

Heilmeyer modifizierte das Vorgehen: In einer Leukozytenzählpipette wird 1% kochsalzhaltige Brillantkresylblaulösung bis zur Marke 0,5 aufgezogen und Blut bis zur Marke 1,0 nachgesaugt. Darauf wird das Gemisch vorsichtig, möglichst ohne Luftblasenbildung in ein paraffiniertes Uhrglasschälchen ausgeblasen und erneut mit paraffiniertem Glasstab gemischt (kein mehrmaliges Aufziehen in die Leukozytenpipette!). Weiteres Vorgehen siehe oben. Um Achromozyten und Achromoretikulozyten mit dieser Färbung sichtbar zu machen, empfiehlt *Eilers* folgende Methode: Fixierung der luftgetrockneten Ausstrichpräparate für $1^1/_2$ Minuten in Methylalkohol. Nachfärbung für 6 bis 12 Stunden mit 1:10 verdünnter wäßriger *Giemsa*-Lösung. Wegen der Wärmeempfindlichkeit dieser Zellen wird Färbung im Kühlschrank angeraten (siehe Abb. 13 a, b).

Färbung nach Hirschfeld

Notwendige Reagenzien: Methylenblau *Löffler*,
Methylalkohol,
Karbolgentianaviolettlösung wie für Bakterienfärbung.

Der frische luftgetrocknete (höchstens 3 Tage alte) Blutausstrich wird auf der Färbebrücke mit Methylenblau *Löffler* für 5 Minuten hämolysiert und vorgefärbt. Der vorsichtig, aber gründlich mit Aqua dest. abgespülte Ausstrich wird nach Lufttrocknen durch Aufgießen von Methylalkohol fixiert. Nach Lufttrocknen (5 bis 30 Minuten) Nachfärben in Küvette mit Karbolgentianaviolett. Die Präparate sollen mit Leitungswasser gut abgespült werden und dann lufttrocknen. Auszählung wie oben (siehe Abb. 14).

Undritz empfiehlt in diesem Zusammenhang, zum Auszählen echtes Zedernöl zu benutzen, da synthetisches die Farbe löst.

Zählung der Retikulozyten nach dem Phasenkontrastverfahren

Die Zählung der Retikulozyten ist erst nach Hämolyse möglich, da nur dann die Gesamtzahl der Erythrozyten mit einer Substantia-granulo-filamentosa erfaßbar ist. Die mit dieser Methode in der Zählkammer erfaßten Werte stimmen mit den durch Vitalfärbungen erhaltenen Zahlen überein.

Notwendiges Reagens: 1 % wäßrige Ammoniumoxalatlösung,
1 % wäßrige Essigsäurelösung $\overline{aa}$.

In einer Leukozytenpipette wird das Blut bis zur Marke 0,5, danach die Lösung bis zur Marke 11,0 aufgezogen. Nach etwa 5 Minuten ist die Hämolyse der Erythrozyten ausreichend. In der gefüllten Zählkammer ist nach 3 Minuten die Sedimentierung eingetreten, so daß mit der Auszählung begonnen werden kann. Ein Phasenobjektiv mit 20facher Vergrößerung und ein 12- bis 15faches Okular eignen sich besonders für die Auszählung. Granulation und Netzzeichnung verschiedenen Grades bei den Retikulozyten unterscheiden sich gut von den leeren Stromata der ausgereiften Erythrozyten. Diese Methode eignet sich besonders für Serienuntersuchungen. An Stelle der angegebenen Lösung kann auch eine (bakterien- und pilzfreie!) 2% Novocainlösung benutzt werden.

III. Vitalfärbung für Heinz-Körper

Notwendiges Reagens: 0,5% Nilblausulfatlösung in absolutem Alkohol.
Die Färbemethodik entspricht der Supravitalfärbung der Retikulozyten nach *Wolfer*, nur wird an Stelle der Brillantkresylblaulösung 0,5% alkoholische Nilblausulfatlösung benutzt.
Färberesultat: Die *Heinz*-Körper färben sich in den gelblichen bis blauen Erythrozyten kräftig dunkelblau an (siehe Abb. 32).

IV. Peroxydasereaktionen

Färbung nach Graham-Knoll

Notwendige Reagenzien: 10% Formalinalkohol (10 ml 40% Formalin auf 90 ml 96% Alkohol (unvergällt),
Peroxydasereagenz: 1 Messerspitze Benzidin wird in 6 ml Alkohol absol. aufgelöst und mit 4 ml Aqua dest. verdünnt; Zusatz von 0,02 ml H_2O_2 (die Haltbarkeit dieses Reagens ist auf wenige Tage begrenzt),
Giemsa-Standardstammlösung.

Fixierung des luftgetrockneten, frischen Blutausstriches auf der Färbebrücke mit Formalinalkohol für 30 Sekunden. Kräftiges Abspülen mit Leitungswasser und lufttrocknen lassen. Aufgießen des Peroxydasereagens für 5 Minuten. Nach Abspülen mit Leitungswasser und Lufttrocknen, Färbung nach *Giemsa* (jedoch doppelte Färbezeit).
Das Prinzip dieser Färbung entspricht dem Blutnachweis im Stuhl: Abspaltung von Sauerstoff aus H_2O_2 und Oxydation des Benzidins, wodurch der blaue Farbstoff des Benzidins in den granulierten Zellen auftritt.
Färberesultat: „Peroxydase-positiv" (gelbgrüne bis braune Körnelung) sind eosinophile und neutrophile Granulozyten vom Promyelozyten an, Basophile und der überwiegende Teil der Monozyten.
„Peroxydase-negativ" sind Lymphozyten, Myeloblasten, einzelne Monozyten, Plasma- und Retikulumzellen, sowie alle Riesenzellen (siehe Abb. 94).

Färbung nach Sato

Notwendige Reagenzien: 0,5 % Kupfersulfat,
0,2 Benzidin in 100 ml Aqua dest. Hinzufügen von 2 Tropfen 3 % H_2O_2.
1 % wäßrige Safraninlösung.

Auf das frische luftgetrocknete Blutausstrichpräparat für 30 Sekunden 0,5 % Kupfersulfatlösung gießen. Nach Abgießen (nicht Abspülen!) wird das Peroxydasereagenz auf das Präparat filtriert, das 2 Minuten einwirkt. Vorsichtiges Abspülen mit Aqua dest. und Nachfärbung mit 1 % wäßriger Safraninlösung für 2 Minuten. Vorsichtiges Abspülen, Lufttrocknen.

Färberesultat: Die Granulation der „Peroxydase-positiven" – Zellen (siehe oben) ist dicht und grob, von blauschwarzer Farbe (siehe Abb. 71).

V. Färbung der Basophilen nach Undritz

Notwendiges Reagens: Gesättigtes Toluidinblau-Methanol (etwa 1 g Toluidinblau auf 100 ml Methanol; die Lösung ist unbegrenzt haltbar).

Fixieren und Färben des luftgetrockneten Ausstriches auf der Färbebrücke mit Toluidinblau-Methanol für 5 Minuten. Danach Abspülen mit Wasser und Lufttrocknen.

Färbeergebnis: Die Granulation der Basophilen ist infolge der Metachromasie leuchtend rotviolett; alle übrigen Zellen sind graublau gefärbt. Die Granulation toxisch granulierter Neutrophiler, der Promyelozyten, Promonozyten und Blutplättchen kann eine geringgradige metachromatische Verfärbung geben, die aber leicht von derjenigen der Basophilen zu unterscheiden ist.

Die absolute Zahl der Blutbasophilen ist mit Hilfe einer Zählkammermethode feststellbar (siehe Seite 274).

VI. Färbung zum Nachweis von Siderozyten nach Grüneberg

Notwendige Reagenzien: Methylalkohol,
Ferrozyankalium-Salzsäurelösung (1 ml 25 % HCl auf 99 ml H_2O, eisenfrei! Zugabe von 1 g Ferrozyankalium).
0,1 % wäßrige Eosinlösung.

Nach Fixierung eines sehr dünnen luftgetrockneten Blutausstriches mit Methylalkohol für 5 Minuten und nachfolgendem Lufttrocknen wird die Ferrozyankalium-Salzsäurelösung für 3 bis 4 Minuten auf das Präparat gegossen. Danach Abspülen mit Aqua dest. und Gegenfärbung mit Eosinlösung für 2 bis 3 Minuten. Schließlich Abspülen und lufttrocknen lassen.

Das Prinzip beruht auf der Berlinerblau-Reaktion von Eisen in Erythrozyten, das in Form blauer Granula in den „Siderozyten" nachweisbar wird (siehe Seite 38).

Sideroblasten (Erythroblasten mit Eisengranula) finden sich im Mark wesentlich häufiger als Siderozyten im peripheren Blut. (Normalwerte im menschlichen Blut

0 bis 3%.) Die Siderozytenbildung im Mark ist von der Stärke des Eisenangebotes abhängig. Dabei besteht nach *Kaplan* eine Korrelation zwischen der Höhe des Serumeisenspiegels und der Sideroblastenzahl im Mark. So ist bei Eisenmangelanämien eine Verminderung der Sideroblasten und Siderozyten zu finden, während eine Vermehrung dieser Zellen bei manchen hämolytischen Anämien, nach Splenektomie, bei Bleiintoxikation, bei M. *Biermer* und einer seltenen Anämieform besteht, die nur durch den Siderozytennachweis feststellbar ist. Bei dieser Erkrankung liegt eine Eisenverwertungsstörung im Rahmen kongenitaler oder erworbener Defekte der Porphyrinsynthese mit Störung des Eiseneinbaues in das Porphyrinmolekül vor. Bei hohen Serumeisenwerten und erhöhten Siderozytenzahlen besteht eine Hypochromie *(Heilmeyer)*.

VII. Fettfärbung mit Sudan III nach Romeis

Notwendiges Reagens: Sudan III nach *Hollborn* (Sudanrot mit etwas Sudangelb). Zur Fixierung der Objekte dient Formol in den üblichen Konzentrationen; auch nach Fixierung in *Maximow*-Lösung oder *Orth*schem Gemisch werden gute Resultate erhalten.

Stammlösung: Man schüttet 1 g Sudan III in einen Erlenmeyer-Kolben und übergießt mit 100 ml 80% Alkohol. Nach Aufsetzen eines Siederohres (Glasrohr von etwa 1,2 bis 5 cm Länge und 6 bis 8 mm lichter Weite im durchbohrten Korkstopfen) erhitzt man die Flüssigkeit auf einem kochenden Wasserbad bis zum Sieden. Dann wird der Korkstopfen durch einen Gummistopfen ersetzt, der gut verschlossene Kolben bei Zimmertemperatur abgekühlt und danach $^1/_2$ bis 1 Stunde in fließendes Wasser gestellt. Am folgenden Tag wird die Lösung filtriert und in einem Gefäß aus Jenaer Glas gut verschlossen aufbewahrt (jahrelang haltbar).

Kolloidale Farblösung von 40% Alkoholgehalt: Eine bestimmte Menge der Stammlösung wird abfiltriert und in einem Schüttelzylinder mit der gleichen Menge destillierten Wassers allmählich (in Portionen von 5 ml) versetzt. Nach jedem Zusatz wird der Schüttelzylinder zehnmal hin- und hergekippt. Die erhaltene kolloidale Sudanlösung muß 24 Stunden gut verschlossen stehenbleiben; sie wird filtriert und ist dann gebrauchsfertig. Die kolloidale Lösung kann auch sofort nach Herstellung $^1/_2$ Stunde zentrifugiert werden. Die überstehende Lösung wird vorsichtig abgegossen, filtriert und ist sofort verwendungsfähig. Diese fertige Lösung muß ein zinnoberrotes, lackfarbenes Aussehen besitzen; selbst in 3 mm dicker Schicht soll sie noch völlig undurchsichtig sein. Sie ist 2 bis 3 Wochen brauchbar. Vor jedem Gebrauch ist erneutes Filtrieren erforderlich.

Fixieren: 15 Minuten in Formol 1:9. Danach Abspülen mit Leitungswasser, 3mal Eintauchen in Aqua dest. und abtropfen lassen.

Feucht einstellen in die Sudanlösung für 6 bis 8 Stunden bei Zimmertemperatur. Intensives und rasches Auswaschen mit Aqua dest. Kernfärbung mit Hämalaun 15 bis 20 Minuten (notwendiges Reagens: Hämalaun *Mayer* oder *Ehrlich*). Gründliches

Auswaschen mit Leitungswasser, mindestens $^1/_2$ Stunde abtropfen, feucht einschließen mit Deckgläschen in Glyzeringelatine.
Färberesultat: Neutralfett orange angefärbt. Eosinophile und Neutrophile sowie in wechselndem Maße die Monozyten positiv. Ebenso positiv die fettspeichernden Knochenmark-Stromazellen (Fettzellen). Beachte: Kein Zedernöl, kein Xylol benutzen!

VIII. Silberimprägnation der Markausstriche nach Gomori

(In der Ausführung nach *Heckner und Voth*)

Fixieren der frischen, lufttrockenen Präparate für 5 Minuten in Methylalkohol. Trocknen ohne Abspülen.
Einstellen in 0,5 % Kaliumpermanganatlösung für 1 bis 2 Minuten. Auswaschen mit Leitungswasser 5 Minuten.
Entfärben mit 1 % Kaliummetabisulfitlösung 1 Minute. Auswaschen mit Leitungswasser 5 Minuten.
Sensibilisieren mit 2 % Eisenammoniumsulfatlösung (aus frischen Kristallen jeweils frisch zubereiten) 1 Minute. Auswaschen mit Leitungswasser 3 Minuten; dann 2- bis 3mal mit Aqua dest. je 2 Minuten.
Imprägnieren mit Silberlösung nach *Gomori* höchstens 1 Minute. Sofort abspülen mit Aqua dest. 5 Sekunden (Silberlösung nach *Gomori*: zu 10 ml 10 % Silbernitratlösung werden 2 ml einer 10 % Kalilauge im Schüttelzylinder zugesetzt. Tropfenweiser Zusatz von konz. NH_3, nach jedem Tropfen schütteln. Nach völliger Lösung des Niederschlages sorgfältiger tropfenweiser Zusatz von 10 % Silbernitratlösung und schütteln, bis der sich erneut bildende Niederschlag schwer verschwindet. Verdünnen mit Aqua dest. $\overline{aa}$. Haltbarkeit in brauner, gut verschlossener Flasche höchstens 2 Tage).
Reduzieren in Formol (1:9 verdünnt) 3 bis 5 Minuten. Auswaschen mit Leitungswasser 5 Minuten.
Tönen in 0,1 % Goldchloridlösung 5 bis 10 Minuten (Schwarzfärbung makroskopisch kontrollieren). Abspülen mit Aqua dest. 5 bis 10 Sekunden. Einstellen in 0,5 % Kaliummetabisulfitlösung 1 Minute. Einstellen in 1 % Fixiernatronlösung 1 Minute. Auswaschen in Leitungswasser mindestens 30 Minuten. Lufttrocknen. Einbetten nicht erforderlich, für Immersionsbetrachtung sogar unzweckmäßig.
Zusätzliche Hinweise: Die Reaktion ist außerordentlich empfindlich und sollte stets mit frischen Lösungen vorgenommen werden. Starker Fettgehalt des Punktates kann unter Umständen die Retikulinfaserdarstellung trotz Alkoholfixierung erschweren. Das Spülen der Präparate ist zur Vermeidung störender Niederschläge besonders wichtig. Schwach alkalisches Spülwasser (p_H 7,1 bis 7,3) erwies sich als besonders vorteilhaft.
Sowohl im histologischen Schnitt als auch im Ausstrichpräparat sind die Gitterfasern durch ihre Zartheit und ihre allerdings nicht ganz spezifische Imprägnierungsfähigkeit

durch Silbersalze gegenüber den kollagenen Fasern charakterisiert. In Zweifelsfällen ist durch KCN eine Differenzierung möglich, da die Gitterfasern das Silber festerhalten.

Die hämatologische Technik des Markausstriches gestattet eine genaue Aussage über bestimmte Zellen. So kann in dem zunächst nach *Pappenheim* gefärbten Präparat der betreffende Bezirk eingestellt und markiert (auch photographisch festgehalten) werden. Nach erfolgter Versilberung ist dann an dieser Stelle eine erneute Beurteilung möglich.

ANHANG

E. Hämatologische Zähl- und Meßmethoden

I. Bestimmung des Erythrozytendurchmessers

(Anfertigung von *Price-Jones*-Kurven)

Durch *Price-Jones* wurde die bereits früher von *Günther*, *Naegeli* u. a. durchgeführte Messung des Erythrozytendurchmessers in die allgemeine Diagnostik der Blutkrankheiten eingefügt.

Die einfachste in der klinischen Laborpraxis vorwiegend angewandte Methode beruht auf der Ausmessung von 200 Erythrozyten in einem vorbildlichen, panoptisch gefärbten Blutausstrich (im Bereich der sogenannten Ausstrichfahne). Dabei sollen die Erythrozyten eine deutliche Dellenbildung erkennen lassen. Die Messung wird mit einem Okularmikrometer durchgeführt, das zunächst mit Hilfe eines Objektmikrometers geeicht wird. Eichung bedeutet Bestimmung eines Faktors, mit dem das später direkt abgelesene Maß der Erythrozyten jeweils multipliziert wird.

Faktorbestimmung:

M = Mikrometerwert (Faktor)

a = abgelesene Anzahl der Skalenteile des Objektmikrometers

b = abgelesene Anzahl der Skalenteile des Okularmikrometers

c = bekannter Wert eines Skalenteiles des Objektmikrometers (meistens in 0,01 mm unterteilt)

$$\text{Formel: } M = \frac{a \cdot c}{b}$$

$$\text{Beispiel: } M = \frac{10 \cdot 0{,}01}{54} = 1{,}85$$

Von *Brück* wurde ein Okularschraubenmikrometer empfohlen, das dem einfachen Strichmikrometer überlegen ist.

Bei der Ausmessung von 200 Zellen können zur Erreichung genauerer Werte 2 Wege beschritten werden:

1. Es werden von offensichtlich nicht kreisrunden Erythrozyten die zwei aufeinander senkrecht stehenden Diameter gemessen und daraus der mittlere Durchmesser errechnet.
2. Es werden die ersten 100 Zellen in der Ausstrichrichtung des Blutpräparates, die weiteren 100 Erythrozyten in einem Winkel von 90° gegen diese Richtung ausgemessen.

Die Summe der mittleren Durchmesser dividiert durch die Zahl der ausgezählten Zellen ergibt den mittleren Gesamtdurchmesser.
Die Anfertigung einer *Price-Jones*-Kurve entspricht der Anlegung einer statistischen Verteilungskurve mit Gruppierung der verschieden großen Erythrozyten. Auf der Abszisse werden die verschiedenen Durchmesser in μ von etwa 5 bis 11 angegeben, in der Ordinate ist die jeweils einem bestimmten Durchmesser zuzuordnende Erythrozytenzahl in Prozenten einzutragen (siehe Seite 30).
Die Breite der Kurvenbasis ist ein Gradmesser der Anisozytose. Der Kurvengipfel bezeichnet den Prozentgehalt der am häufigsten vorhandenen Zellgrößen. Eine linksverschobene *Price-Jones*-Kurve ergibt sich bei einer Mikrozytose, eine rechtsverschobene weist auf eine Makrozytose hin.
Normalwerte in gefärbten bzw. fixierten Blutausstrichen: 7,1 bis 7,9 μ. In Nativpräparaten ergeben sich höhere Durchmesser. Die Fehlerquellen der Methode liegen in einer wechselnden Ausstrichtechnik, die eine unterschiedliche Schrumpfung der Zellen zur Folge hat.
Eine Vereinfachung des Meßverfahrens wird durch den *Bock*schen Erythrozytometer erreicht.

II. Bestimmung des Gesamtzellvolumens (Hämatokrit)

Für die Messung des Gesamtblutzellvolumens (Verhältnis von Blutzellmenge zu Plasmamenge) haben sich die Zentrifugiermethoden, d. h. die direkten Sedimentierverfahren, durchgesetzt. Das Gesamterythrozytenvolumen beträgt für Männer 40 bis 48 %, für Frauen 36 bis 42 % (nach *Heilmeyer*). Unser Normalwert liegt für Männer und Frauen bei 42 ± 5%. Die Hämatokritwerte erlauben auch die Errechnung des Volumens der Einzelerythrozyten. Das prozentuale Gesamtzellvolumen, d. h. der abgelesene Hämatokritwert mal 10, dividiert durch die Erythrozytenzahl in Mill./mm^3 ergibt das mittlere Korpuskularvolumen des Einzelerythrozyten (MCV), ausgedrückt in μ^3. Normalwert: 80 bis 90 μ^3 (im Mittel 85 μ^3).
Um eine Gerinnung des zu untersuchenden Blutes zu verhindern, sind gerinnungshemmende Stoffe zuzusetzen.

Hämatokrit nach van Allen
Notwendiges Reagens: 1,3 % Natriumoxalatlösung.
Für die Durchführung des Hämatokrit wird eine Kapillarpipette (nach *van Allen*) benötigt, die etwa 10 cm lang ist, 100 Teilstriche aufweist und im wesentlichen einer Erythrozytenzählpipette ähnelt. Oberhalb des graduierten Pipettenteils besitzt sie eine Ausbauchung. Eine Federverschlußkappe verschließt das untere Pipettenende fest durch eine weiche Gummieinlage. (Durch Brüchigwerden dieses Gummis und Nachlassen der Federkraft unterliegen die Federverschlußkappen bei häufigem Gebrauch rasch dem Verschleiß.) Kutanes Blut wird in der Pipette bis zum Teilstrich 100 aufgesaugt. Nach rascher Säuberung der Pipettenspitze von anhaftendem Blut,

nochmaliger Kontrolle der Höhe der Blutsäule wird 1,3% Natriumoxalat nachgesaugt, bis die Pipettenausbauchung aufgefüllt ist. Nach Verschluß des unteren Pipettenendes mit dem Zeigefinger wird der Ring der Federverschlußkappe um das obere Ende der Pipette gelegt, die Feder gespannt und die Kappe auf das untere Ende aufgesetzt. Dann wird das Hämatokritröhrchen mit einer Umdrehungszahl von 3000/min 30 Minuten lang zentrifugiert, wonach dann die Maximaldichte der Blutzellsäule erreicht ist. Der abgelesene Wert stellt das Gesamtblutzellvolumen dar.

Hämatokrit nach Windrobe

Folgende Materialien sind notwendig:

a) Kurze, etwa 10 bis 12 ml fassende Proberöhrchen mit Gummistöpsel. An den Röhrchen soll außen eine eingekratzte Markierung für einen Inhalt von 5 ml Wasser bei Zimmertemperatur sein.
b) *Pasteur*sche Kapillarpipetten, die man sich aus Glasröhrchen selbst ziehen kann. Der kapillare Teil des Röhrchens soll mindestens 11 cm lang sein.
c) Ein auf das weite Ende der Kapillarpipette passender Gummisauger.
d) Die Hämatokritpipette (nach *Windrobe*).
e) Ammoniumoxalat in Substanz, Kaliumoxalat in Substanz, Aqua dest.

Herstellung des Antikoagulans:

3 g Ammoniumoxalat und 2 g Kaliumoxalat werden in 250 ml Aqua dest. aufgelöst, so daß sich eine 2% Oxalatlösung ergibt. Hiervon werden Mengen von 0,2 ml in die bereitgestellten kleinen Röhrchen gegeben. Das Einstellen der offenen Röhrchen in einen Brutschrank oder einen Trockensterilisator führt zur Verdunstung des Wassers, so daß die derart vorbereitete pulverförmige Oxalatmischung nach Verschluß der Röhrchen mit dem Gummistopfen unbegrenzt haltbar ist.
In ein solches Röhrchen wird Venenblut bis zur Markierung (5 ml) eingelassen. Nach Verschluß des Röhrchens wird das Blut vorsichtig durch Hin- und Herkippen mit dem Oxalat vermischt. Dieses Blut kann für verschiedene Blutzellzählungen und Hb-Bestimmung benutzt werden. Mit dem Kapillarröhrchen wird schließlich ausreichend Blut aufgezogen, um das Hämatokritröhrchen (nach *Windrobe*), welches einem Hämoglobinröhrchen nach *Sahli* ähnelt, bis zur Marke 0 zu füllen. Für die Dauer von 5 Minuten soll das Hämatokritröhrchen mit einer Tourenzahl von 500/min, dann 30 Minuten bei einer Tourenzahl von 3000/min zentrifugiert werden. Auch hier erfolgt die Ablesung des Hämatokritwertes in Vol.-%-Werten.
Bei hohen Leukozytenwerten sollen die Röhrchen vor dem Zentrifugieren erst eine Weile stehen. Nach dem Zentrifugieren müssen die Leukozytenanteile bei der Ablesung der Höhe der Erythrozytensäule unberücksichtigt bleiben.

III. Zählung der Erythrozyten

Notwendiges Reagens: *Hayem*sche Lösung

Hydrarg. bichlor.	0,5
Natr. sulf.	5,0
Natr. chlor.	1,0
Aqua dest.	ad 200,0

Benutzung einer Erythrozytenpipette, in die bis zum Teilstrich 0,5 Blut (ohne Luftblasen!) aufgezogen und dann bis zur Marke 101 *Hayem*sche Lösung nachgesaugt wird. Bei Anämien ist die Verdünnung zweckmäßig nicht 1:200, sondern 1:100 zu wählen. Nach dem Aufziehen ist kräftiges Mischen des Pipetteninhaltes durch Schütteln erforderlich. Der nicht mitgemischte Pipetteninhalt im graduierten Teil ist erst abzutropfen, bevor eine Zählkammer beschickt werden kann.

Die verschiedenen Zählkammern *(Bürker, Türk, Neubauer, Schilling)* haben sich aus der ursprünglichen *Thoma-Zeiß*-Kammer entwickelt, doch wurde das Prinzip beibehalten: Die Kammertiefe, d. h. der Abstand zwischen Zählnetz und fest auf den seitlichen Rändern aufsitzendem geschliffenem Deckglas, beträgt 0,1 mm. Die mathematische Grundlage des Zählnetzes bildet ein großes Quadrat von der Fläche eines mm^2, das in 400 kleinste Quadrate unterteilt ist, die jedesmal bei einer Seitenlänge von 0,05 mm eine Fläche von $\frac{1}{400}$ mm^2 besitzen.

Bei einer Höhe der Kammer von $\frac{1}{10}$ mm beträgt demnach der Rauminhalt über einem kleinsten Quadrat $\frac{1}{4000}$ mm^3. Für die Erythrozytenzählung werden die gleichmäßig geteilten Innenräume des Zählnetzes (die mittleren Quadrate, welche 16 kleinste Quadrate enthalten) benutzt. Nach der *Bürker*schen Regel werden bei schwachem Objektiv und starkem Okular die Erythrozyten in einem solchen mittleren Quadrat ausgezählt, indem alle frei innerhalb des Quadrates liegenden Zellen und die auf der oberen und rechten Kante liegenden Erythrozyten erfaßt werden. Insgesamt werden 5 mittlere bzw. 80 kleinste Quadrate unter Vermeidung benachbarter Quadrate ausgezählt. Bei der Ausrechnung muß die durchschnittliche Erythrozytenzahl eines kleinsten Quadrates ($\frac{1}{4000}$ mm^3) mit 4000 multipliziert werden, um auf einen mm^3 zu kommen. Demnach ergibt:

$$\text{Erythrozyten/mm}^3 = \frac{\text{ausgezählte Erythrozytenzahl} \cdot 4000 \cdot \text{Verdünnung}}{80\ (= 5 \cdot 16 \text{ kleinste Quadrate})}$$

$$\text{Beispiel: } \frac{500 \cdot 4000 \cdot 200}{80} = 5 \text{ Millionen Erythrozyten/mm}^3$$

IV. Zählung der Leukozyten

Notwendiges Reagens: 1 % Essigsäure (oder *Türk*sche Lösung: Acidum aceticum 1,0, Aqua dest. 300,0, 1 % wäßrige Gentianaviolettlösung 3,0).

In einer Leukozytenpipette wird Blut bis zur Marke 1 aufgezogen, danach 1 %

Essigsäure bis zur Marke 11 nachgesaugt, so daß eine Verdünnung von 1:10 vorliegt. Entsprechend kann bei einer zu erwartenden hohen Leukozytenzahl die Verdünnung abgeändert werden. Nach ausgiebigem Schütteln der Pipette muß einige Minuten eine vollständige Hämolyse abgewartet werden. Nach nochmaligem Schütteln werden auch hier die ersten Tropfen der Pipette aus dem graduierten Teil verworfen, ehe die Zählkammer beschickt wird. Zweckmäßigerweise sind 4 große Quadrate zu je 1 mm^2 auszuzählen. Um auf 1 mm^3 zu kommen, ist die durchschnittliche Leukozytenzahl eines großen Quadrates (1 mm^2) mit 10 zu multiplizieren:

$$\text{Leukozytenzahl/mm}^3 = \frac{\text{Zahl der gezählten Leukozyten} \cdot 10 \cdot \text{Verdünnung}}{4\ (= \text{Zahl der gezählten großen Quadrate})}$$

$$\text{Beispiel: } \frac{210 \cdot 10 \cdot 10}{4} = 5222\,\text{Leukozyten/mm}^3$$

Es sollen stets Doppelzählungen aus 2 geeichten Pipetten sowohl bei der Erythrozyten- als auch bei der Leukozytenzählung vorgenommen werden, um dann das Mittel zu errechnen oder bei großen Differenzen die Blutentnahmen zu wiederholen.

In den letzten Jahren sind elektronische, vollautomatische Zähler für Erythro- und Leukozyten entwickelt worden, die außerdem selbständig *Price-Jones*-Kurven durchführen.

Die Zählkammermethoden erfordern äußerst korrektes Arbeiten. Unter den zahlreichen *Fehlerquellen* sind folgende am häufigsten:

I. Bei der Ausführung der Blutentnahme:

a) Stauungsmomente bei der Blutentnahme.

b) Schlechte Mischung von Blut und Verdünnungsflüssigkeit unmittelbar nach Blutentnahme führt leicht zur Bildung von Blutgerinnseln.

c) Mangelhaftes Mischen vor Auffüllung der Zählkammer.

d) Das Absaugen des ersten Tropfens aus der Pipette mit Filtrierpapier vor der Zählkammerfüllung führt leicht zu erhöhten Erythrozytenwerten.

e) Durch Nachfüllen der Zählkammer werden leicht höhere Erythrozytenzahlen vorgetäuscht.

f) Notierung der Einzelzählergebnisse erforderlich, da das „Zahlenmerken" zu Irrtümern führt.

g) Schlechter Sitz des Deckglases, welches an der Aufliegestelle Newtonsche Ringe zeigen soll.

II. Zählkammerfehler:

a) Durch Benutzung nicht geeichter Zählkammern. Eigene Eichung ohne Schwierigkeiten möglich.

b) Zählfehler lassen sich durch Benutzung von Doppelkammern verringern.

III. Pipettenfehler:

a) Einhaltung der Mischungsverhältnisse in den Pipetten wird vernachlässigt.

b) Ordnungsgemäße Zusammensetzung der benutzten Reagenzien wird nicht beachtet.

c) Verwendung ungeeichter Pipetten.

Die außerordentliche Ungenauigkeit vieler ungeeichter Blutmischpipetten macht diese für den klinischen Betrieb unbrauchbar. Die Herstellerfirmen versuchen immer wieder, ungeeichte Pipetten abzusetzen. Die Kosten für geeichte Pipetten (Stück 5,20 DM) können durch den Kauf ungeeichter Pipetten (Stück 1,20 DM) nur dann gespart werden, wenn diese vom Benutzer selbst nachträglich geeicht werden. Tatsächlich ist in der laufenden Produktion eine Eichung zunächst nicht möglich. Die gravimetrische Eichung der Pipetten mittels Quecksilber erfordert Aufwand, ist zeitraubend, nur in gut eingerichteten Laboratorien oder Eichämtern möglich und erklärt die hohen Kosten der geeichten Pipetten.

Für den klinischen Betrieb entwickelte *Hausdorf* ein photometrisches Verfahren, das die Überprüfung der Pipetten ohne Schwierigkeiten gestattet.

Da ein Photometer nicht in allen Krankenhäusern zur Verfügung steht, wurde durch *Schoffa* eine einfache Methode zur serienmäßigen Überprüfung ungeeichter Erythro- und Leukozytenpipetten ausgearbeitet. Das Verfahren beruht auf der Neutralisation von Lösungen der Natronlauge und der Salzsäure, die sich in ihrem Normalwert wie 1:10 bzw. 1:100 verhalten, wobei die Neutralisation oder die Verschiebung des p_H-Wertes bei fehlerhaften Pipetten durch Farbänderungen eines Universalindikators angezeigt wird. Die Lösungen sind so hergestellt, daß die Abweichungen der Pipetten bis $\pm$ 5% vom vorgeschriebenen Verhältnis kontinuierlich am Farbton, die gröberen Abweichungen durch den endgültigen Umschlag in blau oder rot zu erkennen sind.

Herstellung der Lösungen:

Lösung I für Erythrozyten- und Hb-Pipetten:

10 ml 1n NaOH und 0,06 ml Universalindikator nach *McCrumb*.
(VEB Schering, Berlin-Adlershof).

Lösung II für Erythrozyten- und Hb-Pipetten:

100 ml 0,01 n HCl und 0,6 ml Universalindikator nach *McCrumb*.

Lösung I für Leukozythenpipetten:

10 ml 0,1n NaOH und 0,06 ml Universalindikator nach *McCrumb*.

Lösung II für Leukozytenpipetten:

100 ml 0,01 n HCl und 0,6 ml Universalindikator nach *McCrumb*.

Schoffa weist weiter darauf hin, daß die Genauigkeit der Einstellung der Lösungen dadurch wesentlich gefördert werden kann, daß man mit größeren Flüssigkeitsmengen arbeitet. Um den relativen Fehler stark herabzusetzen, sind größere Mengen der Lösungen zu empfehlen, etwa 1000 ml n/100 HCl, 500 ml n/10 NaOH und 100 ml n/1 NaOH. Die Einstellung der Lösungen aufeinander erfolgt mit der analytischen Waage. Da die Dichte der n/1 NaOH-Lösung 1,0413, der n/10 NaOH = 1,0041 und der n/100 HCl = 1,00037 bei 20° C beträgt, so werden 1,0413 g n-NaOH mit dem Indikatorzusatz gewogen und die n/100 HCl Salzsäure bis zur gelben Farbe zugegeben. Dann wird rechnerisch das Volumenverhältnis der beiden Lösungen festgestellt. Danach ist leicht zu berechnen, wieweit die Lösungen zu korrigieren sind. Der Einfluß der Temperatur braucht nicht berücksichtigt zu werden.

Die Überprüfung der Pipetten geschieht in der Weise, daß man zunächst die Lösung I (blau) in der Erythrozytenpipette bis zum Strich 1 aufzieht, die Pipette sorgfältig abwischt und dann die Lösung II (rot) bis zum Strich 101 nachsaugt. Dann bringt man die beiden Lösungen in ein kleines Röhrchen, schüttelt gut durch und liest nach kurzer Zeit die Farbe ab. Die Abweichung nach Prozenten ist nach der Farbe sofort zu erkennen (siehe Tabelle); je nach gewünschter Genauigkeit können die Pipetten aussortiert werden. Die Leukozytenpipetten werden in entsprechender Weise durch das Aufziehen der Lösung I (blau) bis zum Strich 1 und der Lösung II (rot) bis zum Strich 11 geprüft.

In der gleichen Weise können auch Hämoglobinpipetten mit den Lösungen für die Erythrozytenpipetten geprüft werden. Man zieht die Lösung I in der Pipette bis zum 20-mm³-Strich auf, führt sie in genau 2 ml der Lösung II ein, die man mit genau geeichter Pipette abmißt. Dann beobachtet man den Farbumschlag.

Tabelle der Abweichung in %

%	+5	+4	+3	+2	+1	0	—1	—2	—3	—4	—5>
Farbe	violettblau	blau	grün	gelbgrün	gelb		gelb		orange	rosa	rot

V. Zählung der eosinophilen Granulozyten

Die Ausrechnung der absoluten Eosinophilenzahl/mm³ wird leicht durch Verwendung der Gesamtleukozytenzahl und des Eosinophilen-Prozentgehaltes im Differentialblutbild möglich. Für genauere Untersuchungen, für den *Thorn*-Test und andere Routineverfahren, kommen jedoch nur die direkten Absolutzählungen in Frage.

Methode nach Randolph

Notwendige Reagenzien:	Propylenglykol *Bayer*	50,0
	Phloxin *Bayer*	0,2
	Aqua dest.	50,0
	(Vor Gebrauch stets filtrieren!)	

Aufziehen von Blut mit Leukozytenpipette bis Marke 1, dann Nachsaugen von Farblösung bis Marke 11 und danach kräftig durchschütteln. Beim Vorliegen von Gerinnselbildungen in der Ausbauchung der Pipette muß die Blutentnahme wiederholt werden. Frühestens 15 Minuten nach Blutentnahme darf die Zählkammer aus der Pipette beschickt werden, um wirklich eine ausreichende Anfärbung der eosinophilen Granulozyten zu gewährleisten. Nach Auffüllung der Zählkammer muß das Sedimentieren der Zellen in der viskösen Farblösung mindestens 5 bis 7 Minuten abgewartet werden. Die Auszählung sollte bei starker Beleuchtung und starker Abblendung erfolgen. Wegen der geringen Zahl der eosinophilen Granulozyten hat sich folgende Auszählungsmethode bewährt:

Man beschickt in einer *Bürker-Türk*schen Kammer beide Zählnetze und zählt beide Seiten, d. h. 2 · 9 große Quadrate zu je 1 mm² aus.

$$\text{Eos./mm}^3 = \frac{\text{gezählte Eos.Zahl} \cdot 10 \ (= \text{Tiefe der Kammer}) \cdot \text{Verdünnung}}{18 \ (= \text{Zahl der ausgezählten großen Quadrate})}$$

$$= \frac{\text{gezählte Eos.-Zahl} \cdot 10 \cdot 10}{18}$$

Beispiel: $\frac{27 \cdot 10 \cdot 10}{18} = 2700 : 18 = 150$ Eos./mm³.

Methode nach Dunger

Notwendige Reagenzien: 1 % wäßrige Eosinlösung
Azeton āā 10,0
Aqua dest. ad. 100,0

Färbeergebnis: Nur die eosinophilen Granulozyten sind in der Zählkammer leuchtend rot gefärbt.

VI. Zählung der Blutbasophilen nach Moore und James

Notwendiges Reagens: 0,05 % Toluidinblau in *Ringer*-Lösung (oder in 0,9 % NaCl-Lösung)	40,0
95,0 % Äthylalkohol	11,0
Gesättigte Saponinlösung in 50 % Äthylalkohol	1,0

Die Lösung muß gut gemischt und vor dem Gebrauch filtriert werden. Sie hält sich bis zu 4 Monaten bei Zimmertemperatur. Gelegentlich ist erneutes Filtrieren erforderlich, um die Lösung von Verunreinigungen zu reinigen.

Das Prinzip dieser absoluten Zählung der Basophilen in der Zählkammer beruht auf der metachromatischen Anfärbbarkeit der Basophilengranulation.

Die Basophilen stellen sich rötlichviolett gefärbt dar, während sich die Zellkerne aller Leukozyten einschließlich der Basophilen blauviolett tingieren. Die Eosinophilen sind durch ihre Zellgröße, ihre Kernform und ein grünlich-gelbliches Aussehen gut abzugrenzen.

In eine Leukozytenpipette wird bis zum Teilstrich 1 Blut, dann bis zur Marke 11 Farblösung aufgezogen (Verdünnung 1:10). Nun wird die Pipette 3 Minuten geschüttelt. 4 Kammern einer *Fuchs-Rosenthal*-Zählkammer (0,2 mm tief) werden in der üblichen Weise gefüllt. Vor dem Auszählen sollen die Zellen in der Kammer einige Minuten sedimentieren. Da die Kammerfüllung leicht verdunstet, wird die gefüllte zweite Zählkammer inzwischen in eine feuchte Kammer gestellt. Alle 4 Zählkammern sollen ausgezählt werden. Die Zahl der in den 4 Kammern gefundenen Basophilen wird addiert und der errechnete Durchschnittswert einer Kammer mit dem Verdünnungsfaktor und 3,13 multipliziert, so daß der absolute Basophilenwert in mm³ erhalten wird. 30 Minuten nach Auffüllung der Pipetten sollte die Zählung abgeschlossen sein. Die Normalwerte liegen nach unseren Erfahrungen zwischen 20 und 40 mm³.

VII. Zählung der Thrombozyten

nach dem Phasenkontrastverfahren (nach Feißly und Lüdin)

Notwendiges Reagens:	Cocain. chlorhydrat.	3,0
	Natr. chlorat.	0,4 (0,2)
	Aqua dest.	ad 100,0

(Verdünnungs-, Hämolysierungs-, Stabilisierungslösung = Stabilisator)

Durch die Entdeckung des stabilisierenden Effektes des Kokains auf die Thrombozyten *(Feißly; Feißly und Lüdin)* ist nach schonender und langsamer Teilhämolyse des zu untersuchenden Blutes eine bessere Sichtbarmachung der Thrombozyten im Phasenkontrastmikroskop möglich. Dabei ist die Phasenkontrastmethode mit dem Verfahren nach *Fonio* im Hinblick auf die ermittelten Thrombozytenzahlen gleichwertig *(Nachtigall; Ahlhorn; Burmeister und Hansen)*. Insbesondere wird beispielsweise die Fehlermöglichkeit, die durch Fragmentation bzw. Zerfall der Thrombozyten früher gegeben war, weitgehend ausgeschaltet, da diese beim Phasenkontrastverfahren morphologisch identifiziert werden müssen.

Die einfache Technik und die geringen Störungsmöglichkeiten dieser Methode, die nur Pipette und Zählkammer benutzt, sollten wegen der geringen Fehlerbreite gegenüber der *Fonio*-Methode stets bevorzugt werden, welche Pipette, Zählkammer, Blutausstrichfärbung und Zählung notwendig macht und eine Multiplikation von Fehlern zuläßt.

Kutanes Blut von Fingerbeere oder Ohrläppchen wird in die trockene Erythrozytenpipette bis zur Marke 1 aufgesaugt, dann wird der Stabilisator bis zur Marke 101 aufgezogen, so daß eine 100fache Verdünnung entsteht. Nach Schütteln wird die Hämolyse erst 30 Minuten abgewartet und dann nach erneutem Durchschütteln eine Zählkammer mit *Thoma-Zeiß*-Netz (1 $mm^2 \cdot 0{,}1$ mm Kammertiefe) beschickt. Erst nach Abschluß der Sedimentierung nach etwa 15 Minuten darf mit der Auszählung der Thrombozyten begonnen werden. Während dieser Sedimentierungszeit ist die Zählkammer in einer angefeuchteten Petrischale aufzubewahren (maximal bis zu 10 Stunden!). Der Stabilisator wird durch Verpilzung (Auftreten von weißen Flocken) und anderweitige Verunreinigung unbrauchbar.

Bei Verwendung von Phasenkontrasteinrichtungen aus Jena sind das Objektiv PH 20 und das Kompensationsokular K 15 zu benutzen. Ausrechnung: $x =$ Thrombozytenkonzentration/mm^3.

$x =$ Zahl der gezählten Thrombozyten · Verdünnung · 10
$x =$ Zahl der gezählten Thrombozyten · 1000.

Die Zahl der in der gesamten *Thoma*-Kammer gezählten Thrombozyten mit 1000 multipliziert, ergibt die Thrombozytenzahl/mm^3.

Zählung der Thrombozyten nach Fonio

Notwendige Reagenzien: 14 % Magnesiumsulfatlösung
May-Grünwald-Farblösung
Giemsa-Stammlösung

Auf die abgeätherte Fingerbeere wird 1 Tropfen 14 % Magnesiumsulfatlösung gegeben und durch diesen ein Einstich durchgeführt, so daß nur ein kleiner Bluttropfen austritt. Dieser wird mit der Magnesiumsulfatlösung gemischt. Dann werden Ausstriche angefertigt, die möglichst rasch trocknen sollen (damit das Magnesiumsulfat nicht kristallisiert). Die fertigen Ausstriche haben einen samtartigen Glanz. Nach Fixierung mit Methylalkohol bzw. mit *May-Grünwald*-Farblösung für 5 Minuten werden die Präparate dann 45 bis 60 Minuten mit *Giemsa*-Lösung gefärbt (2 Tropfen *Giemsa*-Lösung auf 1 ml Aqua dest.). Nach Abspülen mit Aqua dest. muß der Ausstrich lufttrocknen. Die Auszählung erfolgt mit Ölimmersion unter Zuhilfenahme eines quadratischen Okularzählfensters (aus Papier schneiden; kein Filterpapier benutzen, da dieses ausfasert). Auszählung der Thrombozyten auf 1000 Erythrozyten (z. B. 50), Umrechnen auf die Erythrozytenzahl/mm³ (z. B. 4,5 Millionen).
Beispiel: 50 · 4500 = 225000 Thrombozyten/mm³.
Weitere Thrombozytenzählmethoden sind von *Blacher*, *Thomson und Jürgens* ausgearbeitet worden. Sie bieten nach unseren Erfahrungen gegenüber den beiden aufgezeigten Verfahren keinerlei Vorteile, d. h. keine verringerte Fehlerbreite.

VIII. Hämoglobin-Bestimmung

Bearbeitet von Dr. phil. H. J. *Raderecht*

Die in den Laboratorien der klinischen und ärztlichen Praxis übliche Hämoglobinbestimmungs-Methode mit Hämometern nach *Sahli*[1] hat sehr große Fehlermöglichkeiten. Die Umwandlung des roten Blutfarbstoffs Hämoglobin in Häminchlorid (Hämatin) ist von zahlreichen Faktoren abhängig.
Es addieren sich bei dieser Methode eine Reihe von Fehlern: 1. Die Inkonstanz der Häminchloridfarbe, 2. Die Nichtbeachtung des Zeitfaktors der Häminchlorid-Bildung, 3. Fehler beim visuellen Farbvergleich mit Standardstäben, 4. Benutzung verschiedener Lichtquellen und 5. die Beeinflussung der Farbe durch Eiweißkörper des Blutserums und Farbstoffe des Plasmas. Die Methode hat bei geeichten *Sahli*-Hämometern nach *Heilmeyer und Multius* einen Fehler bis zu ± 11 %. Bei umfangreichen Untersuchungen in den USA wurde ein Fehler bis ± 20 % festgestellt. Die Methode nach *Sahli* ist deshalb für exakte Bestimmungen abzulehnen.

[1] Die Bestimmung wird nach der den *Sahli*-Hämometern beigegebenen Gebrauchsanweisung durchgeführt.
Beachte genau die auf der Vorschrift angegebene Zeit der Farbablesung nach dem Mischen des Blutes mit Salzsäure!

Als klinische Routine-Methoden sind die Oxyhämoglobin-Methode und die Zyanhämiglobin-Methode zu empfehlen. Letztere ist gleichzeitig als Standardeichmethode zu verwenden.

Oxyhämoglobin-Methode

Prinzip:

In ammoniakalischer Lösung wird das Blut hämolysiert, der Blutfarbstoff quantitativ in Oxyhämoglobin überführt und die Farbe bei 540 mμ photometrisch gemessen.

Reagenzien und Material:

1. Ammoniakflüssigkeit (0,5 gNH_3/1000 ml)
2. Hb-Pipette 0,020 ml (geeicht!)
3. Küvetten 5 ml, Schichtdicke beliebig
4. Photometer mit Farbfilter S 53 oder VG 9, Absorptionsmax. 540 mμ

Ausführung:

Man gibt in die Küvette 5 ml Ammoniakflüssigkeit. Nach Reinigung der Kuppe des kleinen Fingers wird mit einer trockensterilisierten Impflanzette eingestochen. Der erste Tropfen Blut wird mit Zellstoff abgetupft. Darauf entnimmt man mit einer Hb-Pipette genau 20,0 μl Blut (achte auf Luftblasen!). Dann wischt man die Außenseite der Pipette ab und gibt das Blut in die Küvette mit der Ammoniakflüssigkeit. Durch mehrmaliges Aufziehen und Ausblasen wird die Pipette restlos vom Blut befreit. Es wird gut umgeschüttelt und die Intensität der Farbe innerhalb von 30 Minuten photometrisch bestimmt (Filter VG 9, S 53, Absorptionsmax. 540 mμ).

Zyanhämiglobin-Methode

Prinzip:

Das Blut wird in alkalischer Lösung hämolysiert und das Hämoglobin in Zyanhämiglobin überführt. Der entstehende Farbkomplex ist lange haltbar (mindestens ein Jahr) und hat bei 540 mμ ein breites Absorptionsmaximum.

Reagenzien und Materialien:

1. Transformationslösung:
   18,0 g Natriumbikarbonat werden mit 0,9 g Kaliumzyanid und 5,5 g Kalium-Ferrizyanid in 18 Liter Wasser gelöst.
2. Pipette 0,020 ml (geeicht!)
3. Küvette 5 ml, Schichtdicke beliebig
4. Photometer mit Farbfilter S 53 oder VG 9, Absorptionsmax. 540 mμ

Ausführung:

Man gibt 5 ml Transformationslösung in die Küvette. Danach werden unter den gleichen Vorsichtsmaßregeln wie oben 0,02 ml Blut hinzugegeben und gut durchgemischt. Die entstehende Farbe kann dann zu beliebiger Zeit nach der Mischung in einem Photometer gemessen werden. (Bei Benutzung von monochromatischem Licht, z.B. Spektral-Photometern, muß bis zur Ablesung 25 Min. gewartet werden!)

Berechnung:

$$\text{g Hämoglobin/100 ml Blut} = \frac{1{,}652 \cdot 250 \cdot E}{\text{Exf.}}$$

E = abgelesene Extinktion am Routinephotometer mit Küvetten beliebiger Schichtdicke

1,652 = Umrechnungsfaktor mMol Hämoglobin/L auf g/100 ml

250 = Verdünnungfaktor

Exf. = Extinktionsfaktor des Photometers (einmalig zu bestimmen)

$$\text{Exf.} = \frac{11{,}5 \cdot E}{E_{540}}$$

Nomogramm zur Berechnung des mittleren Hämoglobingehaltes der Erythrozyten (Hb_E)

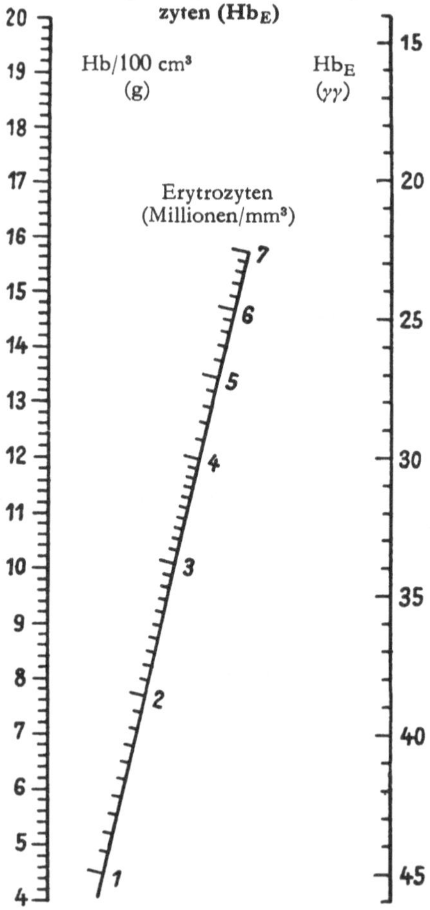

Man verbindet den vorliegenden Hämoglobingehalt (Skala links) mit der vorliegenden Erythrozytenanzahl (Skala Mitte) und erhält den mittleren Hämoglobingehalt der Erythrozyten auf der Skala rechts.

11,5 = mMol-Extinktionskoeffizient für Zyanhämiglobin bei 540 mμ

E_{540} = abgelesene Extinktion bei 1,0 cm Schichtdicke am Spektralphotometer bei 540 mμ

Beispiel:

Abgelesene Extinktion am Lange-Photometer mit Grünfilter und 5 ml KPG-Küvetten = 0,275

abgelesene Extinktion am Spektralphotometer mit Küvetten von 1,0 cm Schichtdicke, bei 540 mμ = 0,410

$$\text{Exf.} = \frac{11{,}5 \cdot 0{,}275}{0{,}410} = 7{,}74$$

$$\text{gHb/100 ml} = \frac{1{,}652 \cdot 250}{7{,}74} \cdot 0{,}275 = 53{,}5 \cdot 0{,}275 = 14{,}7 \text{ gHb/100 ml}$$

Eichung der Oxyhämoglobin-Methode und Überprüfung älterer Kolorimeter

Zur Eichung der Oxyhämoglobin-Methode und zur Überprüfung von *Sahli*-Hämometern benutzt man die Zyanhämiglobin-Methode. Man bestimmt nach der folgenden Vorschrift von einer größeren Blutmenge den Hämoglobingehalt am Spektralphotometer und anschließend den Hämoglobingehalt mit der Oxyhämoglobin-Methode oder den *Sahli*-Hämometern.

Methode:

Man gibt 5,0 ml Transformationslösung in eine Küvette mit 1,0 cm Schichtdicke und (unter den gleichen Vorsichtsmaßregeln wie oben) 0,02 ml Blut hinzu. Nach gutem Mischen läßt man 30 Minuten bei Zimmertemperatur stehen und mißt dann die Lichtabsorption bei 540 mμ an einem Spektralphotometer.

Berechnung:

$$gHb/100\ ml = \frac{1{,}652 \cdot 250 \cdot E}{11{,}5}$$

Da die Farbintensität bei der Häminchlorid-Methode (von *Sahli*) und bei der Oxyhämoglobin-Methode unter Benutzung von klinischen Routinephotometern nicht proportional der Extinktion verläuft, muß für diese Methode in dem zu messenden Konzentrationsbereich eine Eichkurve angelegt werden. Man verdünnt hierzu eine gegebene Blutprobe, deren Hb-Gehalt mit der Zyanhämiglobin-Methode ermittelt wurde, im Verhältnis 1 : 2, 1 : 3, 1 : 4, 1 : 5, 1 : 6 und bestimmt dann die Extinktion nach der Oxyhämoglobin-Methode bzw. den Hämoglobingehalt nach *Sahli* (100 % nach *Sahli* entsprechen 16 g Hämoglobin in 100 ml Blut). Die erhaltenen Werte (Extinktion bei der Oxyhämoglobin-Methode, *Sahli* %) werden gegen den aus der Verdünnung berechneten Hämoglobingehalt des Standardblutes (g/100 ml) in ein Koordinatensystem eingetragen. Aus diesen Eichkurven lassen sich dann bei unbekannten Proben die Hämoglobinwerte in g/100 ml ablesen.
Zu wissenschaftlichen Untersuchungen werden weiter eine große Anzahl von Methoden verwandt, so zum Beispiel die Bestimmung des Eisens, die Kohlenoxydhämoglobin-Methode nach *van Slyke*, Kolorimetertitration mit Ferrizyanid, Bestimmung mit $TiCl_3$ u. a. Diese Methoden haben für wissenschaftliche Fragestellungen Bedeutung, sind jedoch in ihrer Durchführung meist umständlich, dadurch wenig verläßlich und für exakte Routinemessungen nicht zu empfehlen.

IX. Bestimmung der osmotischen Resistenz der Erythrozyten

Die Bestimmung der verminderten osmotischen Resistenz der Erythrozyten ist eine wesentliche Hilfe in der Erkennung hämolytischer Syndrome, wenn sie den Untersucher auch nicht in jedem Fall weiterbringt; denn vermehrte Hämolyse kann vorübergehend oder dauernd mit normaler, selten sogar mit vermehrter Resistenz einhergehen.
In der Klinik hat sich die Reagenzglasmethode nach *Hamburger* in der Modifikation nach *Hallmann-Franke* durchgesetzt, die wir seit Jahren in folgender Weise durchführen:
Notwendiges Reagens: Genau eingestellte 1 % Kochsalzlösung, Aqua dest.
Man stellt sich 24 Reagenzgläser mit absteigenden Verdünnungen einer 1 % Kochsalzlösung in der Weise her, daß man mit einer 10-ml-Meßpipette in das 1. Röhrchen genau 6,0 ml Kochsalzlösung pipettiert. In das 2. Röhrchen gibt man 5,8 ml, in das 3. Röhrchen 5,6 ml und weiter abfallend um je 0,2 ml bis 1,4 ml in das 24. Röhrchen. Dann erfolgt Auffüllung jedes Reagenzglases mit Aqua dest. auf je 10 ml, so daß in

der Reagenzglasreihe nunmehr eine abfallende Konzentration von 0,6 % Kochsalzlösung im 1. Reagenzglas bis 0,14 % Kochsalzlösung im 24. Reagenzglas entsteht. Die Gläser werden zum besseren Mischen kurz durchgeschüttelt. Man stellt sich nunmehr eine 2. Untersuchungsreihe mit wiederum 24 Reagenzgläsern in der Weise her, daß etwa je 5 ml Flüssigkeit von der 1. Reihe in das entsprechende Reagenzglas der 2. Reihe übertragen werden. Man erhält dadurch 2 Untersuchungsreihen, die für zwei verschiedene Bestimmungen, gegebenenfalls für eine Kontrolluntersuchung benutzt werden können. – Man gibt 3 bis 4 Tropfen frisch entnommenes Venenblut in jedes der 24 Röhrchen, mischt vorsichtig durch und läßt bei Zimmertemperatur stehen. Bei starken Anämien bringt man vorteilhafterweise 5 bis 6 Bluttropfen in jedes Reagenzglas. – Nach 3 bis 6 Stunden Stehenlassen bei Zimmertemperatur erfolgt die Ablesung. Bei einer späteren Ablesung treten nicht osmotisch bedingte Faktoren hinzu. Da die Erythrozyten in hypotonen Lösungen mechanischen Einwirkungen gegenüber sehr empfindlich sind, sollten die Reagenzgläser nach Zugabe der Bluttropfen nur gleichmäßig und vorsichtig bei möglichst waagerecht gehaltenen Reagenzgläsern gedreht werden. (Kein Schütteln!)
Bei der Ablesung ist zu beachten, daß als minimale Resistenz diejenige Konzentration bezeichnet wird, bei der die erste Hämolyse durch eine zartrosa Verfärbung eben erkennbar wird. Die maximale Resistenz liegt dort vor, wo alle Erythrozyten hämolysiert wurden. Es darf sich auch mikroskopisch in diesen lackfarbenen Röhrchen kein Bodensatz nachweisen lassen.
Die *Resistenzbestimmung nach* 24stündiger *Inkubation* erfolgt mit in gleicher Weise hergestellter Verdünnungsreihe nach der Vorschrift von *Maier*:
In ein kleines, steriles *Erlenmeyer*-Kölbchen (möglichst 25 ml) wird mit einer 0,1-ml-Meßpipette 0,025 ml Liquemin getropft und verschlossen. (Sind mehrere Untersuchungen zu erwarten, können gleich mehrere Kölbchen gefüllt werden, da das Liquemin mehrere Wochen wirksam bleibt.) 0,025 ml Liquemin reichen aus, um 5 ml Blut ungerinnbar zu machen. Bei Vorliegen einer stärkeren Anämie (unter 40 % Hb) sind zur Gewinnung eines ausreichenden Sediments (um in jedes Reagenzglas 1 Tropfen einträufeln zu können) 10 ml Blut und 0,05 ml Liquemin erforderlich. Die Blutentnahme kann gleichzeitig mit anderen erfolgen. Nach vorsichtigem Einlaufenlassen bei abgenommener Kanüle ist das Blut mit dem Liquemin kurz und vorsichtig durchzumischen und in ein steriles (Zentrifugen-) Röhrchen umzufüllen. Dieses ist zu verschließen und sofort in einem Brutschrank bei 37° für 24 Stunden aufzubewahren. Bis zu diesem Arbeitsgang ist unbedingt auf Sterilität zu achten. Genau nach 24 Stunden wird das überstehende Plasma mittels 1-ml-Pipette durch Wasserstrahlpumpe abgehoben, nachdem zur Sterilitätskontrolle eine Probe entnommen worden ist. In jedes Reagenzglas wird 1 Tropfen des Sediments eingeträufelt und noch vorsichtiger bei fast waagerecht gehaltenem Reagenzglas, nur solange erforderlich, durchgemischt.
Ablesung: Bei gelblicher *und* rötlicher Verfärbung; vollständige Hämolyse wie oben.
Bei Ausführung der osmotischen Inkubationsresistenz ist eine Kontrollunter-

suchung mit dem Blut eines gleichaltrigen Gesunden erforderlich. Pathologischer Ausfall der Resistenzbestimmung kann angenommen werden, wenn bei höheren Konzentrationen als 0,60 % Kochsalzlösung (z. B. 0,68 %) gelbliche Verfärbung und bei höheren Konzentrationen als 0,56 % (z. B. 0,60 %) rötliche Verfärbung auftritt. Gelbliche Verfärbung bei einer Konzentration von 0,62 % Kochsalzlösung bzw. rötliche Verfärbung bei 0,58 % können noch nicht als pathologisch angesehen werden.

Bei der osmotischen Inkubationsresistenz tritt also durch die 24-Stunden-Inkubation eine Verschiebung der Normalwerte für die beginnende Hämolyse (um etwa 0,10 % Kochsalzlösung) im Bereich höherer Konzentration auf. Mittelwerte für das Auftreten gelblicher Verfärbung: 0,58 % (0,62 bis 0,54 %) Kochsalzlösung und für rötliche Verfärbung 0,54 % (0,58 bis 0,52 %) Kochsalzlösung.

Diese Methode zeigt deutlichere Ausschläge und läßt häufiger einen vermehrten Blutabbau erkennen. *Lenz* weist darauf hin, daß durch die Inkubation nicht nur eine Verschiebung der beginnenden Hämolyse zu Werten höherer Konzentration, sondern auch eine solche der maximalen Resistenz zu geringeren Konzentrationen stattfindet.

LITERATURVERZEICHNIS

Ackerman, G. A., und *Bellios, N.C.*, A Study of the Morphology of the Living Cells of Blood and Bone Marrow in Vital Films with the Phase Contrast Microscope. I. Normal Blood and Bone Marrow. Blood **10**; 3 (1955);

II. Blood and Bone Marrow from Various Hematologic Dyscrasias. Blood **10**, 1183 (1955).

Ackroyd, J. F., The Pathogenesis of Thrombocytopenic Purpura due to Hypersensitivity to Sedomid. Clin. Sci. **7**, 249 (1949).

Allergic Purpura, Including Purpura due to Fords, Drugs and Infections. Amer. J. Med. **14**, 605 (1953).

Albrecht, M., Studien zur Thrombozytenbildung an Megakaryozyten in menschlichen Knochenmarkkulturen. Acta haemat. **17**, 158 (1957).

Studien zur Frage der Erythroblastenentkernung an Kulturen von Meerschweinchenknochenmark. Acta haemat. **6**, 83 (1951).

Ist die in vitro beobachtete Erythroblastenentkernung als physiologischer Vorgang aufzufassen? Aerztl. Wschr. **8**, 616 (1953).

Alder, A., Über konstitutionell bedingte Granulationsveränderungen der Leukozyten. Dtsch. Arch. klin. Med. **183**, 372 (1939).

Allen, J. G., *Bogardus, G.*, *Jacobson, L.O.*, und *Spurr, C.L.*, Some Observation on Bleeding Tendency in Thrombocytopenic Purpura. Ann. Int. Med. **27**, 382 (1947).

Apitz, K., Über die Bildung Russellscher Körperchen in den Plasmazellen multipler Myelome. Virchows Arch. path. Anat. **300**, 113 (1937).

Die neuen Anschauungen vom Plasmozytom des Knochenmarks, dem sog. multiplen Myelom. Klin. Wschr. **19**, 1025 und 1058 (1940).

Die Paraproteinosen (Über die Störung des Eiweißstoffwechsels beim Plasmozytom). Virchows Arch. path. Anat. **306**, 631 (1940).

Arneth, J., Über das qualitative Thrombozytenblutbild. Klin. Wschr. **15**, 964 (1936).

Aschoff, L., Das retikuloendotheliale System, Erg. inn. Med. **26**, 1 (1924).

Morphologie des retikuloendothelialen Systems. In: Schittenhelm, Handbuch der Krankheiten des Blutes und der blutbildenden Organe II, 473, Springer, Berlin 1925.

Aschoff, L., und *Kiyono*, Zur Frage der großen Mononukleären. Fol. haemat. **15**, 383 (1913).

Auer, J., Some hitherto undescribed Structures found in the large Lymphocyte of a Case of acute Leukaemia. Amer. J. Med. Sc. **131**, 1002 (1906).

Banti, G., Über Leukämien. Zbl. Path. **15**, 1 (1904).

Dell' anaemia splenica. Arch. Scuola Anat. Pat. Firenze **2**, 53 (1883).

Baumann, Th., Das eosinophile Leukämoid und verwandte Krankheitsbilder. Schweiz. med. Wschr. **38**, 940 (1952).

Bence-Jonas, H., On a new Substance Occuring in the Urine of a Patient with "Mollities Ossium". Phil. Tr. Royal Soc. London 1948.

Bernard, J., Maladies du Sang et des Organes hématopoiétiques. Flammarion, Paris 1948.

Bernard, J., Undritz, E., Bru, G., Mathé und *Toulouse, J.*, Anomalie de Pelger homozygote chez l'homme. Sang XXVII, 819 (1956).

Bessis, M., Études sur les cellules sanguines au microscope à contrast de phase et par la méthode de l'Lombrage (avec une étude particuliere des mégacaryocytes). Rev. hémat., Paris **4**, 294 (1949).

Traité de cytologie sanguine. Masson u. Co., Paris 1954.

Phase Contrast Microscopy and Electron Microscopy applied to the Blood Cells. Blood **10**, 272 (1955).

Bessis, M., und *Scébat, L.*, Étude des cellules de la série plasmocytaire. Étude cytologique du myelome. Rev. hémat., Paris **1**, 447 (1946).

Biermer, A., Korresp. bl. Schweiz. Ärzte 1872.

Bilger, R., und *Tetzner, K. H.*, Über siderophile Einschlußkörperchen in den Zellen des erythropoetischen Systems. Acta haemat. **9**, 137 (1953).

Bing, J., und *Plum, P.*, Serum Protein in Leucopenia. Acta med. Scand. **92**, 415 (1937).

Bittorf, A., Endothelien im strömenden Blute und ihre Beziehungen zu hämorrhagischer Diathese. Dtsch. Arch. klin. Med. **133**, 64 (1920).

Bizzozero, G., Die Blutplättchen im peptonisierten Blut. Zbl. med. Wiss. 30 (1883).

Sul terzo elemento morfologico del sangue. Gazzetta degli Ospitali, 75 (1883).

Bjørneboe, M., und *Gormsen, H.*, Untersuchungen über das Vorkommen von Plasmazellen bei experimenteller Hyperglobulinämie bei Kaninchen. Klin. Wschr. **20**, 314 (1941).

Blacher, L., Das Verhalten der Blutplättchen im peripheren Blute als empfindliche Reaktion des Organismus. Fol. haemat. **58**, 363 (1937).

Boikan, W. S., Leukemic Changes of the Gastro-intestinal Tract. Arch. Int. Med. **47**, 42 (1931).

Braunsteiner, H., Über Morphologie, Physiologie und Pathologie der Thrombozyten. Klin. Wschr. **29**, 335 (1951).

Braunsteiner, H., Fellinger, K., und *Pakesch, F.*, Demonstration of a Cytoplasmatic Structure in Plasma Cells. Blood **8**, 916 (1953).

Braunsteiner, H., Pärtan, J., und *Reimer, E.*, Über die Reifungsdauer der Granulozyten. Klin. Wschr. **35**, 535 (1957).

Bremy, P., Die Gewebsmastzellen im menschlichen Knochenmark. Thieme, Stuttgart 1950.

Brill, N. E., Baehr, G., und *Rosenthal, N.*, J. Amer. med. Assoc. **84**, 668 (1925).

Brugsch, H., Die Reillysche Granulationsanomalie der Leukozyten bei familiärem dysostotischem Zwergwuchs, Typ Pfaundler-Hurler (Gargoylismus). Zschr. inn. Med. **4**, 1 (1949).

Bruton, O. C., Agammaglobulinemia. Pediatrics **9**, 722 (1952).

Castle, Cold Spring Harbor Sympos. on quart. Biol. **5**, 414 (1937).

Castle, Heath und *Strauss*, Amer. J. med. Sci **182**, 741 (1931).

Chauffard, A., und *Boidin, L.*, L'éosinophilie hydatique: Sa genèse, son évolution, ses rapports avec la toxicité hydatique. Bull. et mém. Soc. méd. d. hôp. de Paris. **24** (3. Serie), 1473 (1907).

Cohn, M., Deutsch, H. F., und *Wether, L. R.*, Biophysical Studies on Blood Plasma Proteins; Analysis of Immunological Heterogenety of Human Gamma Globulin Fractions. J. Immunol., Baltimore **64**, 381 (1950).

Cooley, J. B., und *Lee, P.*, Series of Cases of Splenomegaly in Children with Anemia and Peculiar Bone Change. Transact. Amer. Acad. Pediatr. **37**, 29 (1925).

Erythroblastic anemia. Amer. J. Dis. Child. **43**, 705 (1932).

Coombs, R. R. A., Methods for the Detection of incomplete Antibodies and their Diagnostic Importance. Schweiz. Zschr. allg. Path. **17**, 424 (1954).

Coombs, R. R. A., Mourant, A. E., und *Race, R. R.*, Incomplete Rh-Factor. Lancet **1**, 15 (1945).

Custer, R. P., Atlas of the Blood and Bone Marrow. W. B. Saunders Co, Philadelphia 1949.

Czerski, R., und *Pawelski, S.*, Phasenkontrastmikroskopische und zytochemische Untersuchungen über die Megalopoese. Acta haemat. **13**, 139 (1955).

Dalton, A. J., und *Selye, H.*, The Blood Picture During the Alarm Reaction. Fol. haemat. **62**, 397 (1939).

Dämmrich, H., Über das Vorkommen von Lymphoidzellen im Blute kranker Kinder. Fol. haemat. **75**, 1 (1957).

Davidson, W. M., und *Smiths, D. R.*, Sex Diagnosis of Blood. Brit. Med. J. 1954 I, Nr. 4875, 1379.

Dihlmann, W., Hämatologische Geschlechtsdiagnostik. Fol. haemat. **75**, 2 (1957).

Dixon, F. J., J. Allergy **25**, 487 (1954).

Donath, J., und *Landsteiner, K.*, Über paroxysmale Hämoglobinurie. Münch. med. Wschr. **51**, 1590 (1904).

Dost, F. H., und *Rind, H.*, Die Lymphozytenglanzkörper als hämatologische Neuigkeit beim Morbus haemalyticus neonatorum. Dtsch. med. Wschr. **81**, 333 (1956).
Refractile Granules in Lymphocytes. German Med. Monthly **1**, 265 (1956).

Downey, H., The Origin and Structure of the Plasma Cells of Normal Vertebrates Expecially of the Cold-blooded Vertebrates and the Eosinophils of the Lung of Amblystoma. Fol. haemat. **11**, 275 (1911).
Handbook of Haematology. Hoeber, New York 1938.

Eckhardt, Ch., Kritische Übersicht über die Ergebnisse von 200 Sternalpunktionen d. I. Med. Univ. Klinik d. Charité. Dissertation, Berlin 1953.

Ehrich, W. E., Die zellulären Bildungsstätten der Antikörper. Klin. Wschr. **33**, 315 (1955).

Ehrich, W. E., und *Harris, T. N.*, Site of Antibody Formation. Science **101**, 28 (1945).

Ehrlich, P., Über die spezifischen Granulationen des Blutes. Arch. Anat. (Physiol. Abt.) 571 (1879).
Beobachtungen am anämischen Blut. Berliner klin. Wschr. **18**, 43 (1881).
Zur Physiologie und Pathologie der Blutscheiben. Charité-Annalen **10**, 136 (1885).

Eilers, Th., Der latente Erythrozytenumsatz. Klin. Wschr. **27**, 29 (1949).

Eppinger, H., Die hepatolienalen Erkrankungen. Springer, Berlin 1920.

Essellier, A. F., und *Wagner, K. F.*, Über den Wirkungsmechanismus des ACTH auf das eosinophile Zellsystem. Acta haemat. **8**, 63 (1952).
Das Verhalten der Eosinophilen in Blut und Knochenmark auf Verabreichung von Adrenocorticotropem Hormon. – Beitrag zum Wirkungsmechanismus des ACTH. – Klin. Wschr. **30**, 705 (1952).

Essellier, A. F., Marti, H. R., und *Morandi, L.*, Die Rolle des retikulo-endothelialen Systems für die eosinopenische Reaktion unter Gluco-Corticosteroiden. Acta haemat. **11**, 21 (1954).
Über die Natur der Charcot-Leydenschen Kristalle. Klin. Wschr. **33**, 1040 (1955).

Falck, I., und *Horn, G.*, Über Knochenveränderungen bei der Lymphogranulomatose. Zschr. inn. Med. Leipzig **9**, 853 (1954).

Fanger, H., Cella, L. I., und *Litchman, H.*, N. England J. Med. **250**, 456 (1954).

Feißly, R., On Platelet Counting with the Phase Microscope. Acta Helvet. Sci. Séance du 4. Sept. 1948.

Feißly, R., und *Lüdin, H.*, Microscopie á contrastes des phases. III. Applications à l'hématologie. Rev. hémat., Paris **4**, 481 (1949).

Fleischhacker, H., Über die Plasmazellen und das reticulo-endotheliale System des Knochenmarkes. Dtsch. Arch. klin. Med. **186**, 506 (1940).
Klinische Hämatologie. 2. Aufl., Maudrich, Wien 1950.
Über die zentrale Regulation der Leukozyten. Wien. klin. Wschr. **67**, 724 (1955).

Fonio, A., Handbuch der normalen und path. Physiologie. Bd. VI, 1, 1928.
Die Hämophilie. Erg. inn. Med. **51**, 443 (1936).

Fonio, A., und *Schwenderer*, Die Thrombozyten des menschlichen Blutes. Huber, Bern, 1942.

Frageaus, A., Antibody-Production in Relation to the Development of Plasma Cells. Acta med. Scand. Supp. **130**, 204 (1948).

Frank, Klinische und eiweißchemische Beobachtungen zur Pathogenese des Plasmocytoms. Med. Klin. **49**, 831 (1954).

Frank, E., Die essentielle Thrombopenie. Berliner klin. Wschr. **52**, 454 (1915).

Franke, H., Phasenkontrast-Hämatologie. Thieme, Stuttgart 1954.

Frenger, W., Über die Antikörper unter besonderer Berücksichtigung ihres zellulären Bildungsortes. Materia med. Nordmark VIII, 382 (1956).

Fresen, O., Über extramedulläre Ausbreitung und Erscheinungsformen der Myelosen. Aerztl. Forschg., Wörishofen **9**, 451 (1955).

In Handbuch der gesamten Hämatologie, herausgeg. von Heilmeyer, L., und Hittmair, A., Bd. 1, Urban & Schwarzenberg, München 1958.

Fritze, E., Das Abwehrsystem der neutrophilen Granulozyten. Dtsch. med. Wschr. **81**, 601 (1956).

Fritze, E., und *Strufe, H. O.*, Die Bedeutung der Phasenkontrastmikroskopie in der klinischen Diagnostik. Dtsch. med. Wschr. **76**, 1076 (1951).

Fritze, E., *Doering, P.*, *Manecke, H.*, und *Schoen, R.*, Oberflächenveränderungen der Blutzellen durch pyrogene Reizstoffe. Schweiz. med. Wschr. **83**, 783 (1953).

Gaucher, P. C., De l'Épitheliome primitif de la Rate sans Leucémie. Thèse de Paris. 1882.

Gérard, P., und *Cordier, R.*, Esquisse d'une histophysiologie comparée du rein des vertébrés. Biol. Rev. **9**, 110 (1934).

Glanzmann, E., Hereditäre haemorrhagische Thrombasthenie. Ann. paediatr., Basel **88**, 113 (1918).

Glanzmann, E., und *Riniker P.*, Essentielle Lymphozytophthise. Wien. med. Wschr. 35 (1950).

Graffi, A., *Fey, F.*, und *Bielka, H.*, Experimentelle Leukämieerzeugung durch zellfreie Geschwulstfiltrate. Klin. Wschr. **34**, 15 (1956).

Graffi, A., *Bielka, H.*, und *Fey, F.*, Leukämieerzeugung durch ein filtrierbares Agens aus malignen Tumoren. Acta haemat. **15**, 145 (1956).

Greppi, E., Minerva med. 27 (1928).

Grewe, H. E., und *Schlitter, H. E.*, Die praktische Bedeutung der Bluteosinophilie bei malignen Tumoren. Med. Klin. **50**, 1695 (1955).

Beitrag zur Frage der Bluteosinophilie bei malignen Tumoren. Klin. Wschr. **32**, 118 (1954).

Groß, R., Leukämie und Tuberkulose. Aerztl. Wschr. **10**, 609 (1955).

Einige Gesichtspunkte für die Bewertung einer Eosinophilie oder einer Eosinopenie. Dtsch. med. Wschr. **82**, 507 (1957).

Groß, R., und *Proll, G.*, Über Dysthrombozytosen. Klin. Wschr. **33**, 1031 (1955).

Grote, L. R., und *Fischer-Wasels, B.*, Über totale Alymphozytose. Münch. med. Wschr. **76**, 2040 (1929).

Grundner-Culemann, A., und *Diezel, P. B.*, Histochemische Untersuchungen an Russellschen Körperchen im Granulationsgewebe chronischer plasmacellulärer Entzündungen und in Geschwulstzellen. Frankf. Zschr. Path. **66**, 161 (1955).

Guasch, J., Hérédité des Leucémies. Sang XXV, 384 (1954).

di Guglielmo, G., Le eritremie. Haematologica Pavia IX (1928).

Les maladies erythémiques. Rev. hémat. **1**, 355 (1946).

Haaš, W., Über die Grenzen der Knochenmarkpunktion und den Wert der Knochenmarktrepanation für die Diagnose der Retikulosen. Zschr. inn. Med., Leipzig **9**, 431 (1954).

Haas, W., *Hofmann, H.*, und *Teichmann, W.*, Zur Nosologie der Makroglobulinämie Waldenström. Zschr. klin. Med. **154**, 252 (1956).

Halberg und *Visscher*, Probleme des Hypophysen-Nebennierenrindensystems. 1. Freiburger Symposion 8. bis 10. 6. 1952, Springer.

Hansen, H. G., Beitrag zur Bedeutung und Pathogenese des sog. eosinophilen Leukämoids beim Kind. Arch. Kindheilk., Stuttgart **148**, 57 (1954).

Die Physiologie des Lymphozytenwechsels und seine Beeinflußbarkeit durch Hormone des Hypophysen-Adrenalsystems. Thieme, Stuttgart 1958.

Hansen, H. G., und *Rominger, A.*, Das Phasenkontrastverfahren in der Hämatologie. Wiss. Beibl. Nr. 5 der Materia med. Nordmark 1953.

Hargraves, M. M., The L. E. Cell Phenomenon. In: Advances in Internal Medicine VI, 133, Bock und Snapper, Ed. Chicago, Year Book Publishers, Inc. 1954.

Harrington, W. J., *Minnich, V.*, *Hollingsworth, J. W.*, und *Moore, C. V.*, Demonstration of a Thrombocytopenic Factor in the Blood of Patients with idiopathie Thrombocytopenic Purpura. J. Laborat. Clin. Med., S. Louis **38**, 1 (1951).

Harris, H., The Movement of Lymphocytes. Brit. J. exper. Path. **34**, 599 (1953).
Chemotaxis of Granulocytes. J. Path. Bact. **66**, 135 (1953).

Harris, T. N., und *Harris, S.*, Histochemical Changes in Lymphocytes During Production of Antibodies in Lymph Nodes of Rabbits. J. Exper. Med. **90**, 169 (1949).

Haverkamp-Begemann, H., und *van Lookeren-Campagne, A.*, Homozygous Form of Pelger-Huët's unclear Anomaly in Man. Acta haemat. **7**, 295 (1952).

Heckner, F., und *Voth, H.*, Cytologische Begriffsbestimmungen der Retikulumzellen. I. Ergebnisse am Knochenmarkpunktat. Dtsch. Arch. klin. Med. **201**, 511 (1954).

Hegglin, R., Über eine besondere Form gleichzeitiger konstitutioneller Veränderungen der Neutrophilen und Thrombozyten. Arch. Julius-Klaus-Stift., Zürich **20**, 1 (1945).

Heilmeyer, J., Funktionsprüfung der Leukopoese des Knochenmarks. Dtsch. med. Wschr. **82**, 644 (1957).

Heilmeyer, L., und *Begemann, H.*, Die regeneratorischen hämolytischen Anämien. Klin. Wschr. **28**, 521 (1950).
In Handbuch der Inn. Medizin, Bd. II, Blut und Blutkrankheiten, Springer, Berlin 1951.
Atlas der klinischen Hämatologie und Zytologie. Springer, Berlin 1955.

Heilmeyer, L., und *Hittmair, A.*, Handbuch der gesamten Hämatologie. Bd. I, Urban & Schwarzenberg, München 1957.

Heilmeyer, L., und *Schöner, W.*, Die chronische reine Erythroblastose des Erwachsenen als leukämieparalleler Prozeß des erythrozytären Systems. Dtsch. Arch. klin. Med. **187**, 225 (1941).

Heilmeyer, L., und *Westhäuser, R.*, Reifungsstudien an überlebenden Retikulozyten in vitro und ihre Bedeutung für die Schätzung der täglichen Hämoglobinproduktion in vivo. Zschr. klin. Med. **121**, 361 (1932).

Hemmerle, W., Entnahmen zum Blutstatus aus dem Ohr oder der Fingerbeere. Röntgen-Laborat.-praxis Stuttgart **4**, 131 (1951).

Hennemann, H. H., Erworbene hämolytische Anämien (Klinik und Serologie). Thieme, Leipzig 1957.

Hennemann, H. H., und *Döring, K.*, Leukämiestudien I. Zschr. inn. Med., Leipzig **10**, 42 (1955).

Hiraki, K., Diagnosis of Leukemia and aplastic Anemia by the Bone Marrow Culture. Acta med. Okayama **10**, 156 (1956).
The Method of Tissue Culture (Mainly of the Bone Marrow) and a simple Method of observing Living Tissue. Acta med. Okayama **10**, 99 (1956).
Observations of Varions Living Blood Cells by Fussue Culture of the Bone Marrow. Acta med. Okayama **10**, 110 (1956).
Microcinematographic Observations on the Blood Cells and their Clinical Applications, Particularly by Means of Bone Marrow Culture. Acta haemat. Jap. **19**, 406 (1956).

Hoff, F., Klinische Physiologie und Pathologie, Thieme, Stuttgart 1957.
Neurohumorale Regulation des Blutes. V. Kongr. Eur. Ges. Hämat. Freiburg/Br. Springer, Berlin 1956.

Hotchkiss, R.D., A Microchemical Reaction resulting in the Staining of Polysaccharide Strukture in Fixed Tissue Preparation. Arch. Biochem. **16**, 131 (1948).

Howell, W. H., The Life History of the Formed Elements of the Blood: Especially the Red Corpuskels. J. Morphol. **4**, 57 (1890).

Huebschmann, P., Das Verhalten der Plasmazellen in der Milz bei infektiösen Prozessen. Verh. Dtsch. Ges. Path. **16**, 110 (1913).

Huët, G. J., Über eine bisher unbekannte familiäre Anomalie der Leukocyten. Klin. Wschr. **11**, 1264 (1932).
Over een familiaire anomalie der Leucocyten. Mschr. Kindergeneesk. **1**, 173 (1932).

Hunter, Lancet I, 555, 608 (1888). Severest anemias Bd. I, London 1909.

Jackson, D. P., Hartmann, R. C., und *Conley, C L.*, Bull. Johns Hopkins Hosp. **93**, 370 (1953).

Jahnke, K., und *Scholtan, W.*, Atypische Makroglobulinämien. Verh. Dtsch. Ges. Inn. Med. 311 (1955).

Jahnke, K., Kanzow, U., und *Scholtan, W.*, Zur Diagnose und Differentialdiagnose der Makroglobulinämie. Aerztl. Wschr. **11**, 25 (1956).

Jansčó, N., Speicherung, Stoffanreicherung im Retikuloendothel und in der Niere. Akademie-Verlag, Budapest 1955.

Jorpes, J. E., Odeblad, E., und *Boström, H.*, An Autoradiographic Study on the Uptake of S 35-Labelled Sodium Sulphate in the Mast Cells. Acta haemat. **9**, 273 (1953).

Jorpes, J. E., Holmgren, H., und *Wilander, O.*, Zschr. mikrosk.-anat. Forsch., Leipzig **42**, 279 (1937).

Jung, F., Toxische Schädigungen an Erythrozyten. Klin. Wschr. **24/25**, 459 (1947).
Strukturprobleme am roten Blutkörperchen. Die Naturwissenschaften **37**, 229 und 254 (1950).
Über Heinz-Körperchen. Dtsch. Gesd.wes. **9**, 773 (1954).

Jung, F., Rind, H., und *Stobbe, H.*, Über Retikulozyten. Fol. haemat. **75**, 295 (1958).

Jürgens, R., Die erblichen Thrombopathien. Erg. inn. Med. **53**, 795 (1937).
Systematik der hämorrhagischen Diathesen. Schweiz. med. Wschr. **71**, 1473, 1494 (1941).

Jürgens, R., und *Graupner, H.*, Darstellung eines Entwicklungssystems der Thrombocyten. Zugleich ein Beitrag über das „Blutplättchenbild" der Blutkrankheiten. Fol. haemat. **57**, 263 (1937).

Kabelitz, H. J., Die Polycaryocyten des Knochenmarkes. Acta haemat. **4**, 168 (1950).
Plasmazellen und Eiweißstoffwechsel. Acta haemat. **5**, 232 (1951).
Entwicklung und Morphologie lymphatischer Zellen im menschlichen Knochenmark. Schweiz. med. Wschr. **85**, 944 (1955).

Kanzow, U., Die Makroglobulinämie Waldenström. Klin. Wschr. **32**, 154 (1954).

Kanzow, U., Scholtan, W., und *Müting, A.*, Serologische Differenzierung von Makroglobulinämien. Klin. Wschr. **33**, 1043 (1955).

Kanzow, U., und *Oettgen, H. F.*, Beitrag zur Morphologie der Makroglobulinämie Waldenström. Acta haemat. **15**, 323 (1956).

Kaznelson, P., Beiträge zur Pathogenese hämorrhagischer Diathesen. III. (Pyämie, generalisierte Drüsentuberkulose.) Dtsch. Arch. klin. Med. **128**, 119 (1919).

Kettler, L. H., Die Leber. In: Lehrb. d. spez. path. Anatomie (E. Kaufmann) Bd. II, Teil 2. Herausgeber: Staemmler, M.; de Gruyter & Co., 1958.

Klima, R., Über Anämien und Erythropoese bei leukämischen Erkrankungen. Ein Beitrag zur Kenntnis der Leukämien. Wien. Arch. inn. Med. **26**, 277, 391 (1935).
Sternalpunktion und Knochenmarkbild bei Blutkrankheiten. Urban & Schwarzenberg, Berlin 1938.

Klima, R., und *Rosegger, H.*, Zur Methodik der diagnostischen Sternalpunktion. Klin. Wschr. **14**, 541 (1935).

Klima, R. und *Beyreder, J.*, Zum Problem der Antikörperbildung im lymphatischen Apparat. Wien. klin. Wschr. **67**, 713 (1955).

Komiya, E., Die zentralnervöse Regulation des Blutbildes. Thieme, Stuttgart 1956.

Korinth, E., Tumordiagnostik aus dem Knochenmark. Münch. med. Wschr. **97**, 306 (1955).

Kosenow, W., Lebende Blutzellen im Fluoreszenz- und Phasenkontrastmikroskop. Karger, Basel, New York 1956.
Untersuchungen zur hämatologischen Geschlechtsbestimmung: Kernanhangdifferenzierung im Leukozytenkonzentrat. Aerztl. Wschr. **11**, 320 (1956).

Kosenow, W., und *Scupin, R.*, Die Bestimmung des Geschlechts mit Hilfe einer Kernanhangsform der Leukozyten. Acta haemat. **15**, 349 (1956).

Kresbach, E., und *Rabel, Ch.*, Zur Regulation der eosinophilen Leukozyten. Wien. klin. Wschr. **66**, 295 (1954).

Kugelmeier, L. M., Atypische monozytäre Reaktionsformen. V. Kongr. Eur. Ges. Hämat. Freiburg/Br., Springer, 1956.

Kuhnke, E., Das „normale" weiße Blutbild und seine Veränderung unter dem Einflusse langdauernden seelischen Druckes und akuter Aufregung. Klin. Wschr. **33**, 571 (1955).
Das normale weiße Blutbild. Dtsch. med. Wschr. **82**, 773 (1957).

Kunz, G., Die Funktionsstörung des lymphatischen Gewebes als primäre Entstehungsursache der extramedullären Metaplasie und der Osteomyelosklerose. Dtsch. Gesd.wes. **8**, 1141 (1953).

Leibetseder, F., Erythropoese und Zellkerngröße. Wien. Zschr. inn. Med. **29**, 397 (1948).

Lenaz, L., Die Pathogenese der Leukämie und die Begriffe der Hyperplasie, der Entzündung und der Neubildung. Fol. haemat. **29**, 49 (1923).

Lennert, K., Zur Praxis der pathologisch-anatomischen Knochenmarksuntersuchung. Frankf. Zschr. Path. **63**, 267 (1952).
Eine mastocytoide Osteomyeloreticulose (Mastzellenreticulose). V. Kongr. Eur. Ges. Hämat. Freiburg/Br., Springer, Berlin 1956.

Lennert, K., und *Remmele, W.*, Karyometrische Untersuchungen an Lymphknotenzellen des Menschen. I. Mitteilung: Germinoblasten, Lymphoblasten und Lymphozyten. Acta haemat. **19**, 99 (1958).

Lenz, H., Über Fehler und Schwierigkeiten bei der Bestimmung der osmotischen Resistenz von Erythrozyten und ihre Vermeidbarkeit. Zschr. inn. Med., Leipzig **11**, 586 (1956).

Leyden, E. v., Zur Kenntnis des Bronchialasthmas. Virchows Arch. path. Anat. **54**, 324 (1872).

Loutit, J. F., und *Mollison, P. L.*, Haemolytic Icterus (Acholuric Jaundice), Congenital and Acquired. J. Path. Bact. **58**, 711 (1946).

Lüdin, H., Die Organpunktion in der klinischen Diagnostik. Karger, Basel, New York 1955.

Marchand, F., Ref. Über Reticuloendotheliose. Verh. Dtsch. path. Ges. 1913.

Marchiafava, E., Boll. Acad. med. Roma **55**, 280 (1929).

Markoff, N., Die myelogene Osteopathie. (Eine klinische und experimentelle Studie.) Fol. haemat. **62**, 337 (1939).

Maximow, A., Relation of Blood Cells to Connective Tissues and Endothelium. Physiol. Rev. **4**, 533 (1924).
„Bindegewebe und blutbildende Gewebe." In: Möllendorfs Handbuch der mikroskopischen Anat. d. Menschen, Bd. II/2, 232 (1927).

Mesnil, M. A., Sur le mode de résistance des vertébrés inférieurs aux invasions microbiennes artificielles: contribution a l'étude de l'immunité. Ann. Inst. Pasteur **9**, 301 (1895).

Metschnikoff, E., Lactures on the Comparative Pathology of Inflammation. London 1893.

Micheli, F., Haematologica (Pavia) **12**, 101 (1931).

Moeschlin, S., Die Leukozytenkurve nach Pyrifer als Knochenmarkfunktionsprüfung. Helv. med. acta **12**, 229 (1945).
Ausreifungszeit, Mitosedauer und täglicher Umsatz der granulierten Leukozyten. Schweiz. med. Wschr. **76**, 1051 (1946).
Phasenkontrastuntersuchungen in der Hämatologie. Acta haemat. **2**, 399 (1949).
Die Auto-Immunerkrankungen (Autoaggressionskrankheiten). Acta haemat. **18**, 13 (1957).

Moeschlin, S., und *Rohr, K.*, „Aplastische Anämie" mit jahrelangem vollständigem Fehlen der Erythroblasten (Erythroblastophthise). Dtsch. Arch. klin. Med. **190**, 117 (1943).

Moeschlin, S., *Pelaez, J. R.*, und *Hugentobler, F.*, Experimental Investigations of the Relationship between Plasma Cells and Antibody Formation. Acta haemat. **6**, 321 (1951).
Untersuchungen über Phasenkontrastveränderungen der Plasmazellen bei der experimentellen Antikörperbildung. Schweiz. med. Wschr. **50**, 1247 (1951).

Mommsen, H., Die Theorie der Färbung mit besonderer Berücksichtigung der Hämatologie. In: Handb. d. allg. Hämatologie, hrsg. von Hirschfeld und Hittmair, Urban & Schwarzenberg, Berlin, Wien 1933.

Moore, J. E., und *James, G. W.*, A Simple Direct Method for Absolute Basophil Leucocyt Count. Proc. Soc. Exper. Biol. Med. **82**, 60 (1953).

Mott, F. W., Observations on the Brains of Men and Animals infected with various Forms of Trypanosomes. Preliminary note. Proc. Roy. Soc. **76**, 235 (1905).

Naegeli, O., Blutkrankheiten und Blutdiagnostik. 5. Aufl., Springer, Berlin 1931.

Die akuten Blutkrankheiten. Verh. Ges. Dtsch. inn. Med. **47**, 192 (1935).

Probleme des retikulo-endothelialen Systems. Dtsch. med. Wschr. **62**, 797 (1936).

Niemann, A., Ein unbekanntes Krankheitsbild. Jb. Kinderhk. **79**, 1 (1914).

Nöller, H. G., Phasenkontrastmikroskopische Beobachtungen am Blute bei Hepatitis epidemica. Aerztl. Forschg. **6**, 189 (1952).

Das Vorkommen von Erythrocyteneinschlüssen bei Polyglobulien. Klin. Wschr. **32**, 807 (1954).

Oehme, J., Wandlung des Erscheinungsbildes kindlicher Leukosen unter ACTH-Behandlung. Dtsch. med. Wschr. **79**, 921 (1954).

Ogata, Untersuchungen über die Herkunft der Blutplättchen. Beitr. path. Anat. **52**, 192 (1912).

Peiper, U., und *Oehme, J.*, Die Abhängigkeit geschlechtsgebundener Leukozytenmerkmale bei Feten und Frühgeborenen von der Reife. Klin. Wschr. **34**, 1067 (1956).

Pelger, K., Ned. Tijdschr. Geneesk. **72**, 1178 (1928).

Pende, D., und *Charioni, T.*, Plasmocytomatous Disease and its most Interesting Aspects today. Plasma **1**, 81 (1954).

Philipsborn, E. von, Die amöboide Beweglichkeit der Leukozyten. Fol. haemat. **43**, 143 (1931).

Die neurohumorale Steuerung der Leukozytenbewegung nach Untersuchungen an Gesunden und Kranken. Med. Mschr. Stuttgart **6**, 364 (1957).

Pick, L., A Classification of the Diseases of Lipoid Metabolism and Gaucher's Disease. Amer. J. Med. Sc. **185**, 453 (1933).

Niemann Pick's Disease and other Forms of So-called Xanthomatosis. Amer. J. Med. Sc. **185**, 601 (1933).

Piechl, N., Der Monozyt. Erg. inn. Med. **64**, 625 (1944).

Piney, A., Über die Zellen der myeloischen Leukämie. Dtsch. med. Wschr. **81**, 787 (1956).

Plum, C. M., The Composition of the Bone Marrows in Normal Adults. Acta med. Scand. **107**, 11 (1941).

Polák, H., und *Polákowa, K.*, The Influence of Transfusion on the Amoeboid Activity of Leucocytes. Acta haemat. **16**, 385 (1956).

Potter, E. L., Hodgkin Disease. Arch. Path. Chicago **19**, 139 (1935).

Price-Jones, C., Red Blood Cell Diameters. London. Oxford. Medical Publication 1933.

Ranvier, L., Traité technique d'histologie. Paris, F. Savy, 693 (1875).

Reed, D. M., Hopkins Hosp. Rep. **10**, 133 (1902).

Reilly, W. A., Bull. Johns Hopkins Hosp. **10**, 133 (1902).

Remy, D., Fermentaktivitäten in Leukämiezellen. Verh. Dtsch. Ges. inn. Med. 63. Kongr. Wiesbaden 1957.

Reschad, H., und *Schilling, V.*, Über eine neue Leukämie durch echte Übergangsformen (Splenozytenleukämie) und ihre Bedeutung für die Selbständigkeit dieser Zellen. Münch. med. Wschr. **60**, 1981 (1913).

Rietti, F., Altes und neues über die hämolytische Anämie mit vermehrter Resistenz der roten Blutkörperchen. Ref. Dtsch. med. Wschr. **76**, 997 (1951).

Zur Symptomatik und Klinik der hämolytischen Krankheiten: Die chron. hereditäre, hämolytische, hypochrome Anämie mit Mikropoikilozytose. Erg. inn. Med. **65**, 213 (1945).

Rind, H., Die „drei Bewegungstypen" der Leukozyten und Lymphozyten. Zschr. inn. Med. Leipzig **10**, 805 (1955).
Histochemie der Lymphozytenglanzkörner. Klin. Wschr. **33**, 731 (1955).
Kinetik der Erythroblastenentkernung. Fol. haemat. **74**, 262 (1956).
Atlas der Phasenkontrasthämatologie. Akademie-Verlag, Berlin 1958.

Rind, H., und *Stobbe, H.*, Über „reife" und „unreife" Retikulozyten. Fol. haemat. N. F. **1**, 219 (1957).

Rindfleisch, E., Über Knochenmark und Blutbildung. Arch. mikrosk. Anat. Entw. mech. **17**, 1 (1880).

Rohr, K., Die Knochenmarksmorphologie des menschlichen Sternalpunktates. Klin. Fortbild. **4**, 498 (1936).
Zum Ausschwemmungsmechanismus der Blutzellen aus dem Knochenmark. Med. Welt **3** (1938).
Moderne Auffassungen über Abstammung und Entwicklung der menschlichen Blutzellen. Schweiz. med. Wschr. 685 (1940).
Das menschliche Knochenmark. Thieme, Stuttgart 1949.
Reaktive Retikulose des Knochenmarkes. Acta haemat. **7**, 321 (1952).

Rohr, K., und *Hegglin, R.*, Tumorzellen im Sternalpunktat. Dtsch. Arch. klin. Med. **179**, 61 (1936).

Rohr, K., und *Hemmeler, G.*, unveröffentlicht, Mitteilung bei Kabelitz, H. J.: Entwicklung und Morphologie lymphatischer Zellen im menschlichen Knochenmark. Schweiz. med. Wschr. **85**, 944 (1955).

Rohr. K., und *Koller, F.*, Über die Abstammung der Thrombozyten. Klin. Wschr. **15**, 1549 (1936).

Rohr, K., und *Moeschlin, S.*, Klinische und morphologische Gesichtspunkte zur Auffassung der Myelose als Neoplasma. Erg. inn. Med. **57**, 723 (1939).

Rößle, R., Versuch einer natürlichen Ordnung der Geschwülste. Dtsch. med. Wschr. **75**, 7 (1950).

Russell, W., An Adress on a Charakteristic Organism of Cancer. Brit. Med. J. **2**, 1356 (1890).

Sandkühler, St., Klinischer und elektrophoretischer Beitrag zur Kenntnis der Pathophysiologie des Plasmozytoms. Dtsch. med. Wschr. **74**, 1563 (1949).
Das heutige Bild des Plasmazytoms. Dtsch. med. Wschr. **76**, 168 (1951).
Über quantitative Untersuchung von Knochenmarkausstrichen. Schweiz. med. Wschr. **85**, 943 (1955).

Sandkühler, St., und *Groß, E.*, Normal Bone Marrow Total Cell and Differential Values by Quantitative Analysis of Particle Smears. Blood XI, 856 (1956).

Schallock, G., Neuere Untersuchungen über kollagenes und lymphoretikuläres Gewebe in der Haut. Arch. Dermat. Syph. **198**, 567 (1954).

Schartum-Hansen, H., Sternalpunktion bei M. Gaucher. Fol. haemat. **61**, 180 (1938).

Schilling, V., Lebende weiße Blutkörperchen im Dunkelfeld. Fol. haemat. **6**, 429 (1908).
Der Säugetiererythrozyt als vollständige Zelle und seine Beziehung zum Blutplättchen. Münch. med. Wschr. **58**, 445 (1911).
Neue Ansichten über Bau und Wesen der kernlosen Erythrozyten und Blutplättchen. Fol. haemat. **11**, 103 (1911).
Über die Notwendigkeit grundsätzlicher Beachtung der neutrophilen Kernverschiebung im Leukozytenbilde und über praktische Erfolge dieser Methode. Zschr. klin. Med. **89**, 1 (1919).
„Verteilungsleukozytose" oder „Verschiebungsleukozytose". Virchows Arch. Path. Anat. **258** (1925).
Der Monozyt in trialistischer Auffassung und seine Bedeutung im Krankheitsbilde. Med. Klinik **15/16** (1926).
Eosinophilie und ihre Beziehung zur Allergie. Zschr. ärztl. Fortbild. **23**, 720 (1932).
Anleitung zur Diagnose im dicken Bluttropfen. 4. Aufl., Fischer, Jena 1932.
Das Blutbild und seine klinische Verwertung. Fischer, Jena 1943.
Über die Monomakrophagozytose bei Endocarditis lenta. Verh. Dtsch. Ges. inn. Med., 55. Kongr. Wiesbaden 1949.

Praktische Blutlehre. 15. Aufl., Fischer, Jena 1952.
Die Innenkörperanämien. Verh. Dtsch. Ges. inn. Med., 58. Kongr. Wiesbaden 1952.
Atypische Lymphozytenformen im Blutausstrich. Med. Klin. **49**, 1 (1954).

Schleicher, E. M., Miliar Tuberculosis of the Bone Marrow. Amer. Rev. Tbc. **53**, 115 (1946).

Schoffa, G., Ein einfaches Verfahren zur Prüfung der Erythrozyten-, Leukozyten- und Hämoglobinpipetten. Dtsch. Gesd.wes. **10**, 133 (1955).

Schubothe, H., und *Groß, F.*, Wärmeveränderungen roter Blutkörperchen. Schweiz. med. Wschr. **83**, 1048 (1953).

Schulten, H., Lehrbuch der klinischen Hämatologie. 5. Aufl., Thieme, Stuttgart 1953.
Über Stammzellenleukämien. Med. Klin. **49**, 661 (1954).

Schultz, W., Über eigenartige Halserkrankungen. Dtsch. med. Wschr. **48**, 1495 (1922).
In Hirschfeld-Hittmair: Handbuch der allg. Hämatologie. Urban & Schwarzenberg, 1933.

Siegenthaler, W., Der viscerale Lupus erythematosus (Libman-Sacks-Syndrom). Schweiz. med. Wschr. **85**, 163 (1955).

Siegmund, H., Reizkörpertherapie und aktives mesenchymatisches Gewebe. Münch. med. Wschr. **70**, 5 (1923).

Siering, H., Retikulozytenzählung mit dem Phasenkontrastverfahren. Fol. haemat. **73**, 1 (1955).

Simmonds, In Reschad, H. und Schilling, V.: Über eine neue Leukämie durch echte Übergangsformen (Splenozytenleukämie) und ihre Bedeutung für die Selbständigkeit dieser Zellen. Münch. med. Wschr. **60**, 1981 (1913).

Snapper, J., *Turner. L. B.*, und *Moscowitz, H. L.*, Multiple Myeloma. Grune & Stratton, New York 1953.

Spode, E., Zur Fehlerbreite der Differentialblutbildzählung. Klin. Wschr. **34**, 161 (1956).
Beitrag zur Physiologie der Markzellen des Blutes. Zschr. inn. Med., Leipzig **12**, 234 (1957).

Sprunt, T. P., und *Evans, F. A.*, Mononuclear Leucocytosis in Reaction to Acute Infections ("Infectious Mononucleosis"). Bull. Johns Hopkins Hosp. **31**, 410 (1920).

Stabel, R., Reaktionen im Granulationsgewebe im Knochenmark bei Miliartuberkulose und Boeckscher Krankheit. Fol. haemat. 61, 345 (1939).
Diagnostische Drüsenpunktion. Thieme, Leipzig 1949.

Stefanini, M., *Dameshek, W.*, *Chatterjea, J. B.*, *Adelson, E.*, und *Mednicoff, J.*, Studies on Platelets. IX. Observations on the Properties and Mechanisms of Action of a Potent Platelet Agglutinin detected in the Serum of a Patient with Idiopathic Thrombocytopenic Purpura. Blood **8**, 26 (1953).

Stein, F., Betrachtungen zum Problem der Hyperplasie und der Neoplasie bei den Retikulosen. Virchows Arch. path. Anat. **329**, 732 (1957).

Sternberg, C., Die Lymphogranulomatose. Klin. Wschr. **4**, 529 (1925).

Stich, M. H., *Swiller, A. J.*, und *Morrison, M.*, The Grapecell of Multiple Myeloma. Amer. J. Clin Path. **25**, 601 (1955).

Stobbe, H., Lymphoid-Plasmozytäres Myelom mit eiweißchemischen Besonderheiten (Atypische Makroglobulinämie). Zschr. inn. Med., Leipzig **10**, 590 (1955).
Gammaglobulinmangel und Infektabwehrschwäche (Klinischer Beitrag zur Hypo.- und Agammaglobulinämie. Zschr. inn. Med., Leipzig **10**, 1040 (1955).
Zur Symptomatik und Zytologie des Plasmozytoms. Zschr. inn. Med., Leipzig **10**, 108 (1955).
Über die Erblichkeit und weitere ätiologische Faktoren der Leukosen. Zschr. inn. Med., Leipzig **11**, 1125 (1956).
Zur Funktion der Eosinophilen. Fol. haemat. **74**, 137 (1956).
Veränderungen am Magendarmkanal bei Leukosen. Med. Klin. **53**, 497 (1958).
Die Strukturelemente der Plasmazelle. Fol. haemat. Neue Folge **2/3**, 305 (1958).
Ein weiterer homozygoter Merkmalsträger der Pelger-Huëtschen Anomalie und ein Fall von pseudohomozygotem Pseudopelger bei chronischer Myelose. Fol. haemat. (im Druck).

Stobbe, H., und *Rind, H.*, Phasenoptische Beobachtungen von Malariaparasiten. Zschr. inn. Med., Leipzig **11**, 193 (1956).

Morphologische Beobachtungen an Retikulozyten mit dem Phasenkontrastverfahren. Vortrag 2. Symposion über Fragen der Struktur und Funktion der roten Blutkörperchen. Berlin 1957.

Stobbe, H., und *Taeschner, H.*, Konkordantes Auftreten der chron. lymphatischen Leukose bei eineiigen Zwillingen. Zschr. inn. Med., Leipzig **7**, 736 (1952).

Stodtmeister, R., *Sandkühler, St.*, und *Laur, A.*, Osteosklerose und Knochenmarkfibrose. Thieme, Stuttgart 1953.

Streicher, H. J., und *Sandkühler, St.*, Klinische Zytologie. Thieme, Stuttgart 1953.

Symmers, D., Arch. Path. Chicago **34**, 385 (1942).

Thorn, G. W., *Forsham, P. H.*, *Prunty, F. T. G.*, und *Hills, A.G.*, Attest for Adrenal Cortical Insufficiency: The Response to Pituitary Adrenocorticotropic Hormone. J.A.M.A. **137**, 1005 (1948).

Ullrich, O., und *Wiedemann, H. R.*, Zur Frage der konstitutionellen Granulationsanomalien der Leukozyten in ihrer Beziehung zu enchodralen Dysostosen. Klin. Wschr. **31**, 107 (1953).

Undritz, E., Hämatologische Tafeln, Sandoz, Basel.

Blut- und Knochenmarkuntersuchungen. I. Neue Ergebnisse bei Vollträgern und dem Teilträger der Pelger-Huëtschen Varietät. Dtsch. med. Wschr. **63**, 1686 (1937).

Die Pelgersche Varietät nebst Mitteilung über bisher noch nicht beschriebene besondere Form (Teilträger). Fol. haemat. **56**, 416 (1937).

Das ausschließliche Vorkommen reifer rundkerniger Leukozyten bei der reingezüchteten Pelger-Huëtschen Anomalie des Kaninchens und die Bedeutung der Pelger-Leukozyten in der vergleichenden Hämatologie. Fol. haemat. **67**, 249 (1943).

Über Leukozytenforschung, reaktive und erbliche Besonderheiten der Leukozytenkerne. Schweiz. med. Wschr. **74**, 995 (1944).

Anomalies héreditaires des cellules du sang. Rev. hémat., Paris **5**, 644 (1950).

Les malformations héreditaires des éléments figurés du sang. Sang XXV, 296 (1954).

Vaughn, J., The Stimulation of the Eosinophil Leucocyte. J. Path. Bact. **64**, 91 (1952).

The Function of the Eosinophile Leucocyte. Blood **8**, 1 (1953).

Videbaek, A., Das Knochenmark in verschiedenen Lebensaltern. Fol. haemat, **65**, 203 (1941).

Heredity in Human Leucemia and its Relation to Cancer. H.K.Lewis & Co. Ltd., London 1947.

Virchow, R., Weißes Blut und Milztumoren. Med. Ztg. **15**, 157 (1846).

Vinson, Minnesota Med. 107 (1922).

Wachholder, K., Das „normale" weiße Blutbild und seine Veränderung unter dem Einflusse langdauernden seelischen Druckes und akuter Aufregung. Klin. Wschr. **33**, 571 (1955).

Wagner, R., Encyme Studies on White Blood Cells. Arch. Biochem. **26**, 123 (1950).

Waldenström, J., Die Frühdiagnose der Myelomatose. Acta chir. Scand. **87**, 365 (1942).

Incipient Myelomatosis or Essential Hyperglobulinemia with Fibrinopenia a new Syndrome? Acta med. Scand. **117**, 216 (1944).

Zwei interessante Syndrome mit Hyperglobulinämie (Purpura Hyperglobulinämica oder Makroglobulinämia). Schweiz. med. Wschr. **78**, 1972 (1948).

Wallgren, A., Zur Kenntnis der Plasmastruktur der Plasmazelle. Beitr. path. Anat., Jena **51**, 227 (1911).

Weicker, H., Das quantitative Gleichgewicht der Erythropoese. Klin. Wschr. **31**, 637 (1953).

Die Erythroblastenmitosen. Zschr. klin. Med. **151**, 407 (1954).

Exakte Kriterien des Knochenmarks: Die Maß- und Mengenrelation der Erythroblasten als Ausdruck der Reifungs- und Teilungsgesetze der Erythropoese. Schweiz. med. Wschr. **84**, 245 (1954).

Metrische Analyse und kombinatorische Logik als Methoden zur Aufschlüsselung erythropoetischer Probleme. Schweiz. med. Wschr. **84**, 1124 (1954).

Quantitative Retikulozytenprobleme. Schweiz. med. Wschr. **85**, 947 (1955).

Weicker, H., und *Scharfenberger, H.*, Das Megaloblasten-Erythroblasten-Problem unter karyo- und zytometrischen Gesichtspunkten. Dtsch. Arch. klin. Med. **202**, 133 (1955).

Weinberg, M., und *Seguin, P.*, Recherches biologiques sur l'éosinophilie. Ann. Inst. Pasteur **28**, 470 (1914).

Wennig, F., Beziehungen zwischen dem Serum-Lipoperoxydspiegel und dem Glanzkornwert der Lymphozyten. Klin. Wschr. **36**, 313 (1958).

Werlhof, Excerpia e commercio norito 1731.

Wiedemann, H. R., *Tolksdorf, M.*, und *Romatowski, H.*, Ergebnisse hämatomorphologischer Kerngeschlechtsdiagnosen bei Intersexen und sonstigen Anomalien auf dem Gebiete der Sexualentwicklung. Aerztl. Wschr. **12**, 857 (1957).

Whitby, L., The Dynamics of Haematopoiesis. Brit. Med. J. 1954, p. 1279.

Willebrandt, v., und *Jürgens, R.*, Über eine neue Bluterkrankheit, die konstitutionelle Thrombopathie. Klin. Wschr. **12**, 414 (1933).

Wintrobe, M. M., Clinical Hematology. 4. Aufl., Lea & Fiebiger, Philadelphia 1956.

Wollenberg, H. W., Beiträge zur Monocytenfrage. Zschr. klin. Med. **95**, 321 (1922).

Wolpers, C., und *Ruska, H.*, Strukturuntersuchungen zur Blutgerinnung. Klin. Wschr. **18**, 1077, 1111 (1939).

Wood, W. B. jr., und Mitarbeiter, Studies on the Mechanism of Recovery in Pneumococcal Pneumonia. J. Exper. Med. **89**, 365 (1946); ibid. **90**, 555 (1949); ibid. **94**, 521 (1951).

Wright, J. H., The Origin and Nature of Plates. Boston Med. Chir., J. **154**, 643 (1906).

Wuhrmann, F., und *Wunderly, Ch.*, Die Bluteiweißkörper des Menschen. 3. Aufl., Benno Schwabe, 1957.

Zadek, I., Herkunft und hämatologischer Nachweis der „Myelomzellen". Fol. haemat. **58**, 196 (1937).

Zernike, F., Das Phasenkontrastverfahren in der mikroskopischen Beobachtung. Zschr. Physik **36**, 848 (1934).

Zlotnick, A., The "Morular cell" and the "Grape cell" in Bone Marrow and periperal Blood. Blood **11**, 1141 (1956).

Zollinger, H. U., Cytologic Studies with the Phase Microscope:

I. The formation of "blisters" on cells in suspension (potocytosis), with observations on the nature of the cellular membrane. Amer. J. Path. **24**, 545 (1948).

II. The mitochondria and other cytoplasmic constituents under various experimental conditions. Amer. J. Path. **24**, 569 (1948).

III. Alterations in the nuclei of "resting" and dividing cells induced by means of fixative anisotonic solutions acids and alkali. Amer. J. Path. **24**, 797 (1948).

IV. Morphologic changes associated with the death of cells in vitro and in vivo. Amer. J. Path. **24**, 1039 (1948).

Zwicker, M., Plasmazellenreaktion bei Serumkrankheit. Klin. Wschr. **32**, 365 (1954).

SACHVERZEICHNIS

Die gerade gesetzten Zahlen beziehen sich auf Seitenzahlen,
die schräg stehenden Zahlen auf *Abbildungsnummern*.

AUTORENVERZEICHNIS

FSC
www.fsc.org
MIX
Papier | Fördert gute Waldnutzung
FSC® C083411

Kolibri 360 GmbH
Ferdinand-Jühlke-Straße 7
99095 Erfurt, Deutschland
produktsicherheit@kolibri360.de